B. Helpap · Die klinisch-pathologische Konferenz

Springer
*Berlin
Heidelberg
New York
Barcelona
Budapest
Hong Kong
London
Mailand
Paris
Santa Clara
Singapur
Tokio*

Burkhard Helpap

Die klinisch-pathologische Konferenz

Ein Beitrag zur
Qualitätssicherung in der Medizin

Mit 343 farbigen Abbildungen
in 429 Einzeldarstellungen

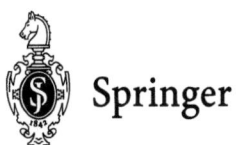 Springer

Prof. Dr. med. Burkhard Helpap
Hegau-Klinikum, Institut für Pathologie
Virchowstraße 10, 78224 Singen

ISBN-13:978-3-540-61412-8   e-ISBN-13:978-3-642-60480-3
DOI: 10.1007/978-3-642-60480-3

Springer-Verlag Berlin Heidelberg New York
Die Deutsche Bibliothek – CIP-Einheitsaufnahme
Helpap, Burkhard: Die klinisch-pathologische Konferenz : ein Beitrag zur Qualitätssicherung in der Medizin / Burkhard Helpap. – Berlin ; Heidelberg ; New York ; Barcelona ; Budapest ; Hong Kong ; London ; Mailand ; Paris ; Santa Clara ; Singapur ; Tokio : Springer, 1997
ISBN-13:978-3-540-61412-8

Dieses Werk ist urheberrechtlich geschützt. Die dadurch begründeten Rechte, insbesondere die der Übersetzung, des Nachdrucks, des Vortrags, der Entnahme von Abbildungen und Tabellen, der Funksendung, der Mikroverfilmung oder der Vervielfältigung auf anderen Wegen und der Speicherung in Datenverarbeitungsanlagen, bleiben, auch bei nur auszugsweiser Verwertung, vorbehalten. Eine Vervielfältigung dieses Werkes oder von Teilen dieses Werkes ist auch im Einzelfall nur in den Grenzen der gesetzlichen Bestimmungen des Urheberrechtsgesetzes der Bundesrepublik Deutschland vom 9. September 1965 in der jeweils geltenden Fassung zulässig. Sie ist grundsätzlich vergütungspflichtig. Zuwiderhandlungen unterliegen den Strafbestimmungen des Urheberrechtsgesetzes.
© Springer-Verlag Berlin Heidelberg 1997

Die Wiedergabe von Gebrauchsnamen, Handelsnamen, Warenbezeichnungen usw. in diesem Werk berechtigt auch ohne besondere Kennzeichnung nicht zu der Annahme, daß solche Namen im Sinne der Warenzeichen- und Markenschutz-Gesetzgebung als frei zu betrachten wären und daher von jedermann benutzt werden dürften.
Produkthaftung: Für Angaben über Dosierungsanweisungen und Applikationsformen kann vom Verlag keine Gewähr übernommen werden. Derartige Angaben müssen vom jeweiligen Anwender im Einzelfall anhand anderer Literaturstellen auf ihre Richtigkeit überprüft werden.

Umschlaggestaltung: Erich Kirchner, Heidelberg
Gesamtherstellung: Appl, Wemding
SPIN 10536281   21/3135-5 4 3 2 1 0
Gedruckt auf säurefreiem Papier

Vorwort

Qualitätssicherung in der Medizin ist zu einer allgemeinen Forderung erhoben worden. Bislang wird sie aber erst in wenigen Bereichen umgesetzt. Hierzu gehört das Fach der pathologischen Anatomie. Die bioptische Diagnostik sowie die Obduktion sind seit Bestehen des Faches die qualitätssichernde Maßnahme in der Medizin schlechthin. Durch die zunehmende Technisierung in der Medizin, vor allem durch die Einführung bildgebender Verfahren wie der Computertomographie und Magnetresonanztomographie wird manchmal die qualitätssichernde Pathologie in den Hintergrund gedrängt. Eine kritische Bestandsaufnahme läßt jedoch erkennen, daß auch die modernsten Verfahren immer noch in einem gewissen Prozentsatz zu Fehldeutungen Anlaß geben. Die Korrektur durch die makroskopische und mikroskopische pathologische Anatomie deckt hier in dem einen oder anderen Fall Unzulänglichkeiten auf. Die klinisch-pathologische Konferenz bietet die Möglichkeit einer kritischen Aussprache über diagnostische und therapeutische sowie bioptische und durch Autopsie gewonnene Ergebnisse.
Obwohl die Obduktionsfrequenz in der Bundesrepublik auf ein erschreckendes Maß abgefallen ist, versuchen die Pathologen mit Hilfe von dokumentierten bioptischen, aber auch obduktionspathologischen Befunden, diese qualitätssichernde Maßnahme Ärzten aller Fachrichtungen in Praxis und

Klinik nahezubringen. Im Medizinstudium finden diese Diskussionen im 2. und 3. Studienabschnitt statt. Die Erfahrung hat gezeigt, daß bei interessanter Falldarstellung die Teilnehmerzahlen in klinisch-pathologischen Konferenzen sehr hoch sein können und dabei immer wieder, vor allem von den Kollegen in der Praxis, der Wunsch geäußert wird, typische Fallvorstellungen in einer komprimierten Form nachlesen zu können. Dieser Wunsch gab den Anstoß für dieses Buch, das als Taschenbuch diese Informationen sowohl den Studenten wie auch dem niedergelassenen und dem in der Klinik tätigen Arzt vermitteln soll.

Die häufigsten Erkrankungen in der alltäglichen Praxis sind in den beiden Hauptkapiteln „Der plötzliche unerwartete Tod" und „Der nicht unerwartete Tod" mit kurzem Text, jedoch reichhaltig bebildert dargestellt. Kurven und Tabellen erläutern zusätzlich den Sachverhalt. Die Abhandlung ist keine systematische Darstellung der klinischen Pathologie, sondern bezieht sich auf praxisrelevante Vorgänge. Diesen Kapiteln vorangestellt finden sich Hinweise, z. B. wie ein Totenschein auszufüllen ist, was bei einer äußeren Leichenschau zu beachten und wie die Bedeutung der Obduktion als qualitätssichernde Maßnahme einzuordnen ist. Die Erfahrungen aus der hundertfach abgehaltenen klinisch-pathologischen Konferenz zeigen, daß die Vorbedingungen zur Durchführung einer Obduktion bzw. das Ergreifen dieser qualitätssichernden Maßnahme in der Medizin nur lückenhaft vorhanden sind und dadurch sicherlich eine Vielzahl komplizierter Krankheitsverläufe nicht kritisch analysiert werden kann. Das Buch möchte diese

Lücken schließen und wendet sich daher vor allem an die Studenten in den klinischen Semestern sowie an die Ärzte aus der Praxis und im Krankenhaus.

Das Bildmaterial stützt sich auf die umfangreiche Diasammlung des Instituts für Pathologie des Hegau-Klinikums Singen. Um die makroskopischen und mikroskopischen Präparate fotogerecht zu präparieren, haben alle ärztlichen und medizinisch-technischen Mitarbeiter des Instituts ihr Bestes gegeben. Die Manuskriptbearbeitung wurde in vorzüglicher Präzision von Frau Silke Bronner erledigt. Mein Dank richtet sich vor allem an alle die Kollegen aus Praxis und Krankenhaus, die sich immer wieder darum bemüht haben, bei den Angehörigen der Verstorbenen die Obduktionsgenehmigung zu erreichen. Erst durch ihren Einsatz konnte das umfangreiche Bildmaterial gewonnen werden.

Dem Springer-Verlag danke ich für die schnelle und problemlose Drucklegung.

Singen, November 1996   Burkhard Helpap

Inhaltsverzeichnis

1	Einleitung	*1*
2	Die Obduktion	*3*
2.1	Die Bedeutung der Obduktion als qualitätssichernde Maßnahme	*3*
2.2	Äußere Leichenschau	*4*
2.3	Totenschein	*5*
2.4	Innere Leichenschau (Obduktion, Autopsie, Sektion)	*6*
2.5	Die klinisch-pathologische Konferenz	*8*
3	Befundmaterial	*9*
4	Der unerwartete (plötzliche) Tod	*13*
4.1	Akuter Myokardinfarkt	*13*
4.2	Myokardwandruptur	*16*
4.3	Thrombosen und Embolien	*22*
4.4	Blutungen	*27*
4.4.1	Blutungstypen	*27*
4.4.1.1	Zerreißungsblutungen (Rhexisblutungen)	*27*
4.4.1.2	Durchtrittsblutungen (Diapedeseblutungen)	*27*
4.4.2	Zerebrale Blutungen	*27*
4.4.2.1	Hirnmassenblutungen	*28*
4.4.3	Aneurysmen	*32*
4.4.3.1	Hirnbasisaneurysma	*33*
4.4.3.2	Aortenaneurysma	*35*
4.4.4	Ulkus- und Varizenblutungen (Arrosionsblutungen)	*39*
4.4.5	Tumorbedingte Blutungen	*41*
4.5	Sepsis, Septikopyämie	*44*
4.5.1	Endokarditis	*45*

4.5.1.1	Bakterielle Endokarditis	*46*
4.5.1.2	Abakterielle Endokarditis	*46*
4.5.2	Septikopyämische Erkrankungen des Respirationstrakts	*54*
4.5.3	Peritonitis	*59*
4.5.4	Akute Meningoenzephalitis	*65*
4.5.5	Postsplenektomiebedingte Infektionen (OPSI-Syndrom)	*69*
4.5.6	Septikopyämische Prozesse im Urogenitalbereich	*72*
4.5.7	Abszesse der Weichteile, des Skelettsystems und des dentogenen Apparates	*77*
4.6	Akute zentrale Dysregulation	*82*
4.7	Akute respiratorische Insuffizienz	*88*
4.8	Akute Intoxikation, Vergiftungen	*89*
4.9	Unfälle	*92*
4.10	Schock	*99*

5	**Der nicht unerwartete Tod**	***103***
5.1	Chronische Herz- und Kreislauferkrankungen	*103*
5.1.1	Linksherzhypertrophie	*103*
5.1.2	Herzdilatation	*103*
5.1.3	Rechtsherzhypertrophie	*107*
5.1.4	Kardiomyopathien	*108*
5.1.5	Herzklappenfehler	*110*
5.1.6	Folgen der Herzinsuffizienz	*120*
5.1.6.1	Akute und chronische Blutstauung der Lunge	*120*
5.1.6.2	Akute und chronische Hyperämie der Leber	*120*
5.1.6.3	Akute und chronische Hyperämie der übrigen Organe und Extremitäten	*121*
5.2	Chronisch-obstruktive Lungenerkrankungen	*123*
5.2.1	Chronische Bronchitis	*123*
5.2.2	Bronchiektasen	*123*
5.2.3	Asthma bronchiale	*124*
5.2.4	Emphysem	*125*
5.2.5	Atemnotsyndrom	*126*

5.3	Stoffwechselerkrankungen	*134*
5.3.1	Diabetes mellitus	*134*
5.3.1.1	Folgeerkrankungen	*134*
5.3.2	Alkoholassoziierte Erkrankungen	*138*
5.3.2.1	Leberzirrhose	*138*
5.3.2.2	Lebertumoren	*140*
5.3.2.3	Pankreatitis	*140*
5.3.3	Gicht	*152*
5.3.4	Degenerative Gelenk- und Knochenerkrankungen	*154*
5.4	Entzündungen	*158*
5.4.1	Unspezifische Entzündungen	*161*
5.4.2	Granulomatöse Entzündungen	*166*
5.4.3	Infekte bei Immunschwäche (Aids)	*174*
5.5	Tumorerkrankungen	*177*
5.5.1	Allgemeines	*177*
5.5.1.1	Gutartige Tumoren	*177*
5.5.1.2	Bösartige Tumoren	*178*
5.5.2	Tumorsystematik	*180*
5.5.2.1	Haut	*182*
5.5.2.2	Knochen	*191*
5.5.2.3	Gehirn	*193*
5.5.2.4	Kopf-Hals-Nasen-Ohren-Bereich	*198*
5.5.2.5	Lunge	*204*
5.5.2.6	Pleura, Peritoneum	*210*
5.5.2.7	Gastrointestinaltrakt	*214*
5.5.2.8	Leber, Gallenblase, Gallengänge	*225*
5.5.2.9	Pankreas	*232*
5.5.2.10	Niere	*234*
5.5.2.11	Ableitende Harnwege	*239*
5.5.2.12	Prostata	*244*
5.5.2.13	Hoden	*247*
5.5.2.14	Mamma	*251*
5.5.2.15	Weibliches Genitale	*257*
5.5.2.16	Endokrines System	*266*
5.5.2.17	Lymphatisches System	*278*
5.5.2.18	Thymus	*287*
5.5.2.19	Knochenmark und Blut	*289*

Sachverzeichnis *293*

1 Einleitung

Die allgemeine und spezielle Pathologie ist das Basisfach der experimentellen und klinischen Medizin. Die Kenntnis der normalen und pathologischen Anatomie ist Voraussetzung für Diagnostik und Therapie von Erkrankungen. Der praktische Alltag mit all seinen Belastungen zeigt jedoch bei den nicht pathologisch-anatomisch tätigen Ärzten einen mehr oder weniger starken Verlust der früher erworbenen Kenntnisse in der pathologischen Anatomie. Die klinisch-pathologische Konferenz, wie sie an allen Krankenhäusern, die von einem Institut für Pathologie versorgt werden, durchgeführt wird, versucht durch Falldemonstrationen oder themenbezogene Veranstaltungen den pathologisch-anatomischen Kenntnisstand aufrechtzuerhalten.
Die Durchführung solcher Konferenzen ist jedoch von einem gewissen Standard von Obduktionen abhängig. Die Obduktionsfrequenz in der Bundesrepublik Deutschland ist in den letzten Jahren auf ein erschreckendes Maß abgefallen. Allenfalls 2–5% der Verstorbenen werden durchschnittlich obduziert. Dadurch ist auch die Vielfältigkeit der klinisch-pathologischen Konferenzen als qualitätssichernde Maßnahme eingeschränkt. Denn nach wie vor sind diagnostische und therapeutische Eingriffe am genauesten und auch am preiswertesten durch die morphologische Analyse überprüfbar. Durch den Fortschritt der klinischen Diagnostik, vor allem den Einsatz von Großgeräten wie Computertomograph (CT) und Magnetresonanztomograph (MRT), wird von klinischer Seite davon ausgegangen, daß die Patienten klar diagnostiziert worden sind und bei tödlichem Ausgang einer Erkrankung nicht einer Autopsie zugeführt werden müssen, weil ja „alles" bekannt ist.
Bei den Autopsien ergeben sich jedoch immer wieder Überraschungsbefunde. Sogar Haupt- oder Grundleiden und Todesursache müssen nicht selten nach einer Obduktion korrigiert werden. Lungenembolien und Herzinfarkte werden in über 50% der Fälle fälschlicherweise diagnostiziert. Leberzirrhosen werden in 20 und 30% der Fälle erst durch die Autopsie gesichert. Primäre Geschwülste in Leber, Gallenwegen und Pankreas werden in 50% der Fälle klinisch nicht erkannt. Fehlende Übereinstimmungen zwischen klinischer Diagnose und pathologisch-anatomischem Befund könnten z.B. Therapieänderungen zur Folge gehabt haben, die evtl. zu einem anderen Krankheitsverlauf geführt hätten.
Angehörige von Patienten mit Leiden, bei denen eine stationäre Behandlung ante finem erforderlich ist, geben häufiger die Einwilligung zur Obduktion.

Einleitung

Dies gilt auch für Patienten, die einen plötzlichen unerwarteten Tod durch Myokardinfarkt, Lungenembolie, Apoplex und Unfälle erlitten haben. Eine sehr häufig gestellte klinische Diagnose „Sepsis unklarer Herkunft" kann bei tödlichem Ausgang nur durch die Autopsie geklärt werden. Streuende Tuberkulosen, Endokarditiden, Myokarditiden, Pilzerkrankungen, Osteomyelitiden, Osteochondritiden, abszedierende Peridivertikulitiden bleiben ohne Obduktion häufig unerkannt. Das nachträgliche Erkennen des primären Sepsisherdes kann für den nächsten Patienten evtl. lebensrettend sein.

Um die Bedeutung der medizinischen Qualitätssicherung durch die Obduktion im Rahmen der internen ärztlichen aber auch öffentlichen Diskussion zu unterstreichen, wird ein klinisch-pathologischer Atlas vorgelegt, der nicht die Seltenheit in der Medizin, sondern die gewöhnlichen Hauptleiden und Todesursachen darstellt. Er soll die Bedeutung der medizinischen Qualitätssicherung durch die Obduktion im Rahmen der internen ärztlichen, aber auch öffentlichen Diskussion unterstreichen. Es geht fast ausschließlich um die Makroskopie. Auf histologische Befunde wird bewußt weitgehend verzichtet. Die Bilder sollen für sich sprechen. Deshalb sind die Textbeilagen äußerst knapp gehalten.

Das Buch soll keine systematische Abhandlung der klinischen Pathologie darstellen. Erkrankungen, die ausschließlich durch mikroskopische Befunderhebungen zu klären sind, sind deshalb ausgespart. Die großen Kapitel der Herz- und Kreislauferkrankungen, Erkrankungen des Gastrointestinaltrakts, des Respirationstrakts, des Urogenitalsystems sowie des ZNS sind auf die Befunde konzentriert, die häufig anfallen und somit die Durchschnittsproblematik der klinischen Medizin darstellen. Die Einzelbefunde sind in zwei große Kapitel, „der unerwartete Tod" und „der nicht unerwartete Tod", zusammengefaßt.

Dieses Buch richtet sich nicht nur an die Ärzte in Krankenhäusern, sondern vor allem an die niedergelassenen Ärzte in der Praxis und an die Studenten im klinischen Studienabschnitt. Gerade sie stehen nicht selten bei der Ausfüllung des Totenscheines vor dem Problem, die Todesursache differenziert angeben zu müssen. Wenn der Atlas über die simple Feststellung des Herz- und Kreislaufversagens hinaus einen Beitrag zum näheren Verständnis der klinischen Alltagspathologie leisten könnte, hätte er sein Ziel erreicht.

2 Die Obduktion

2.1
Die Bedeutung der Obduktion als qualitätssichernde Maßnahme

Die wichtigste Aufgabe der Pathologie ist es, krankhafte Veränderungen von Organen, Geweben und Zellen zu erkennen und zu beurteilen. Durch die Obduktion soll diejenige Krankheit festgestellt werden, die zum Tode eines Menschen geführt hat. Die Erkenntnisse aus den Ergebnissen einer Obduktion sind auch heute noch oftmals wegweisend für bislang unbekannte Krankheitsverläufe, z.B. neuartiger viraler Infektionen, siehe AIDS. Ferner sind Therapieerfolge oder -Mißerfolge durch die Obduktionsergebnisse immer noch am sichersten analysierbar.

Die Grundzüge der Morphologie sind nur durch die Ergebnisse nach durchgeführter Autopsie erlernbar, auch wenn heute die histologische und zytologische Untersuchung an entnommenen Zellen und Geweben des lebenden Patienten die Hauptaufgabe des Pathologen geworden ist. Durch die Autopsie sind Fragen der allgemeinen und speziellen Pathologie sowie von Teilgebieten wie der Neuropathologie, der Pädopathologie, der Dermatopathologie, der Gynäkopathologie, der Hämatopathologie beantwortbar. Voraussetzung für die postmortale Diagnostik durch den Pathologen ist jedoch die vollständige Information über klinische Befunde. Die ausführliche Protokollierung sämtlicher klinischer Befunde im Auftragsschein für die Durchführung einer Obduktion ist daher notwendig. Auch klassische Röntgenbilder, CT- und MRT-Aufnahmen, Sonographie und Endoskopiebefunde sollten bei der Diskussion der Obduktionsbefunde nicht fehlen.

Vom Pathologen darf der Kliniker eine pathologisch-anatomische Diagnose erwarten, die sämtliche makroskopischen und mikroskopischen Befunde unter Beachtung ätiologischer sowie kausal- und formalpathogenetischer Prinzipien berücksichtigt und klar zum Haupt- und Nebenleiden sowie zur Todesursache Stellung nimmt. In der Epikrise sind – wenn notwendig – auch epidemiologische Aspekte zu diskutieren wie Morbidität (Krankheitshäufung pro Jahr und 100000 der Bevölkerung), Inzidenzen (Anzahl der Neuerkrankungen pro 100000 Einwohner), Prävalenzen (Häufigkeit einer Krankheit zu einem bestimmten Zeitpunkt), Mortalität einer Krankheit (Verstorbene pro Jahr und 100000 der Bevölkerung) und Letalität (Verhältnis der Verstorbenen zu Erkrankten an einer bestimmten Krankheit).

2.2
Äußere Leichenschau

Vor dem Auftrag zur Obduktion ist nach der äußeren Leichenschau der *Totenschein* auszufüllen. Die äußere Leichenschau dient in erster Linie der Feststellung des Todes.
Sichere Zeichen des Todes sind Totenflecke, Totenstarre und Autolyse. Dem biologischen absoluten Tod geht das Sterben voran, das ein in Stadien ablaufender Vorgang ist. Der Prozeß beginnt mit der Agonie und endet mit dem absoluten Tod über den klinischen und Hirntod mit Absterben aller Organe und Beginn postmortaler Vorgänge.
Zeichen des klinischen Todes oder unsichere Todeszeichen sind Aufhören der Atmung und der Herztätigkeit, Bewußtlosigkeit, Reflexlosigkeit, Blässe der Haut und Absinken der Körpertemperatur. Diese Todeszeichen sind unsicher, weil sie auch bei reduziertem Leben (vita reducta), z. B. bei Schlafmittelvergiftung, Myokardinfarkt oder Schocksituationen nach Schädel-Hirn-Trauma oder Verkehrsunfall hervorgerufen werden können. Ein solcher Scheintod kann durch Wiederbelebungsmaßnahmen beseitigt werden. Der Erfolg einer Reanimation hängt jedoch von der Zeitdauer der Funktionsstörung ab.
Die Organe des Menschen haben unterschiedliche Wiederbelebungszeiten. Die kürzeste Zeit hat das Gehirn mit etwa 10 Minuten. Nach Wiederherstellung von Atmung oder des Kreislaufs ist deshalb die Hirnfunktion als erstes zu überprüfen.
Die Feststellung des Hirntodes kann anhand klinischer Kriterien durch zwei unabhängige, in der Intensivmedizin erfahrene Untersucher getroffen werden. Diese haben ihren Befund zu dokumentieren und in einer späteren Kontrolluntersuchung zu bestätigen. In der klinischen Praxis werden apparative Untersuchungen wie das 30minütige Nullinien-EEG durchgeführt oder der angiographische Kontrastmittelstop an der Hirnbasis ergänzend hinzugezogen.
Der Hirntod darf jedoch nicht mit dem absoluten Tod des Menschen gleichgesetzt werden. So können künstlich Kreislauf und Atmung des hirntoten Menschen noch aufrecht erhalten werden. Diese Situation ist der Ausgangspunkt für eventuelle Organentnahmen zu Transplantationszwecken.
Bei der Leichenschau sind die *Toten- oder Leichenflecke* als flächenhaft rot-violette, scharf begrenzte Hautverfärbungen, zumeist an den zutiefst gelegenen Körperpartien, zu dokumentieren. Hellrote Verfärbungen können z. B. den Verdacht auf eine CO-Vergiftung lenken. Bräunliche Verfärbungen können ein Hinweis für Intoxikationen sein. Frische Totenflecken lassen sich bis zu 10 h nach dem Tode wegdrücken. Ist jedoch durch Autolyse oder Fäulnis die Hämolyse eingetreten, sind die Leichenflecken nicht mehr wegdrückbar. Die Totenflecken entwickeln sich bei warmer Körpertemperatur rasch, im Kühlen langsa-

mer. Insofern können Totenflecke gewisse Anhaltspunkte für die Abschätzung der Todeszeit sein. Unter normalen Bedingungen treten Totenflecken 30–60 min nach dem klinischen Tod auf. Nach 6–12 h sind sie voll ausgeprägt.
Ferner ist bei der Leichenschau die *Totenstarre* zu registrieren. Sie wird durch die Kontraktion der Muskulatur, die sich nach dem Tode entwickelt, hervorgerufen. In der Regel beginnt die Ausbildung der Starre 1–2 h nach dem klinischen Tod, zumeist primär in den Kiefergelenken, und breitet sich in den folgenden 10 h über den gesamten Körper von kranial nach kaudal aus. Bei der voll ausgebildeten Totenstarre befinden sich die Extremitäten in mittlerer Beugestellung. Dies ist durch die stärker entwickelte Muskulatur der Beugemuskeln gegenüber den Streckern zu erklären. Bis zu 8 h nach dem Tode kann die Totenstarre nach gewaltsamer Brechung wieder eintreten. Die Brechbarkeit und die Stärke der Starre sind ebenfalls für die Abschätzung der Todeszeit von Bedeutung. Die spontane Lösung der Totenstarre tritt durch Autolyse oder Fäulnis nach etwa 48 h ein. Ferner sind Autolyse, Fäulnis und Verwesung zu dokumentieren. Damit verbunden sind Hautverfärbungen, Eintrocknungserscheinungen, Corneatrübungen, Fäulnisblasen sowie Fäulnisgeruch festzuhalten.
Autolyse bedeutet Auflösung des eigenen Organgewebes durch körpereigene und körperfremde Enzyme.
Die äußere Leichenschau ist sowohl in der Klinik wie auch in der Praxis durch einen approbierten Arzt durchzuführen und sollte mit einer äußerst gründlichen äußeren Besichtigung der vollständig entkleideten Leiche vorgenommen werden. Vor allem sollte die Rückseite des Verstorbenen einer Inspektion auf sichere Todeszeichen unterzogen werden. Auch bei der 2. Leichenschau, die einer Feuerbestattung vorauszugehen hat, ist vor allem auf Verletzungen zu achten. Hier sollte der Leichnam unbedingt auch am Rücken betrachtet werden, um mit Sicherheit Folgen von Gewalteinwirkung auszuschließen.

2.3
Totenschein

Betont werden muß, daß allein aufgrund der äußeren Leichenschau die Todesursache nicht sicher festzustellen ist. Nur die innere Leichenschau (Leichenöffnung) kann exakte Befunde liefern. Auf mehr als der Hälfte der Totenscheine sind Todesursachen angegeben, die mit den Ergebnissen der Obduktion nicht übereinstimmen.
Nach der Leichenschau ist der Arzt gesetzlich verpflichtet, den Leichenschauschein bzw. Totenschein auszufüllen. Zumeist wird der Zeitpunkt des Todes geschätzt. Wesentlich ist die Bestätigung des natürlichen oder nicht natürli-

chen Todes. Ein nicht natürlicher Tod liegt vor, wenn er durch Unfall, Vergiftung, Gewalteinwirkung oder auch Selbsttötung eingetreten ist. Bei Verdacht auf nicht natürlichen Tod ist unbedingt die Staatsanwaltschaft bzw. Kriminalpolizei einzuschalten. Dieser Akt obliegt dem die Leichenschau durchführenden Arzt. Es gibt auch Fälle, bei denen während der Obduktion der Pathologe den Verdacht auf nicht natürlichen Tod äußert. Er ist ebenfalls verpflichtet, die Staatsanwaltschaft zu benachrichtigen.

Im Totenschein ist ferner die *unmittelbare Todesursache* festzuhalten. Dies ist die Erkrankung, die unmittelbar den Tod herbeigeführt hat. Haupt- oder Grundleiden sind die Erkrankungen, die der Todesursache ursächlich zugrunde liegen. Nebenleiden sind in der entsprechenden Rubrik anzugeben, da sie nicht unmittelbar den Tod herbeigeführt haben. Ferner ist auf Ansteckungsgefahr zu achten, d.h. das Vorliegen einer meldepflichtigen Infektions- und Seuchengefahr.

Die rechtlichen Bestimmungen im Leichenschauwesen werden auf Länderebene reguliert. Jedes Bundesland in der Bundesrepublik Deutschland hat einen eigenen Leichenschauschein. Jeder approbierte Arzt sollte sich über die rechtlichen Bestimmungen in seinem Bundesland informieren.

Empfehlenswert ist eine gemeinsame Konferenz über die Probleme einer Leichenschau zwischen Ärzten und Staatsanwaltschaft, die in Abständen von 2-3 Jahren durchgeführt werden sollte. In einer derartigen Besprechung sollten immer wieder die Unterschiede von natürlichem und nicht natürlichem Tod hervorgehoben werden, und es ist darauf hinzuweisen, daß bei unklaren Situationen die Staatsanwaltschaft zu informieren ist. Dies gilt z.B. auch bei Verdacht auf gravierende ärztliche Behandlungsfehler. Damit alles seinen geregelten Gang geht, ist auf der Seite der Staatsanwaltschaft ein mit der Problematik vertrauter Staatsanwalt Voraussetzung.

2.4
Innere Leichenschau (Obduktion, Autopsie, Sektion)

Die Aufgaben der klinischen Obduktion sind:

- Feststellung von Todesursache, Haupt- oder Grundleiden;
- Überprüfung klinischer Diagnosen;
- Analyse von Therapiefolgen bzw. -schäden.

Ferner dient die klinische Obduktion ganz wesentlich der studentischen und ärztlichen Aus-, Weiter- und Fortbildung und der wissenschaftlichen Krankheitsforschung. Die klinische Obduktion ist ferner wichtig als Grundlage für gesundheitspolitische Maßnahmen.

Gesetzlich geregelte Obduktionen sind gerichtliche Obduktionen (Verwaltungssektionen). Sie werden angeordnet, wenn ein Tod aus nicht natürlicher Ursache vermutet wird, z. B. durch Vergiftung oder Verkehrsunfall, d. h. durch Fremdverschulden oder Selbstverschulden (Selbsttötung). Verwaltungssektionen sind solche, die vor einer Feuerbestattung vom Amtsarzt angeordnet werden.

Obduktionen nach dem Bundesseuchengesetz (Seuchensektionen) werden durchgeführt zur Abklärung einer meldepflichtigen Infektionskrankheit.

Bei Obduktionen aus versicherungsrechtlichen Gründen werden Folgeschäden nach Verkehrs- oder Arbeitsunfällen bzw. Berufserkrankungen und Wehrdienstschäden beurteilt. Hierbei ist, wie bei den klinischen Obduktionen, das Einspruchs- bzw. Verweigerungsrecht der Angehörigen zu berücksichtigen.

Während in den letzten 20 Jahren die Frequenz bioptischer histologischer Untersuchungen massiv angestiegen ist, hat die Zahl der klinischen Obduktionen stetig abgenommen. Das Einspruchs- bzw. Verweigerungsrecht der Angehörigen gegen eine Obduktion ist hier der Hauptfaktor. Dies ist besonders klar geworden nach der Wiedervereinigung. In den neuen Bundesländern, in denen früher, wie aus der Görlitzer Obduktionsstudie bekannt, fast jeder Verstorbene obduziert werden konnte, ist die Autopsiefrequenz fast noch unter diejenige abgefallen, die in den alten Bundesländern zwischen 2 und 5 % liegt.

Eine weitere Ursache liegt auch darin, daß bei vielen Ärzten die Meinung vorherrscht, daß mit den modernen Untersuchungsmethoden, insbesondere CT und MRT, Haupt- und Grundleiden genauestens bekannt seien und damit auch die Todesursache erklärbar sei. Deshalb wird häufig auf eine Obduktion verzichtet. Dies gilt auch für Patienten, die über Jahre an bestimmten chronischen Erkrankungen litten, vor allem an bekannten Tumorleiden wie Mammakarzinom, Prostatakarzinom, Harnblasenkarzinom, operiertem Nierenzellkarzinom oder chronischen Herz- und Kreislauf-, Lungen- sowie Leber- und Nierenerkrankungen. Bei Patienten, die im häuslichen Umfeld sterben, ist die Rate der von den Angehörigen geäußerten Einsprüche bzw. Verweigerungen sehr hoch.

Eine behutsame Aufklärung der Angehörigen von Verstorbenen in Praxis und Klinik kann durchaus dazu führen, daß die Obduktionsfrequenz wieder ansteigt, Voraussetzung ist jedoch, daß die Obduktion als qualitätssichernde Maßnahme gesehen wird. Hausarzt oder Krankenhausarzt sollten das schwierige Gespräch mit den Angehörigen der Verstorbenen über die Einwilligung zur Obduktion suchen. Dabei hat es sich in der klinischen Praxis bewährt, wenn derjenige Arzt mit den Angehörigen redet, der auch zuvor schon Kontakt zu ihnen hatte. Günstig ist, wenn dieses Gespräch ohne Zeitdruck in einem ruhigen Raum geführt werden kann, wobei der Arzt zunächst den Hinterbliebenen seine Anteilnahme bekundet und ihnen Gelegenheit gibt, ihren

Schmerz auszusprechen. Auf die dann oft seitens der Angehörigen gestellte Frage „... und wie geht es nun weiter?" kann er informieren, daß noch eine Untersuchung des Leichnams erfolgen soll. Dabei ist sehr wichtig, darauf hinzuweisen, daß der Bestattungstermin sich durch eine solche Untersuchung nicht wesentlich hinauszögert. Die Erfahrung zeigt, daß die Einwilligung zur Obduktion von den Angehörigen eher durch einfühlsames Verhalten als mit Konfrontation erreicht wird.

2.5
Die klinisch-pathologische Konferenz

Die Aufgabe der klinisch-pathologischen Konferenz ist die ausführliche Diskussion der komplett durchgearbeiteten Obduktionsfälle. Im Rahmen des offenen Zwiegespräches zwischen Kliniker und Pathologen werden klinische Diagnosen, Therapieerfolge oder Schäden überprüft. Dieser Dialog sollte auch mit dem Radiologen und dem Labormediziner stattfinden, damit alle Befunde durchgesprochen werden können.

Von pathologisch-anatomischer Seite sind die Befunde komplett fotografisch zu dokumentieren. Dies gilt für die Makro- wie die Mikroskopie. Wissenschaftlich geprüfte Verfahren wie Histochemie, Immunhistochemie, evtl. Elektronenmikroskopie und zellkinetische Verfahren sind in diese Diskussion mit eingeschlossen. Die Zeitintervalle zwischen durchgeführter Obduktion und klinisch-pathologischer Konferenz sollten kurz sein, damit die klinischen Eindrücke noch präsent sind. Die klinisch-pathologische Konferenz sollte eine Mischung von sog. Alltagsfällen und eingestreuten Besonderheiten sein. Je interessanter und aktueller eine klinisch-pathologische Konferenz gestaltet wird, desto höher ist das Interesse der klinisch und ambulant tätigen Ärzte. Dies kann wiederum das Interesse an einer Obduktion fördern.

3 Befundmaterial

Die Fallbeispiele beziehen sich auf die Auswertung von 1010 Obduktionen mit einer Geschlechtsverteilung von 60 : 40 % (Männer zu Frauen) und einer Altersverteilung mit dem Maximum zwischen 70 und 80 Jahren (Abb. 3.1). Aus dem Gesamtmaterial wurden die häufigsten Hauptleiden analysiert (Abb. 3.2) und in Gruppen zusammengefaßt: Herz- und Kreislauferkrankungen, Entzündungen und Tumoren (Abb. 3.3). Außerdem wurden graphisch die häufigsten Todesursachen dargestellt (Abb. 3.4).

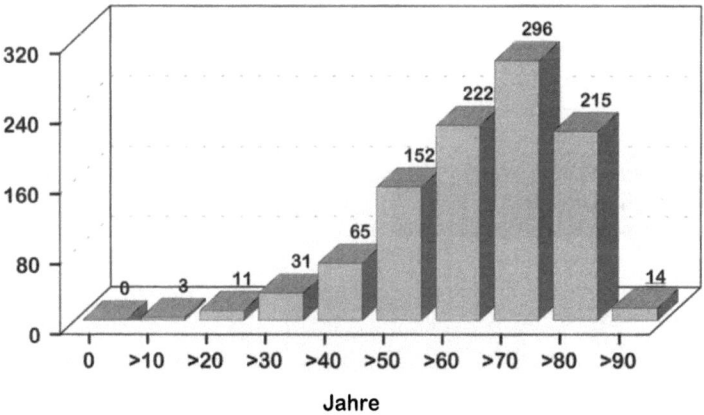

Abb. 3.1. Obduktionen/Altersverteilung (n = 1010; männl. : weibl. = 606 : 404 = 60% : 40%)

10 Befundmaterial

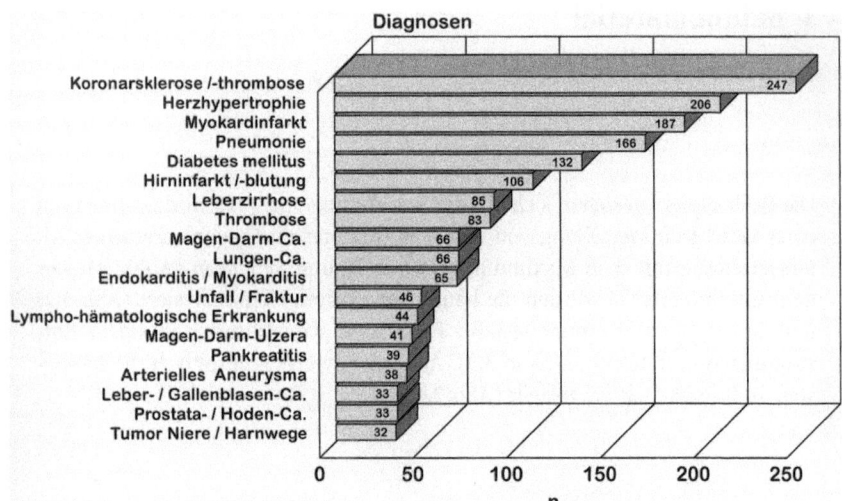

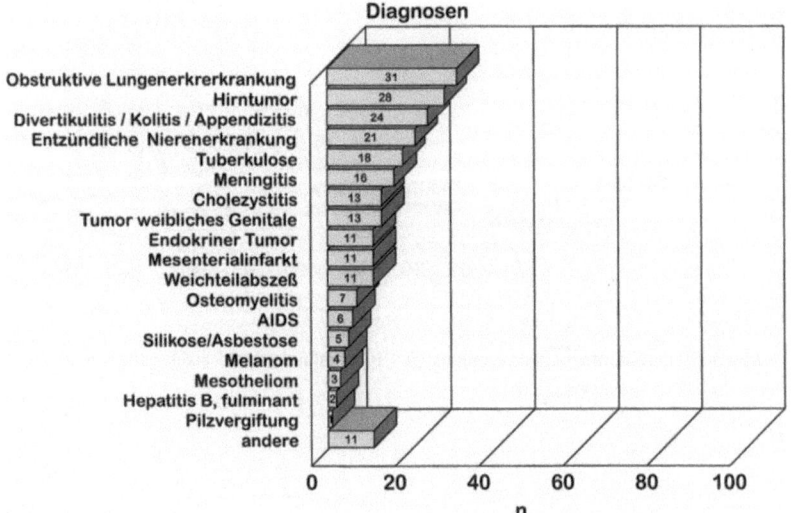

Abb. 3.2. Häufigste Hauptleiden

Befundmaterial 11

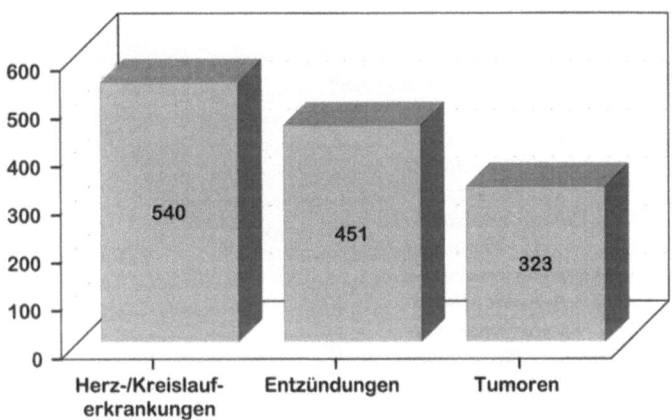

Abb. 3.3. Gruppen der Hauptleiden (Herz- und Kreislauferkrankungen inkl. Hirninfarkt, Blutungen, Stoffwechselerkrankungen; Entzündungen; Tumoren) (n = 1314)

Diese Verteilungsmuster von Hauptleiden und Todesursachen beziehen sich – dies muß betont werden – auf die durchgeführten Obduktionsfälle und geben nicht Erkrankungshäufigkeiten in der Allgemeinbevölkerung wieder. Anhand der 1010 durchgeführten Obduktionen wurde die Richtigkeit der klinischen Diagnose in bezug auf die durch die Obduktion bestimmten Hauptleiden, Todesursachen und Nebenleiden errechnet (Abb. 3.5). Die fehlende Übereinstimmung von klinischer und pathologisch-anatomischer Diagnose lag bei 22,9 %. Dieser Prozentsatz entspricht den Ergebnissen weltweiter derartiger Studien. Wenige Beispiele für zumeist markante Nebenleiden, vor allem aus dem dermatologischen Bereich, beruhen auf chirurgischen Exzidaten, da in der Regel größere Hautentfernungen an der Leiche aus kosmetischen Gründen nicht durchgeführt werden.
Im folgenden sind zum Thema „*Der unerwartete und der nicht unerwartete Tod*" die wesentlichen Befunde zu Anfang eines jeden Kapitels dargestellt. Die überwiegend typischen und seltener auch atypischen Fallbeispiele werden vornehmlich durch makroskopische Bilddokumentationen untermauert.

12 Befundmaterial

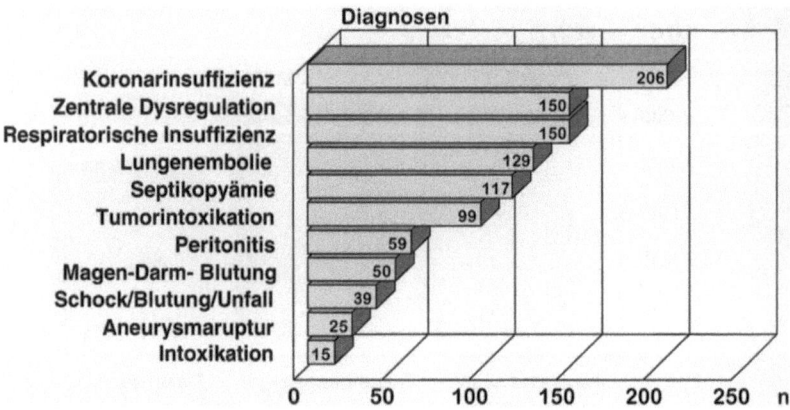

Abb. 3.4. Häufigste Todesursachen

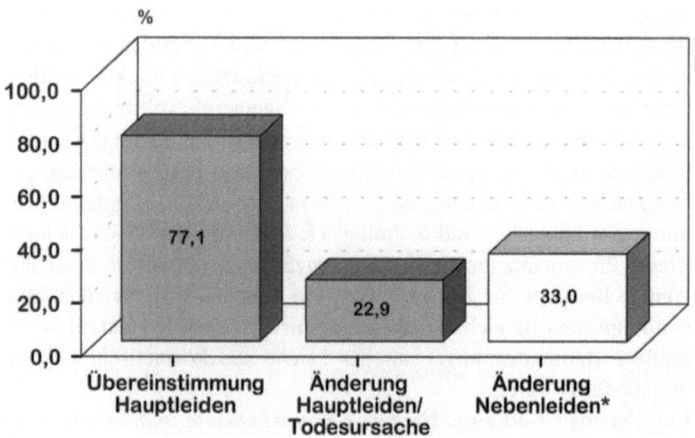

Abb. 3.5. Änderung der klinischen Diagnose nach erfolgter Obduktion in Bezug auf Hauptleiden, Todesursache und Nebenleiden (n = 1010). *Prozentual von Übereinstimmung Hauptleiden (Säule 1)

4 Der unerwartete (plötzliche) Tod

4.1
Akuter Myokardinfarkt

Der Herzinfarkt ist Folge einer akuten Koronarinsuffizienz durch stenosierende Koronarsklerose mit oder ohne Thrombus oder Plaqueeinblutung unter Ausbildung einer kompletten Ischämie mit Koagulationsnekrose (Abb. 4.1). Die tödlich verlaufenden Herzinfarkte haben beim Mann einen Häufigkeitsgipfel im 6., bei der Frau im 7. Lebensjahrzehnt. Patienten mit Hypertonie, Hypercholesterinämie, Nikotinabusus und Diabetes mellitus sind besonders belastet. In 95% der Fälle ist der linke Ventrikel befallen. Der transmurale Infarkt ist die klassische Erscheinungsform, die Gesamtwand ist betroffen. Beim Innenschichtinfarkt, der seltener ist, ist das innere Drittel der Ventrikelwand nekrotisch.

Wird der transmurale Infarkt überlebt, so kommt es zu Resorption und Vernarbung der infarzierten Bezirke. Bei großen Narbenarealen kann sich ein Herzwandaneurysma ausbilden, an dessen Innenwand sich Parietalthromben

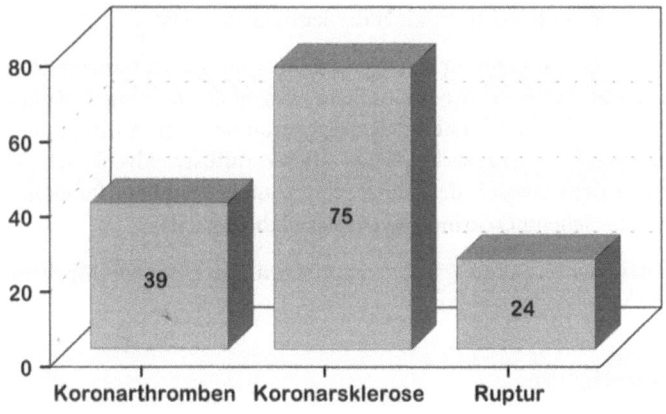

Abb. 4.1. Todesfälle durch Myokardinfarkt. Verteilung von Koronarsklerose mit und ohne Thrombus sowie Anteil von Rupturen bei Fällen obduzierter Patienten mit tödlich verlaufendem Myokardinfarkt

ablagern können und die Quelle für Embolien in peripheren Organe bilden. Sehr selten kann auch ein Herzwandaneurysma rupturieren. Die Kontraktilität der Kammerwand ist durch derartige Aneurysmen teilweise massiv eingeschränkt, so daß insgesamt eine ausgeprägte myokardiale Insuffizienz besteht.

FALLBEISPIELE

30jährige Frau

Klinische Diagnose: Adipositas. Langjähriger Nikotinabusus. Orale Kontrazeptiva. Beim Einkaufen am frühen Morgen plötzlicher Kreislaufstillstand. Apnoe. Notarzt. Frustrane Reanimation. Frage nach intrazerebraler Blutung, Lungenembolie oder Myokardinfarkt.

Pathologisch-anatomische Diagnose: Frischer thrombotischer Verschluß der A. coronaria sinistra bei ausgeprägter stenosierender Koronarsklerose aller 3 Äste. Herzgewicht 380 g. Ausgeprägte allgemeine Adipositas.

Todesursache: Ganz frischer, wenige Minuten alter Myokardinfarkt.

66jähriger Mann

Klinische Diagnose: Zustand nach länger zurückliegender Magenresektion. Hypertonie bekannt. Seit 2 Wochen stationär wegen beidseitiger Pneumonie. Plötzlich protrahiert verlaufender kardiogener Schock.

Pathologisch-anatomische Diagnose: Ausgeprägte stenosierende Koronarsklerose mit frischem thrombotischem Verschluß der rechten Kranzarterie. Frischer Papillar- und Innenschichtmyokardinfarkt mit Abriß des hinteren Papillarmuskels. Herzgewicht 450 g. Älterer diffuser Alveolarschaden, entsprechend dem Spätschaden einer Schocklunge. Periphere Pulmonalarterienembolien. Nebennierenrindenhyperplasien beiderseits.

Todesursache: Akutes Linksherzversagen bei frischem Myokardinfarkt (ca. 18 h).

70jährige Frau

Klinische Diagnose: Arterielle Hypertonie seit 10 Jahren. Angina pectoris seit 3 Jahren. Ventrikuläre Extrasystolen. Akuter Vorderwandinfarkt 5 Tage vor dem Tode mit Reinfarkt am Todestag. Kardiogener Schock.

Pathologisch-anatomische Diagnose: Stenosierende Koronarsklerose mit frischem thrombotischem Verschluß des Ramus interventricularis anterior und ganz frischem thrombotischem Verschluß der rechten Kranzarterie. Großer transmuraler, 2-3 Tage alter Anteroseptalinfarkt. Frische Ruptur des Myokards im Bereich der Vorderwand mit gezacktem Rupturkanal. Leukozytär durchsetzte Kolliquationsnekrose. Floride fibrinöse Epikarditis. Hämoperikard von 300 ml. Kleiner Parietalthrombus im linken Ventrikel. Herzgewicht 400 g.
Nebenleiden: Nebennierenrindenadenom links. Kolondivertikulose.

Todesursache: Akutes Linksherzversagen bei Hämoperikard nach rupturiertem frischem Myokardinfarkt.

75jähriger Mann

Klinische Diagnose: Generalisierte Arteriosklerose. Ausgeprägter Nikotinabusus. Seit Jahren Herzschmerzen. Stationäre Einweisung wegen Verdacht auf Herzinfarkt.

Pathologisch-anatomische Diagnose: Stenosierende Koronarsklerose und frischer thrombotischer Verschluß der rechten Kranzarterie. Transmuraler, 3 Tage alter Myokardinfarkt posteroseptal mit Kolliquationsnekrose und massiver leukozytärer Reaktion. Gezackt verlaufender Rupturkanal im Bereich der Hinterwand mit Septumruptur. Perikardtamponade. 250 ml Blut. Herzgewicht 360 g.
Nebenleiden: Alte Myokardinfarktnarben an der Vorderwand. Alte Femoralvenenthromben.

Todesursache: Akutes Linksherzversagen bei Hämoperikard und rupturiertem Myokardinfarkt.

77jähriger Mann

Klinische Diagnose: Arterielle Hypertonie. Koronare Herzerkrankung. Rezidivierte Myokardinfarkte. Verdacht auf kardiogenen Schock bei frischem Infarkt oder akutes Abdomen.

Pathologisch-anatomische Diagnose: Stenosierende Koronarsklerose bis zu 90% mit ausgeprägter exzentrischer Herzhypertrophie links. Gewicht 620 g. Ausgedehntes Herzwandaneurysma posterolateral mit in Organisation befindlichen Parietalthromben. Prostatahyperplasie. Kavernöses Hämangiom im linken Leberlappen. Makrofollikuläre noduläre Schilddrüsenhyperplasie.

Todesursache: Akute Koronarinsuffizienz.

4.2
Myokardwandruptur

Bei 138 Todesfällen durch akuten Myokardinfarkt fanden sich 24mal Myokardrupturen inkl. Septumrupturen, jeweils mit frischen Koronarthromben und ausgeprägter leukozytärer Infiltration einer Kolliquationsnekrose und Herzgewichten in der Regel nicht über 450 g (Abb. 4.1). Hypertonieanamnesen fehlten. Kardiale Vorgeschichten waren negativ.
Zeitlicher Gipfel einer Myokardruptur: bei 2,5–3 Tage altem frischem Myokardinfarkt. Todesgipfel bei ganz akutem Myokardinfarkt ohne Ruptur: zwischen 12 und 24 h (Abb. 4.2).

Klinische Besonderheiten: Herzbeuteltamponade. Elektromechanische Entkoppelung, kein Kammerflimmern.

Häufigkeit einer Ruptur bei Myokardinfarkt: Männlich: 3,5 %, weiblich: 6,1 %.

Relative Rupturfrequenz beim frischen Infarkt. Männlich: 6,0 %, weiblich: 13,0 %.

Infarktgrößen bei Ruptur (n = 218)

cm2	%
3–8	7,0
9–25	40,3
26–110	52,7

Topographie der Rupturen

Lokalisation	Infarkte	Rupturen
Vorderwandspitzenbereich	53,0 %	56,2 %
Hinterwand	27,2 %	25,6 %
Seitenwand	8,6 %	8,3 %
Septum	8,4 %	7,5 %
Rechter Ventrikel	2,8 %	2,4 %

Myokardwandruptur 17

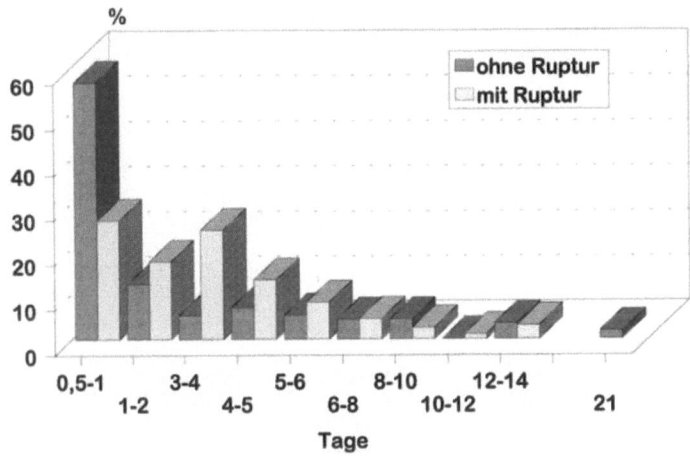

Abb. 4.2. Morphologisches Alter von tödlich verlaufenden Myokardinfarkten mit Ruptur (n = 198) und ohne Ruptur (n = 116). Mod. nach Helpap et al. 1980: Die Herzruptur. DMW 105: 115–119

Abb. 4.3
Frischer verschließender Koronarthrombus

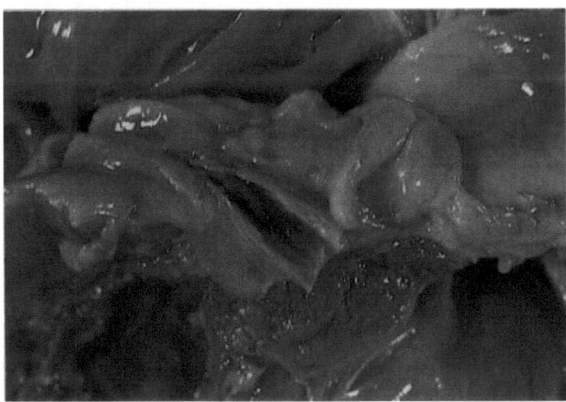

18 Der unerwartete (plötzliche) Tod

Abb. 4.4
Schwere Koronarsklerose mit einer Einengung bis auf 90 %

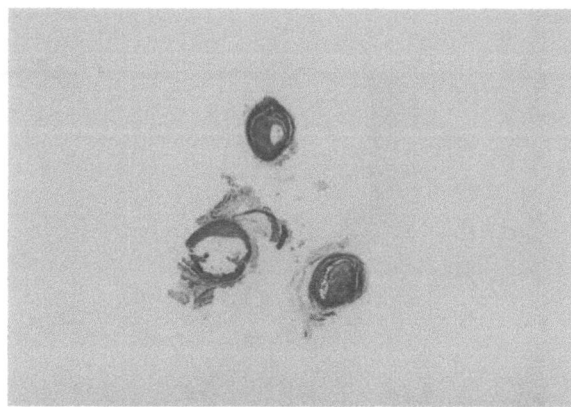

Abb. 4.5
Ausgedehnter frischer 4–5 Tage alter Infarkt, Vorderwand-Septum

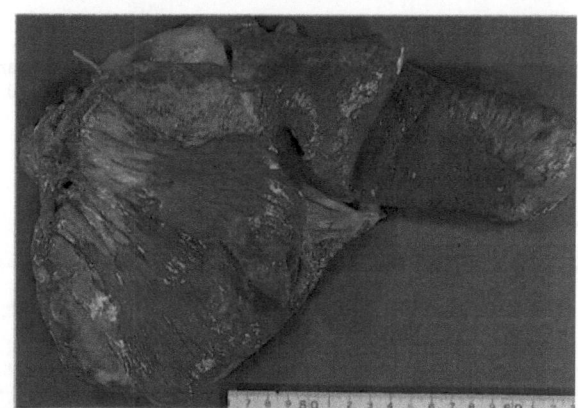

Abb. 4.6
Ausgedehnter Hinterwandinfarkt

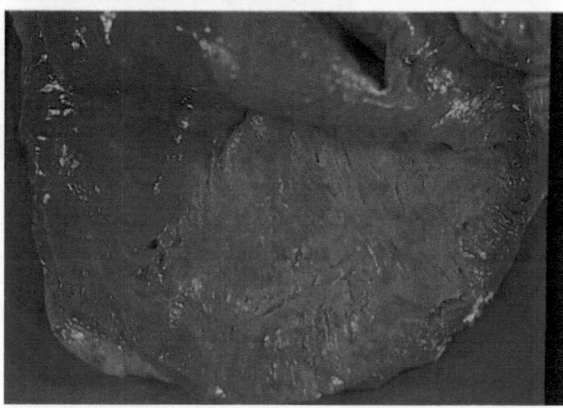

Abb. 4.7 a–e
Myokardruptur nach
Infarkt

a Hämoperikard

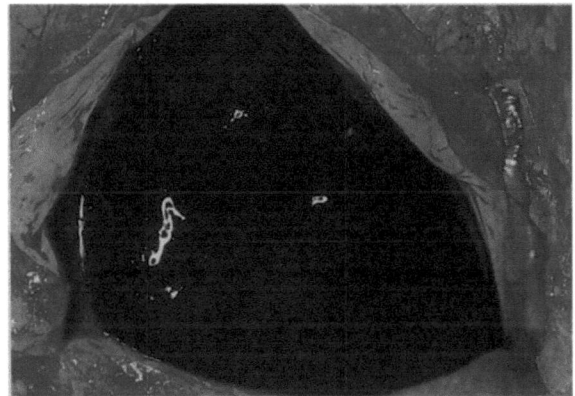

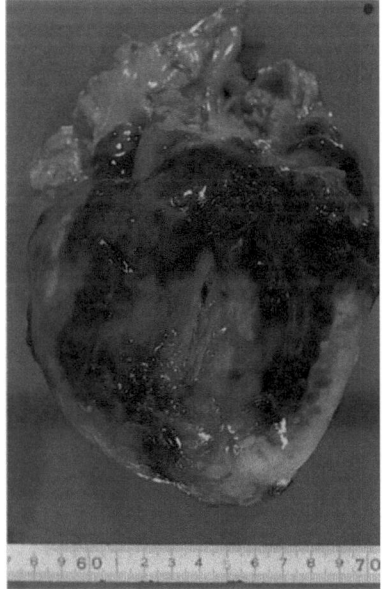

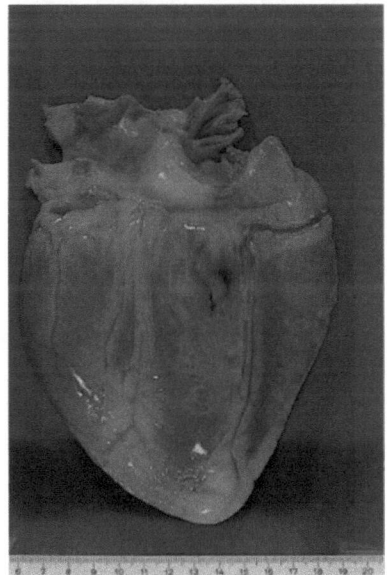

Abb. 4.7. b 3 Tage alter Myokardinfarkt mit Myokardruptur an der Vorderwand und Blutauflagerungen

Abb. 4.7. c Frische Ruptur an der Hinterwand

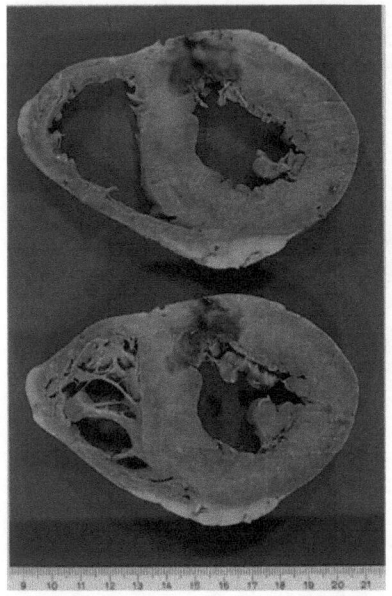 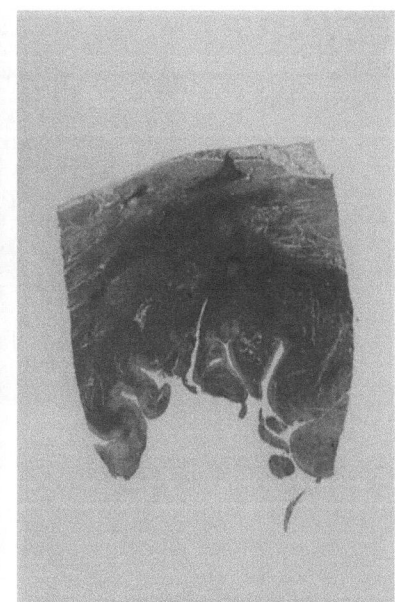

Abb. 4.7. d Querschnitt durch beide Herzkammern mit Rupturkanal an der Hinterwand des Herzens

Abb. 4.7. e Aufgezogener histologischer Schnitt mit Rupturkanal und massiver leukozytärer Infiltration der Kolliquationsnekrose. Hämatoxylin-Eosin. Vergr. 1 : 1

Abb. 4.8 a–c
Septumruptur

a Septumruptur bei frischem Myokardinfarkt

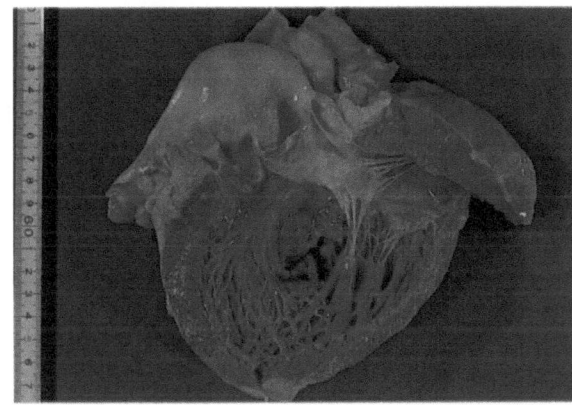

Abb. 4.8
b Nahaufnahme mit Links-rechts-Shunt

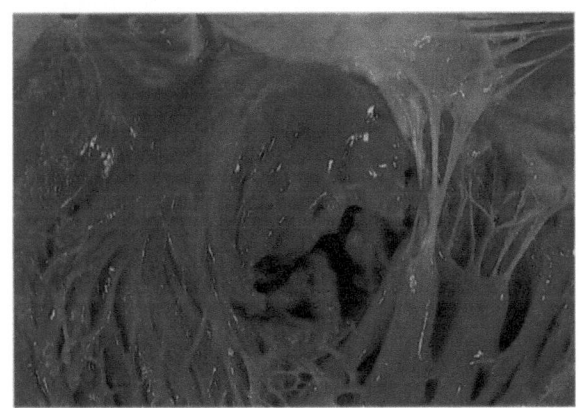

Abb. 4.8
c Septumquerschnitt mit Ruptur

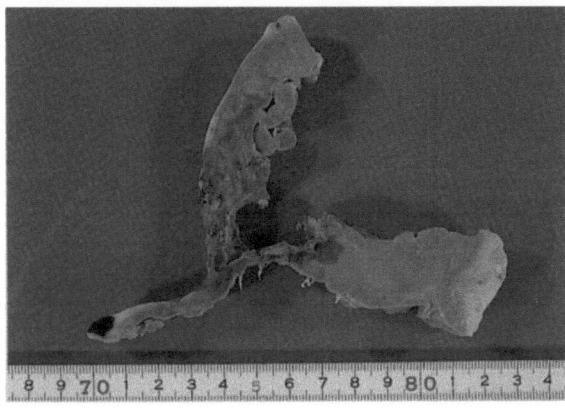

4.3
Thrombosen und Embolien

Die häufigsten Ursachen von fulminanten Lungenembolien sind tiefe Beinvenenthrombosen. An zweiter Stelle stehen als Quelle der Embolien Herzthromben sowie Thromben aus den prostatischen und parauterinen Venenplexus. Weitere Ursachen für Lungenembolien können Thrombenbildungen an den Herzklappen sein. In einem Fall war die Quelle für eine Lungenembolie eine Parietalthrombose in einem Aneurysma der A. pulmonalis (Abb. 4.9).

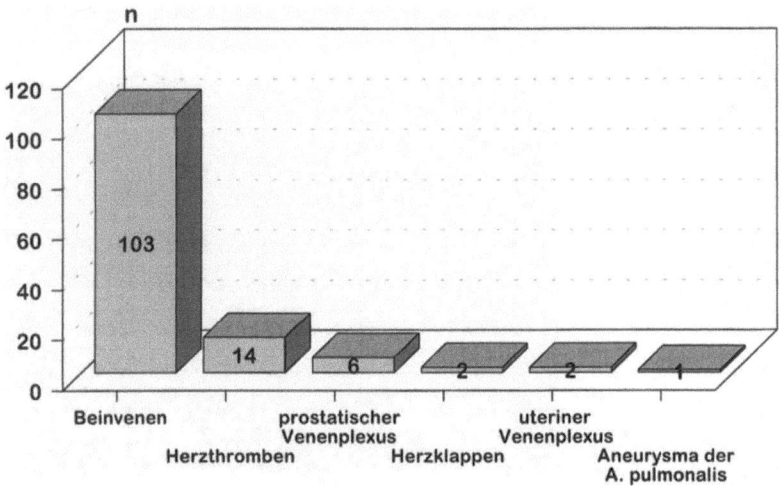

Abb. 4.9. Ursachen von Lungenembolien (n = 128)

Thrombosen und Embolien 23

FALLBEISPIELE

79jährige Frau

Klinische Diagnose: Keine Vorerkrankung bekannt. Plötzlicher Kollaps mit Sturz in der Wohnung. Verdacht auf Myokardinfarkt oder intrazerebrale Blutung.

Pathologisch-anatomische Diagnose: Frische Beinvenenthrombose. Exzentrische Herzhypertrophie. Herzgewicht 490 g. Fulminante Lungenembolie.

Todesursache: Akutes Rechtsherzversagen.

48jähriger Mann

Klinische Diagnose: Chronische Darmbeschwerden mit Obstipation und wechselnden Durchfällen. Verdacht auf Divertikulose und Divertikulitis. Resektion von Zökum und Colon ascendens wegen bioptisch gesicherten Karzinoms. Unauffälliger postoperativer Verlauf. 4 Tage postoperativ plötzlicher Kollaps nach Aufrichten im Bett.

Pathologisch-anatomische Diagnose: Frische Thromben in den Iliakalvenen sowie im Plexus prostaticus. Zustand nach Resektion eines Zökumkarzinoms. Unauffällige Operationsverhältnisse. Fulminante Lungenembolie.

Todesursache: Akutes Rechtsherzversagen.

78jährige Frau

Klinische Diagnose: Kardiogener Schock bei Zustand nach nicht mehr ganz frischem Vorderwandinfarkt mit Aneurysmabildung. Verdacht auf Reinfarkt oder Lungenembolie oder Aneurysmaruptur.

Pathologisch-anatomische Diagnose: Stenosierende Koronarsklerose mit organisiertem Thrombus (bis 90%). Konzentrische Herzhypertrophie. Gewicht 500 g. In Schüben verlaufener, etwa 4–6 Wochen alter transmuraler Myokardinfarkt anteroseptal im linken Ventrikel mit 5 cm großem Aneurysma. Frische Femoralvenenthromben. Fulminante Lungenembolie.

Todesursache: Akutes Rechtsherzversagen.

21jähriger Mann

Klinische Diagnose: Schwerer Verkehrsunfall mit multiplen Frakturen. Schock.

Pathologisch-anatomische Diagnose: Frischer alveolärer Schaden bei Schocklunge. Multiple Extremitätenfrakturen, vor allem an den Oberschenkeln beiderseits. Massive Fettembolie der Lungen. Vereinzelte Embolien im Gehirn.

Todesursache: Akutes Rechtsherzversagen.

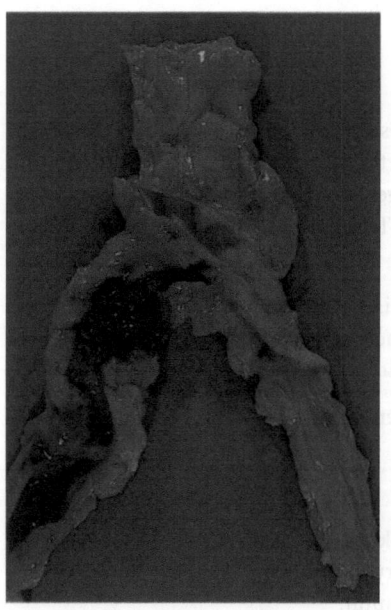 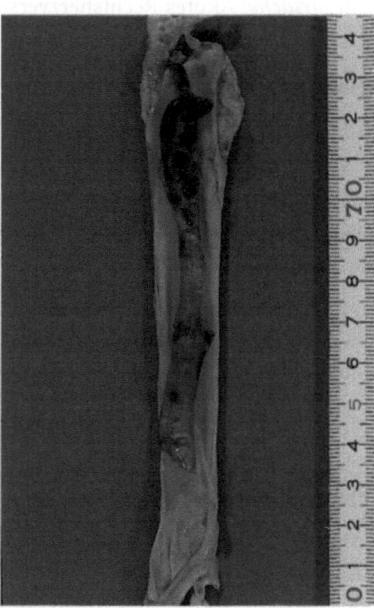

Abb. 4.10 a, b. Ausgedehnte frische Thromben. a In Beckenvenen

Abb. 4.10. b In Femoralvenen

Thrombosen und Embolien 25

Abb. 4.11
Thromben in paraprostatischen Venen. Tod durch Lungenembolie

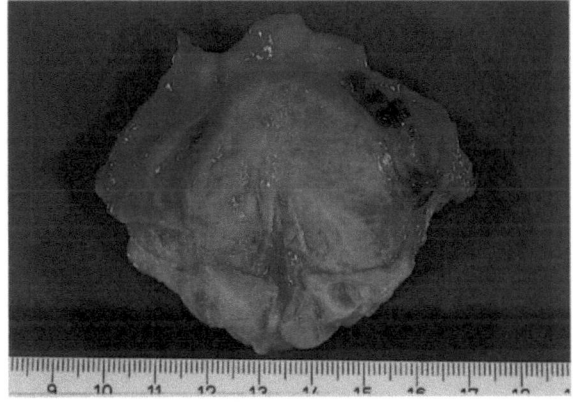

Abb. 4.12 a, b
Fulminante Lungenembolien

a Zentral im Abgang beider Pulmonalarterien

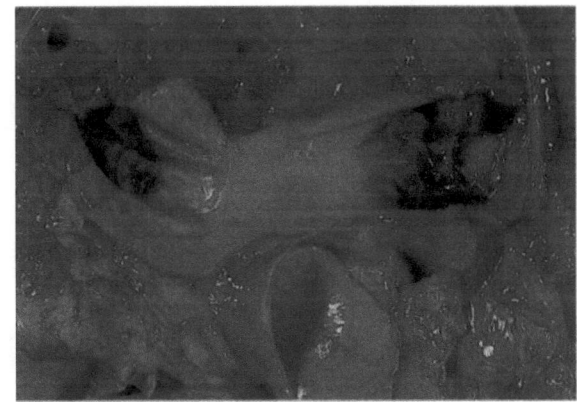

Abb. 4.12
b Embolischer Verschluß im intermediären Abschnitt der A. pulmonalis

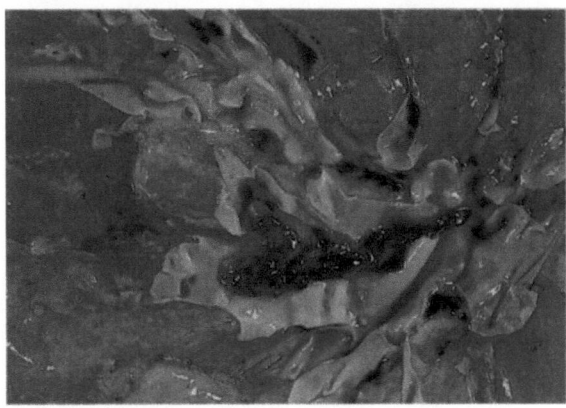

Abb. 4.13
Frische Thromboembolien im Truncus pulmonalis

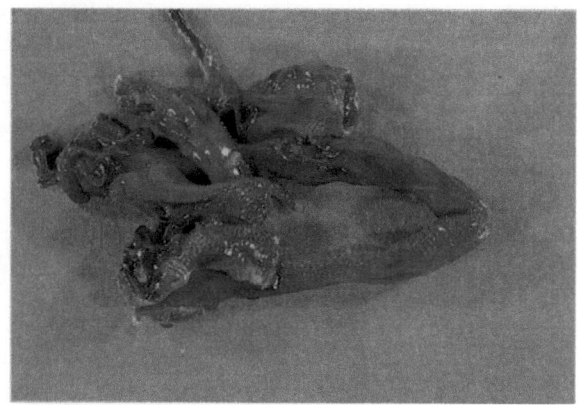

Abb. 4.14
a Hämorrhagischer Lungeninfarkt

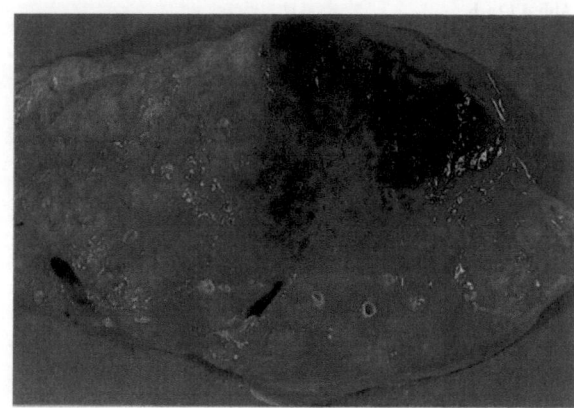

Abb. 4.14
b Keilform in der histologischen Übersicht

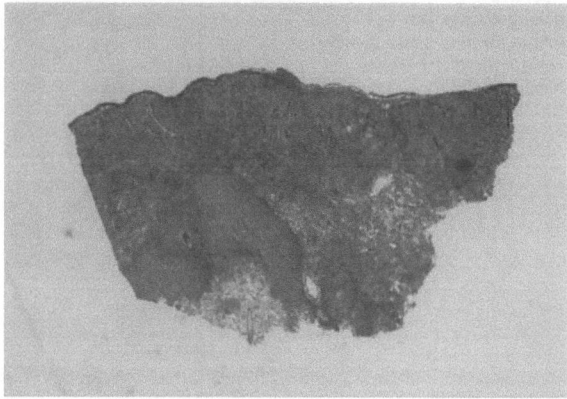

4.4 Blutungen

Hämorrhagie: Austritt von Blut aus den Gefäßen ins Gewebe, in Körperhöhlen oder auf freie Oberflächen.

4.4.1 Blutungstypen

4.4.1.1 Zerreißungsblutungen (Rhexisblutungen) (arteriell/venös)

- Traumen
- Arrosionen
  - Entzündungen (Ulzera, Kavernen)
  - Enzyme (Pankreasnekrosen, Magenulzera)
  - Tumoren
- Wandschwächen
  - Arteriosklerose
  - Medianekrose (Erdheim-Gsell)
  - Aneurysmen
  - Varizen

Normale Gefäße zerreißen nur durch Traumen. Kranke Gefäße rupturieren oft durch erhöhten Blutdruck.

4.4.1.2 Durchtrittsblutungen (Diapedeseblutungen)

Läsionen des Endothels oder der Basalmembran der Kapillaren. Ursachen: Sauerstoffmangel, Toxine, infektiös-toxisch, Avitaminosen (Vitamin-C-Mangel), Stasen.

4.4.2 Zerebrale Blutungen

Ursachen: Hypertonie, Aneurysmen, Angiome, Traumen, Tumoren, Blutgerinnungsstörungen.

Apoplexie: Ruptur einer Arterie bei Hypertonie (hypertone Massenblutung), eine der häufigsten Todesursachen bei Hypertonikern.

28 Der unerwartete (plötzliche) Tod

Topographie: Stammganglien (äußere/innere Kapsel), Putamen-Claustrum und Nucleus caudatus; Brücke; Kleinhirn.

Folgen: Volumenzunahme. Kollaterales Ödem, Einklemmung am Tentoriumschlitz, Kompression der Medulla oblongata. Tod durch zentrale Dysregulation und Atemlähmung. Bei Bluteinbruch in das Ventrikelsystem tödliche Tamponade.

Morphologie: Lakunärer Status bei Arteriosklerose. Die Arterien haben kein Widerlager. Ausbildung von Mikroaneurysmen, deshalb Ruptur.

Klinik: Plötzlich, ohne Prodromi, Bewußtlosigkeit, Lähmung, Tod.

4.4.2.1 Hirnmassenblutungen

FALLBEISPIELE

69jähriger Mann

Klinische Diagnose: Plötzliche Bewußtlosigkeit bei bekannter Hypertonie. Verdacht auf zerebrale Blutung im Rahmen einer hypertensiven Krise.

Pathologisch-anatomische Diagnose: Arterielle hypertonische Hirnmassenblutung im Stammganglienbereich links mit Übergreifen auf den linken Parietal- und Temporallappen sowie Ventrikeleinbruch.
Nebenleiden: Eitrige Bronchitis. Kalzifizierende stenosierende Koronarsklerose.

Todesursache: Zentrale Dysregulation.

83jährige Frau

Klinische Diagnose: Plötzliche Bewußtlosigkeit. Verdacht auf Hirnblutung. Vorher bestehende Pneumonie.

Pathologisch-anatomische Diagnose: Kongophile Angiopathie der Hirngefäße mit Hirnmassenblutung und Ventrikeleinbruch rechts. Hirnödem mit Massenverschiebung. Hirnrindennekrosen. Massive Aspirationspneumonie. Eitrige Bronchitis.

Todesursache: Zentrale Dysregulation.

40jähriger Mann.

Klinische Diagnose: Zentrale Dysregulation bei Zustand nach linkszerebraler Massenblutung und rechtszerebralem Mediainsult. Bekannter langjähriger Diabetes mellitus. Niereninsuffizienz.

Pathologisch-anatomische Diagnose: Zweifache, 14 Tage alte hypertensive Hirnmassenblutung. Ausgeprägtes Lungenödem.
Nebenleiden: Mäßig schleimige eitrige Bronchitis. Tubulointerstitielle Nephritis, Arterio- und Arteriosklerose der Nieren.

Todesursache: Zentrale Dysregulation.

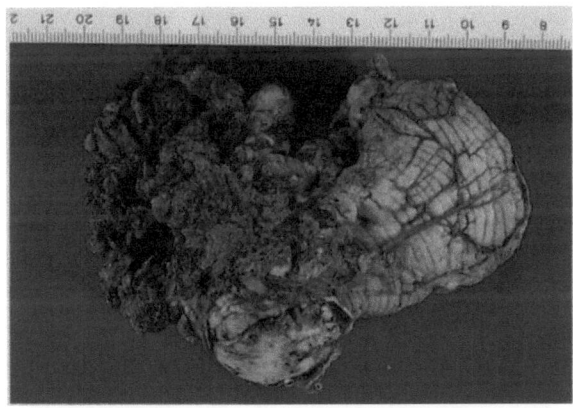

Abb. 4.15 a, b
Kleinhirnmassenblutung mit ausgedehnter Nekrose

a Aufsicht

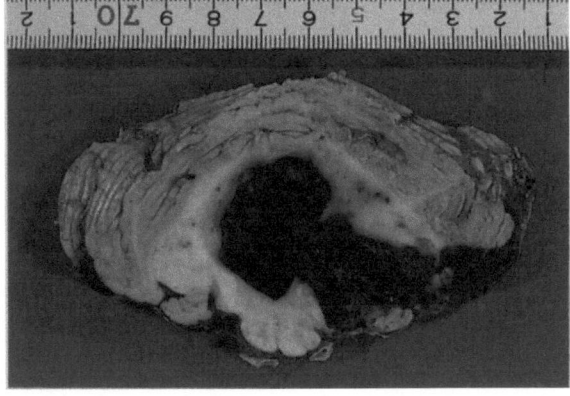

Abb. 4.15
b Schnittfläche

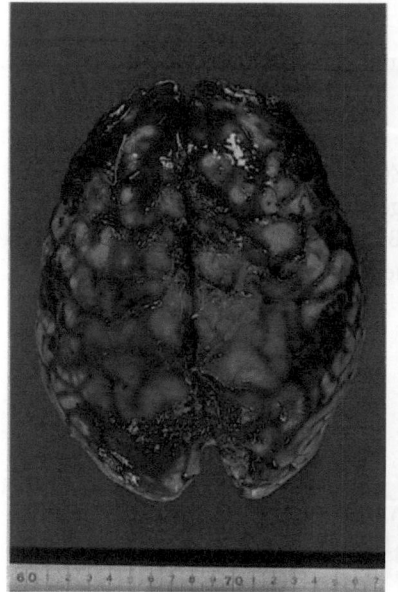 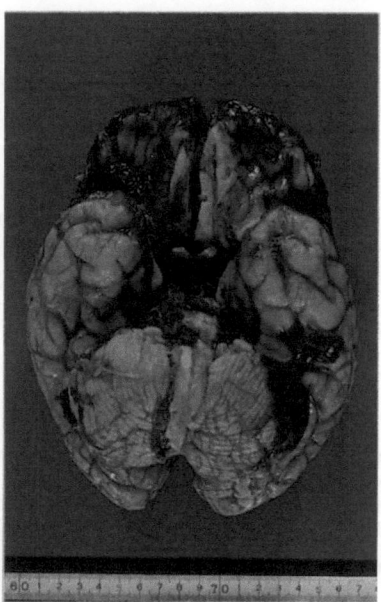

Abb. 4.16 a–c. Hirnmassenblutung bei Hypertonie. **a** Mit subarachnoidaler Ausbreitung an der Konvexität

Abb. 4.16. b An der Basis

**Abb. 4.16
c** Großhirnmassenblutung mit Einbruch in das Ventrikelsystem

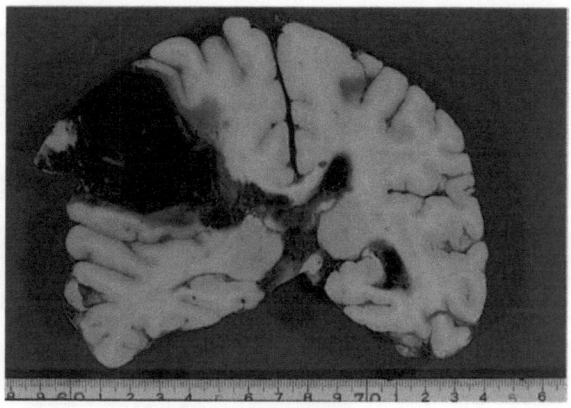

Hirnmassenblutungen 31

Abb. 4.17 a, b
Zustand nach Hirn-
massenblutungen
1 Jahr vor dem Tode

a Solitäre Zyste

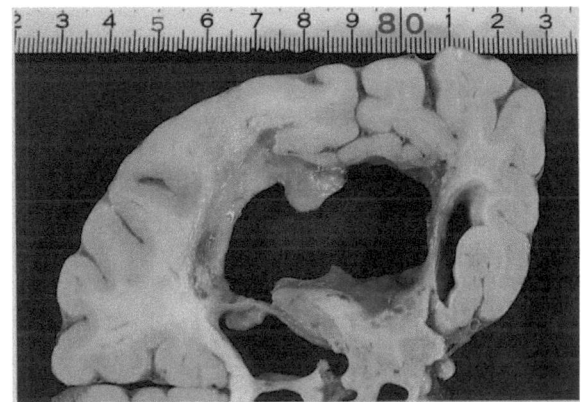

Abb. 4.17
b Multiple Resorp-
tionszysten

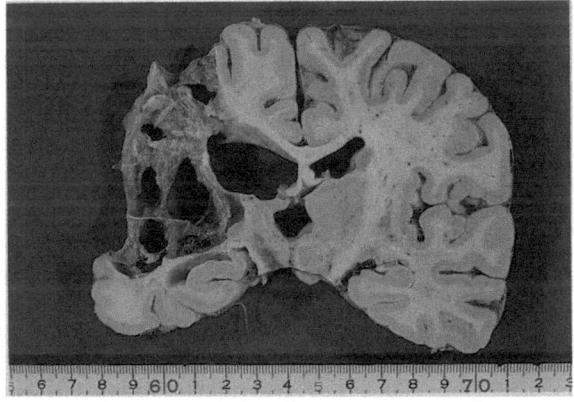

4.4.3
Aneurysmen

Das Aneurysma ist eine abnormale, lokal begrenzte Ausbuchtung einer Gefäßwand und wird durch eine erworbene oder angeborene Wandschwäche verursacht. Es wird in 4 Typen eingeteilt: das sackförmige, das spindelförmige, das zylindrische und das geschlängelte Aneurysma.
Formalpathogenetisch unterscheidet man das Aneurysma verum, das Aneurysma spurium und das Aneurysma dissecans.

Aneurysma verum: Die ganze Gefäßwand ist geschwächt. Ursache: Angeborene Mediafehlbildung oder erworbene Arteriosklerose oder Entzündung.

Aneurysma spurium (unechtes Aneurysma): Ursache: Traumatische Verletzung der Gefäßwand. Blutung außerhalb der Gefäßwand. Resorption der Blutmassen. Endothelialisierung.

Aneurysma dissecans: Ursache: Starke Blutdruckschwankungen und Scherkräfte besonders im Aortenbogen oder in der aufsteigenden Aorta verursachen Einrisse der Intima. Eindringen von Blut in die aufgelockerte Media. Pseudogefäßlumen.
Kausalpathogenetisch lassen sich 3 Hauptgruppen unterscheiden:

Arteriosklerotisches Aneurysma: Ca. 65%. Aneurysma verum oder dissecans.

Kongenitales Aneurysma: Ca. 20% Mediadefekte bzw. Dysplasien, z.B. Hirnbasisarterienaneurysma.

Dissezierendes Aneurysma: Ca. 10%, entweder durch Gefäßmißbildung oder am häufigsten durch Kollagensynthesestörung mit Mukopolysacchariden (positive Alzian-Blau-Reaktion). Sogenannte zystische Medianekrosis Erdheim-Gsell. Bei Marfan oder Ehlers-Danlos-Syndrom genetisch bedingter Defekt in der Kollagen-Elastin-Synthese.

Andere Aneurysmen: Ca. 5%, entzündlich-luetisch, mykotisch, traumatisch.

Komplikationen: In ca. 60% der Aneurysmafälle Wandruptur mit Tod im hypovolämischen Schock.

4.4.3.1 Hirnbasisaneurysma

FALLBEISPIELE

53jährige Frau

Klinische Diagnose: Langjährige Hypertonie. Plötzlicher Tod in der Wohnung. Frage nach Lungenembolie.

Pathologisch-anatomische Diagnose: Hirnbasisarterien-Aneurysmaruptur mit Subarachnoidalblutung. Exzentrische Herzhypertrophie. Gewicht 420 g. Uterus myomatosus. Cholezystolithiasis.

Todesursache: Zentrale Dysregulation.

39jähriger Mann

Klinische Diagnose: 5 Tage vor dem Tod Schwindel, zunehmende Kopfschmerzen. Zuletzt Bewußtlosigkeit. Verdacht auf Hirnblutung.

Pathologisch-anatomische Diagnose: Hirnbasisarterienaneurysma der A. communicans anterior mit Wandruptur. Ausgedehnte Subarachnoidalblutung. Lungenödem.

Todesursache: Zentrale Dysregulation.

66jährige Frau

Klinische Diagnose: Wegen rezidivierender Schmerzen und Entzündung der Gelenke bei erhöhten Entzündungsparametern und unklarer Leukozytose wiederholt mit Breitbandantibiotika behandelt. Wegen Verdachts auf chronische Polyarthritis stationäre Einweisung. Hier Leukozytose von 21 000 und mäßiggradige Anämie. Computertomogramm: Diagnose einer Arthritis der Symphyse, Osteochondrose im Bereich L5/S1 und Sigmadivertikulose. Bei zunehmender Allgemeinverschlechterung Tod unter den Zeichen der zentralen Dysregulation.

Pathologisch-anatomische Diagnose (Überraschungsbefund): Ausgeprägte eitrige Peridivertikulitis bei gedeckter Perforation eines Sigmadivertikels. Hämatogene Streuung mit eitriger Ostitis des 5. LWK und im Bereich der Symphyse. Mikroabszesse in den Lungen. Eitrige Meningitis und Hypophysitis sowie mykotisches Aneurysma der A. basilaris mit Ruptur des Aneurysmas und ausgeprägter Subarachnoidalblutung.

Todesursache: Zentrale Dysregulation bei Subarachnoidalblutung.

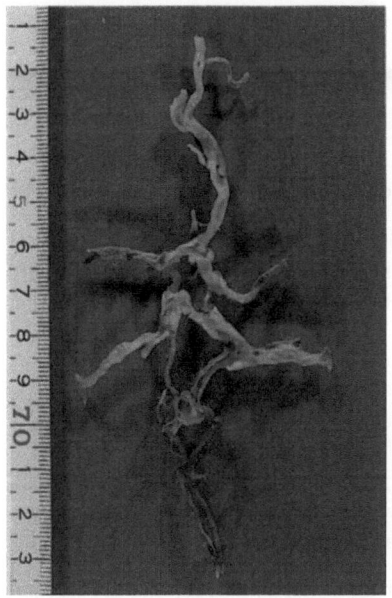
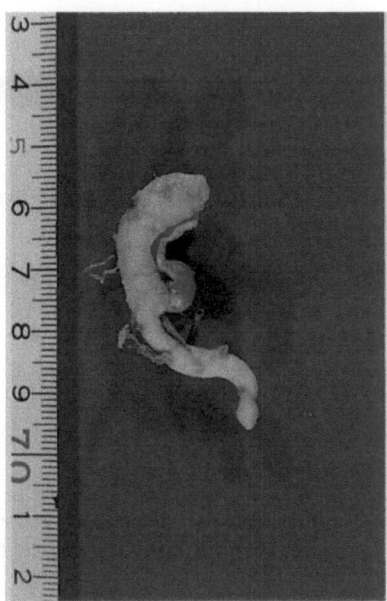
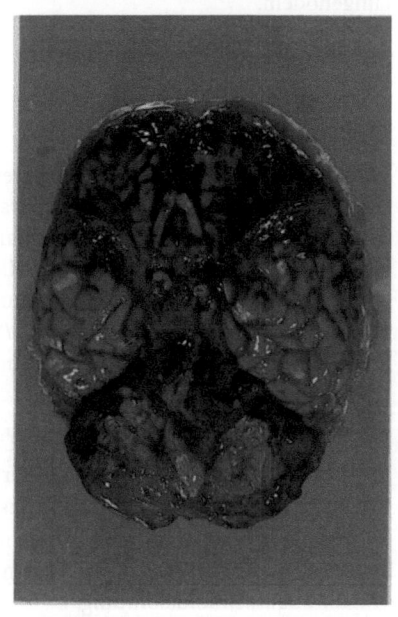

Abb. 4.18 a–c. Aneurysma im Bereich des Hirnbasisarterienkranzes mit Ruptur des Aneurysmas und ausgedehnter Hirnbasisblutung

a *(oben links)* Aufsicht auf den Hirnbasiskranz

b *(oben rechts)* Präpariertes Aneurysma

c *(rechts)* Frische Hirnbasisblutung

4.4.3.2 Aortenaneurysma

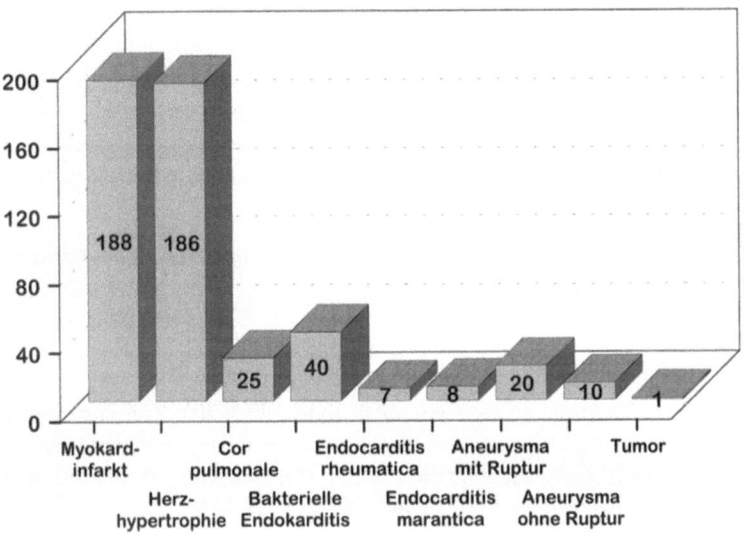

Abb. 4.19. In den zum Tode führenden Herz- und Kreislauferkrankungen fanden sich unter 585 Fällen 30 Aortenaneurysmen, die in 20 Fällen (66,7 %) rupturiert waren

FALLBEISPIELE

63jährige Frau

Klinische Diagnose: Bekannte Cholezystolithiasis. Plötzlich in der Wohnung zusammengebrochen. Mäßiggradige Adipositas. Bekannte Varikosis. Verdacht auf fulminante Lungenembolie.

Pathologisch-anatomische Diagnose (Überraschungsbefund): Zystische Mediadegeneration der Aorta mit dissezierendem Aneurysma im Bereich des Aortenbogens mit frischer Ruptur. Perikardtamponade. 300 ml Blut im Herzbeutel sowie 500 ml beiderseits in den Pleurahöhlen.

Todesursache: Akutes Linksherzversagen bei Aortenaneurysmaruptur.

85jährige Frau

Klinische Diagnose: Schenkelhalsfraktur 14 Tage vor dem Tode, osteosynthetisch versorgt. Plötzlich Atemnot mit thorakalem Schmerz. Verdacht auf Lungenembolie.

Pathologisch-anatomische Diagnose (Überraschungsbefund): Beidseitige intrathoracale Aortenruptur mit Hämatothorax links und fibrinös-hämorrhagischer Pleuritis (1000 ml) bei zystischer Medianekrose der Aorta.
Nebenleiden: vaskuläre Schrumpfnieren. Struma permagna. Zustand nach supravaginaler Hysterektomie. Zustand nach osteosynthetisch versorgter Schenkelhalsfraktur rechts.

Todesursache: Akutes Herz- und Kreislaufversagen mit hämorrhagischem Schock.

79jähriger Mann

Klinische Diagnose: 10 Tage vor dem Tode plötzlicher Kreislaufzusammenbruch durch Ruptur eines infrarenalen Aortenaneurysmas. Sofortige Krankenhauseinweisung. Implantation einer Rohrprothese. Entwicklung einer Pneumonie beiderseits. Rechtsbetonte Herzinsuffizienz.

Pathologisch-anatomische Diagnose: Zustand nach Ruptur eines arteriosklerotischen infrarenalen Aortenaneurysmas mit Implantation einer Kunststoffrohrprothese. Ausgeprägte exzentrische Herzhypertrophie. Gewicht 910 g. Stenosierende Koronarsklerose. Myokardinfarktnarben in Vorder- und Hinterwand. Jetzt konfluierende Bronchopneumonie und schleimig-eitrige Bronchitis.
Nebenleiden: Dysontogentische Leberzysten und Nierenzysten.

Todesursache: Toxisches Herz- und Kreislaufversagen bei Pneumonie.

Abb. 4.20 *(rechts).* Atherosklerotischer Abschnitt einer Aorta. Zum Vergleich eine jugendlich elastische Aorta

Abb. 4.21. a *(unten links)* Ausgeprägtes abdominelles Aortenaneurysma mit Parietalthrombenbildung

Abb. 4.21. b *(unten rechts)* Querschnitte des Aneurysmas mit geschichteten älteren und frischeren Thromben

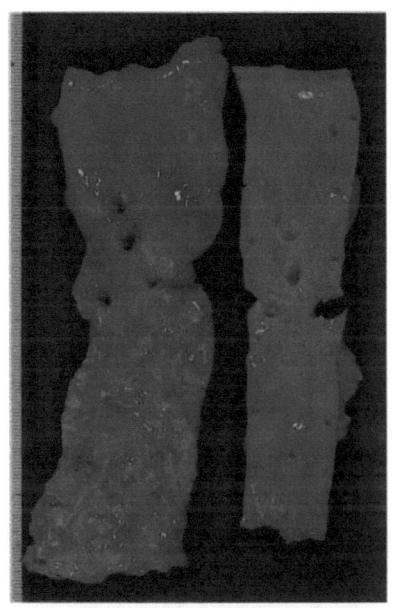

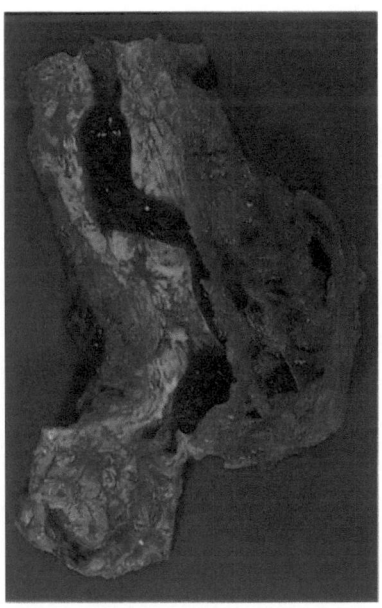

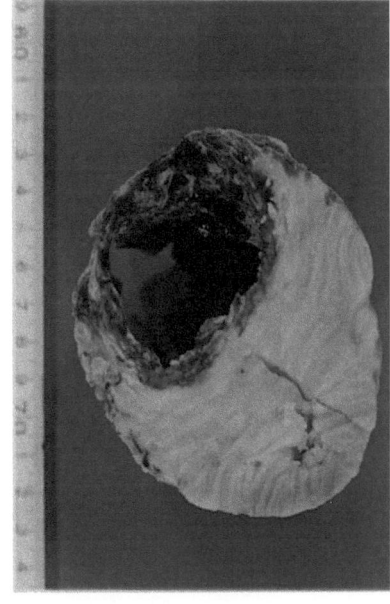

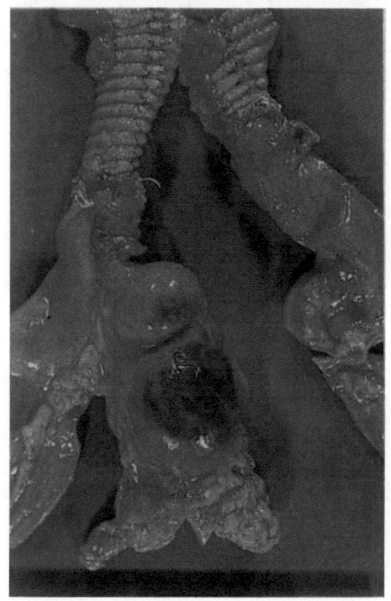
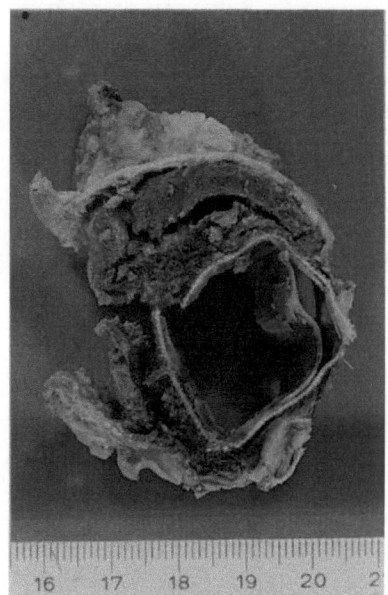
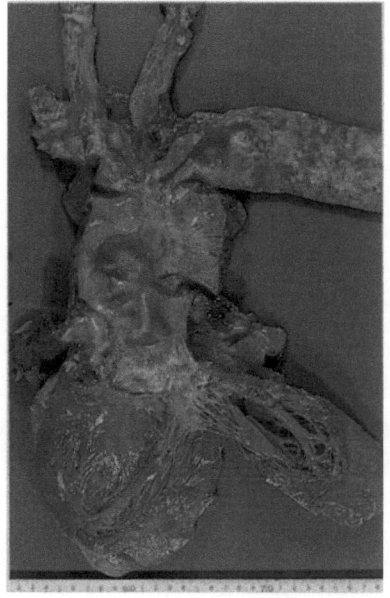

Abb. 4.22 a, b. Rohrprothese der Aorta mit zusätzlichen Aneurysmen der A. iliaca interna. **a** *(oben links)* Außenansicht

Abb. 4.22. b *(oben rechts)* Querschnitt

Abb. 4.23 *(rechts).* Disseziierendes Aneurysma der Aorta im Bereich des proximalen Abschnitts (Aortenbogen) mit grober Faltenbildung und Wandruptur (Herzbeuteltamponade). Intimasklerose im distalen Abschnitt der Aorta

Abb. 4.24. Disseziierendes Aortenaneurysma unter Einbeziehung der Abgänge der großen Arterien

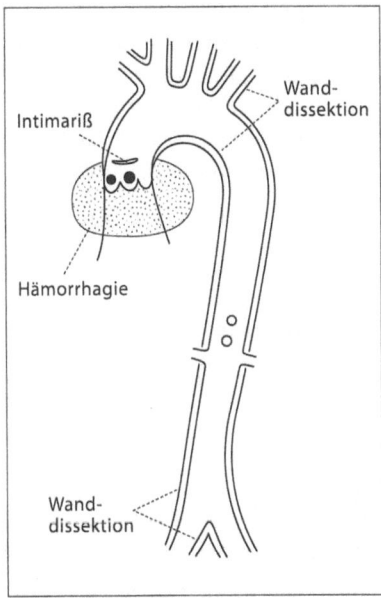

4.4.4
Ulkus- und Varizenblutungen (Arrosionsblutungen)

Vor allem bei peptischen Ulzera im Magen und Duodenum kann es zu massiven arteriellen Arrosionsblutungen durch Andauung der Gefäßwand kommen. Die häufigsten Varizenblutungen finden sich im Ösophagus, bei dekompensierter Leberzirrhose mit portaler Hypertension. Entzündliche und peptische Prozesse verursachen eine Wandschwäche der ektatischen Venen mit schließlicher Wandperforation bzw. Arrosion.

FALLBEISPIELE

68jähriger Mann

Klinische Diagnose: Seit Jahren bekannte arterielle Verschlußkrankheit bei erheblichem Nikotinabusus und Diabetes mellitus. Gangrän beider Unterschenkel und Füße. Plötzlich auftretende Analblutungen. Bei eingeleiteter stationärer Einweisung plötzlich nicht mehr behebbares Herz- und Kreislaufversagen.

40 Der unerwartete (plötzliche) Tod

Pathologisch-anatomische Diagnose: Mehrere rupturierte Hämorrhoidalknoten bei Zustand nach massivem Blutverlust anal. Mehrere ischämische Ulzera im Rektum. Ausgeprägte allgemeine Arteriosklerose. Stenosierende Koronarsklerose bis zu 90 % mit frischem transmuralem Myokardinfarkt linksbasal in der Seitenwand. Frische Hirninfarkte rechtsfrontal und parietobasal sowie okzipital. Gangrän beider Unterschenkel.

Todesursache: Herz- und Kreislaufversagen durch frischen Myokardinfarkt und Hirninfarkte.

55jähriger Mann

Klinische Diagnose: Bekannte chronisch-aktive Hepatitis B. Dekompensierte Leberzirrhose. Verdacht auf Malignom. Plötzlicher Kreislaufzusammenbruch auf der Straße. Notarzt: Verdacht auf gastrointestinale Blutung.

Pathologisch-anatomische Diagnose: Dekompensierte mittel- bis feinknotige Leberzirrhose mit 6 l Aszites. Hepatozelluläres Karzinom mit Einbruch in die Pfortader. Florides Ulkus im Pylorusbereich. 400 ml flüssiges Blut im Magen und Duodenum sowie 1 l Blut in Dünn- und Dickdarm.

Todesursache: Herz- und Kreislaufversagen bei hypovolämischem Schock durch Ulkusblutung.

70jähriger Mann

Klinische Diagnose: Diabetes mellitus. Generalisiertes posttraumatisches Krampfleiden. Dekompensierte Leberzirrhose bei chronischem Alkoholabusus. Apoplektischer Insult. Basaliom am linken Ohr. Plötzlicher Kreislaufzusammenbruch in der Wohnung. Notarzt: Verdacht auf präfinale massive obere gastrointestinale Blutung.

Pathologisch-anatomische Diagnose: Mikronoduläre Leberzirrhose mit 10 l Aszites sowie rupturierten Ösophagusvarizen. Schleimhauterosionen im Magenkorpus; 5 mm im Durchmesser große floride Ulzera im Antrum und Bulbus duodeni mit Gefäßarrosionen. Leiomyom des Magens.
Nebenleiden: Meningeom links frontolateral. Flache Kontusionsherde links frontobasal und links temperobasal sowie malignes Astrozytom links frontoparietal. Solides Basaliom am linken Ohr.

Todesursache: Hypovolämischer Schock bei gastrointestinaler Blutung. Massive terminale Aspiration von Nahrungsbestandteilen und Blut.

56jähriger Mann

Klinische Diagnose: Hepatitis und apoplektischer Insult. 3 Wochen vor der stationären Aufnahme Herzrhythmusstörungen und z.T. auch stechende Schmerzen beim Essen. Gewichtsabnahme. Endoskopischer Nachweis eines Plattenepithelkarzinoms des Ösophagus. Zustand nach abdominothorakaler Ösophagus- und Kardiaresektion mit nachfolgender Anastomoseninsuffizienz am 12. postoperativen Tag. 2 l Blut aus Bülau-Drainage. Rethorakotomie mit Auftrennung der Anastomose. Getrennter Verschluß des Ösophagus und des Magens. Blutstillung, teilweise mit Tamponade. Tod durch hämorrhagischen Schock.

Pathologisch-anatomische Diagnose: Zustand nach abdominothorakaler Ösophagus- und Kardiaresektion mit regionären Lymphknotendissektionen wegen eines gering verhornenden Plattenepithelkarzinoms des Ösophagus (G III, pT 3 N 1 M 0 L 1). Zustand nach Anastomoseninsuffizienz. Jetzt floride, teils nekrotisierende Anastomositis sowie umschriebene floride Aortitis mit Wandperforation. Hämatothorax rechts. Zustand nach Thorakotomie mit Anastomosendurchtrennung und Blutstillung. Basales Pleuraempyem. Nebenleiden: Exzentrische biventrikuläre Herzhypertrophie. Gewicht 480 g. Stenosierende Koronarsklerose und mäßiggradige allgemeine Arteriosklerose. Älterer Hirninfarkt links okzipital.

Todesursache: Herz- und Kreislaufversagen durch hämorrhagischen Schock.

4.4.5
Tumorbedingte Blutungen

Tumorrupturen mit ausgedehnten Blutungen finden sich vornehmlich an parenchymatösen Organen im Abdomen. Adenome, fokale noduläre Hyperplasien und hepatozelluläre Karzinome neigen zu Kapselrupturen mit häufig tödlich endenden Blutungen. Sehr selten geworden sind Rupturen von Angiosarkomen in Milz und Leber durch die tumorinduzierende Substanz Polyvinylchlorid (PVC-Erkrankung). Die meisten tumorbedingten Blutungen treten jedoch als Arrosionsblutungen auf, vor allem im Respirationstrakt (Bronchialkarzinom). Sehr selten sind Arrosionsblutungen bei Nierenzellkarzinomen. Ulzerierende Tumoren des Magen-Darm-Trakts oder urotheliale Karzinome der Harnblase provozieren sehr häufig Arrosionsblutungen.

FALLBEISPIELE

61 jähriger Mann

Klinische Diagnose: Bekanntes Leberzellkarzinom mit Metastasen. Aortokoronarer Bypass wegen koronarer Herzerkrankung. 12 Jahre vor dem Tode Non-A-non-B-Hepatitis.

Pathologisch-anatomische Diagnose (Überraschungsbefund): Dekompensierte grobknotige posthepatitische Leberzirrhose. Hepatozelluläres Karzinom. Ruptur eines Tumorknotens mit 7300 ml blutigem Aszites im Abdomen. Cholämische Nephrose.
Nebenleiden: Stenosierende Koronarsklerose. Zustand nach Bypassoperation mit Myokardinfarktnarben. Exzentrische Herzhypertrophie. Gewicht 560 g.

Todesursache: Herz- und Kreislaufversagen durch Volumenmangelschock.

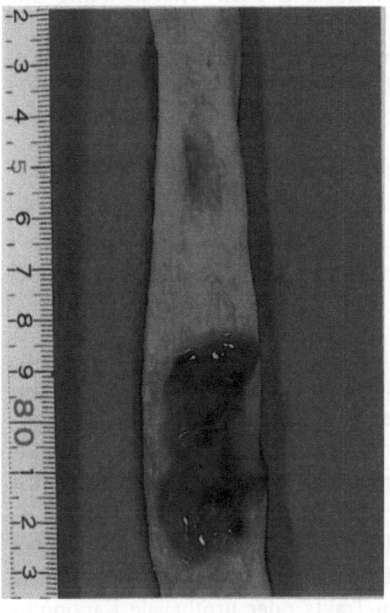 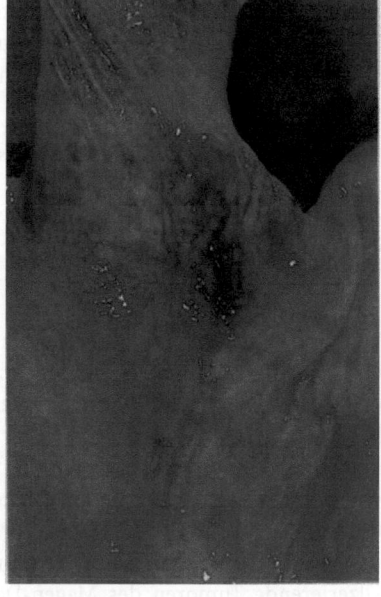

Abb. 4.25. a Umschriebene Ösophaguserosionen mit aufgelagertem Blut

Abb. 4.25. b Ösophagusvarizen im Übergang zur Kardia

Tumorbedingte Blutungen   43

Abb. 4.26 a, b
Perforierte Magenulzera im Pylorusbereich

a Aufsicht

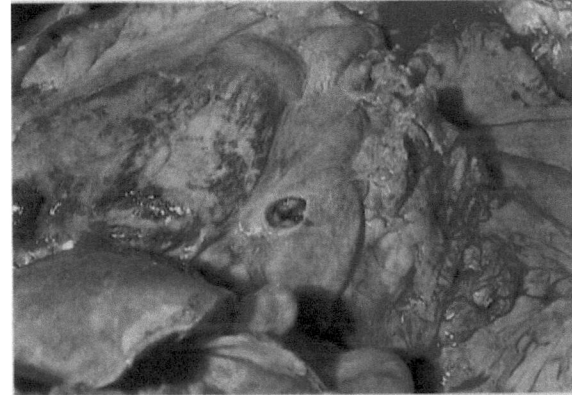

Abb. 4.26
b Längsschnitt

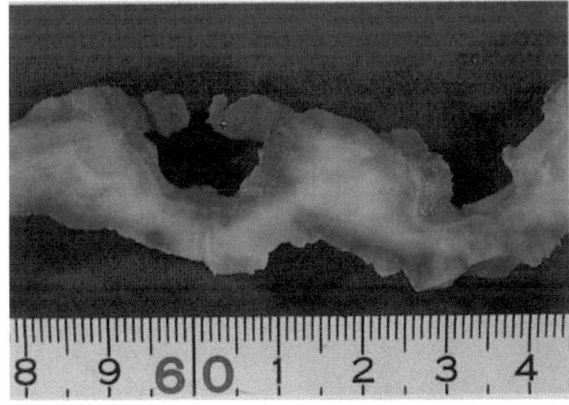

4.5
Sepsis, Septikopyämie

Sepsis oder Septikämie sind Krankheitszustände mit kontinuierlichem Erregernachweis im Blut. Die *Septikopyämie* ist gekennzeichnet durch nachweisbare Erreger im Blut und durch metastatische Abszesse in verschiedenen Organen. Es handelt sich also um eine schwere Entzündung mit hämatogener Ausbreitung. *Bakteriämie* bedeutet dagegen eine nur kurzfristige Keimeinschwemmung in die Blutbahn.
Für das Auftreten eine Sepsis sind Voraussetzung:

- Eintrittpforte,
- Sepsisherd innerhalb des Körpers,
- vom Sepsisherd ausgehende kontinuierliche Bakteriämie,
- septische Metastasen in Organen (Leber, Herz, Gehirn etc.).

Die Eintrittspforte bleibt oft unerkannt. Heutzutage gibt es häufig künstliche Sepsisherde, wie z.B. bakteriell besiedelte Katheter oder Shunts. Unter Immunsuppression fehlen oft Sepsisherde. Die Keime gelangen direkt vom

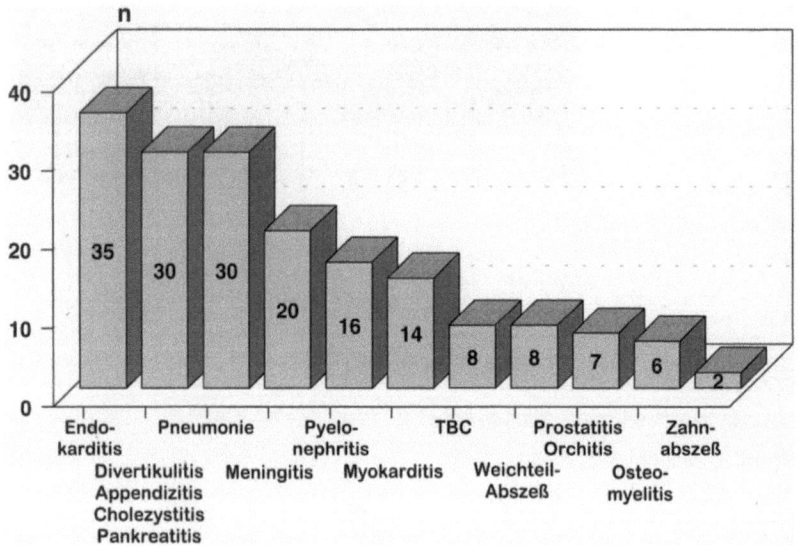

Abb. 4.27. Todesfälle durch Sepsis (n = 175)

Darm in die Blutbahn. Sepsis oder Septikopyämie sind nur auslösbar durch Bakterien oder Pilze, nicht jedoch durch Viren oder Protozoen. Klinisch sind Sepsis bzw. Septikopyämie schwere Erkrankungen. Es gibt viele Beobachtungen, in denen bei foudroyant verlaufender Sepsis der Streuungsherd nicht bekannt ist und die Patienten trotz antibiotischer Therapie ad exitum kommen. Bei fast der Hälfte der Todesfälle war unter 175 obduzierten Fällen mit Sepsis der Ausgangsherd nicht bekannt (Abb. 4.27). Zum Teil liegt der Anteil der in vivo diagnostizierten Sepsisfälle noch niedriger.

Die häufigsten Ausgangsorte für eine Septikopyämie sind die Endokarditis, Pneumonie sowie unerkannte perforierende und abszedierende Peridivertikulitiden, Meningitis sowie selten auch Abszesse in den Weichteilen (Spritzenabszesse) und im Skelettsystem, im Urogenitaltrakt und in der Dentalregion. Bei 17,3 % der Obduktionen fanden sich eine Sepsis oder Septikopyämie als Todesursache (Abb. 4.27).

4.5.1
Endokarditis

Nähere Daten zur Endokarditis sind in Tabelle 4.1 angegeben.

Tabelle 4.1. Häufigkeit, Klassifikation, Lokalisation und Dignität der Endokarditis

Obduktionen	• Gesamt	1673	
	• Männer (66,1 ± 11,8 Jahre)	1018	
	• Frauen (71,7 ± 9,6 Jahre)	655	
Häufigkeit	• Gesamt	44	(2,6 %)
	• Männer	27	
	• Frauen	17	
Klassifikation	• Bakteriell	32	(73 %)
	• Abakteriell	12	(27 %)
Lokalisation	• Mitral	19	(43 %)
	• Aortal	9	(21 %)
	• Mitral/aortal	11	(25 %)
	• Sonstige	5	(11 %)
Dignität	• Hauptleiden	41	(93 %)
	• Nebenleiden	3	(7 %)
	• Todesursache	28	(63 %)
Klinisch diagnostiziert		4/44	(9 %)

4.5.1.1 Bakterielle Endokarditis

Ätiologie: Streptokokken, Staphylokokken, Enterokokken, gramnegative Stäbchen.
Abhängig vom Verhältnis: Virulenz der Erreger und Resistenz des Organismus.

Pathogenese: Direkte Keimimplantation in normale oder vorgeschädigte Klappenschließungsränder.

Akute ulzeröse Endokarditis: Die ulzeröse Endokarditis greift nicht selten auch auf Sehnenfäden der Papillarmuskeln über und auf das parietale Endokard der Vorhöfe. Komplikationen sind daher Sehnenfädenabrisse mit akuter Klappeninsuffizienz sowie Durchbruch in die Ventrikel.

Subakute bakterielle Endokarditis (Endocarditis lenta): Zweiterkrankung durch die Streptococcus-viridans-Gruppe, z. B. infolge chronischer Tonsillitis, Zahngranulomen etc. mit hämatogener Streuung.

Akute Folgen: Klappendestruktionen, Aneurysmabildungen, Zerreißungen, Perforationen. Aufgrund der Thrombuspfröpfe Gefahr von Embolien in Gehirn, Milz, Nieren, Myokard, Koronarien etc. (abszedierende Meningoenzephalitis, Myokarditis etc.). Sog. Lentasepsis.

Spätfolgen: Deformierungen und Verschwielungen des Klappenapparates (Stenosen, Insuffizienzen).

4.5.1.2 Abakterielle (immunologische) Endokarditis

Rheumatische Endokarditis. Endocarditis thrombotica verrucosa, feinwarzig mit Mikrothromben. Endocarditis proliferans, grobwarzig bei Kollagenosen.

Endocarditis marantica: Grobwarzig, häufig bei konsumierenden Erkrankungen, z. B. Tumoren, nach Zytostatikabehandlung.

Endokarditis, zumeist thrombotisch, nach Klappenersatz: Komplikationen: Embolien, Funktionsstörungen der ersetzten Klappe.

Abakterielle (immunologische) Endokarditis 47

FALLBEISPIELE

72jährige Frau

Klinische Diagnose: Entgleister, seit Jahren schwer einstellbarer Diabetes mellitus. Bekannte Leberzirrhose und portale Hypertonie. Plötzlich Auftreten von hohem Fieber, Somnolenz. Verdacht auf zerebrales Geschehen. Lungenembolie.

Pathologisch-anatomische Diagnose: Akute bakterielle ulzeropolypöse Endokarditis der Mitralklappe mit septikopyämischer Streuung in das Myokard (Mikroabszedierende Myokarditis). Septische Hirninfarkte im rechten Thalamus, Ammonshornbereich und Kleinhirn. Mikroabszedierende Pneumonie und Nephritis.
Nebenleiden: Stenosierende Koronarsklerose und frischer Papillarmuskelinfarkt. Mikronoduläre Leberzirrhose. Exazerbierte Hiluslymphknotentuberkulose.

Todesursache: Septikopyämie und zentrale Dysregulation.

73jähriger Mann

Klinische Diagnose: Zustand nach Rektumamputation wegen Karzinoms vor 5 Jahren. Jetzt plötzlich auftretende thorakale Schmerzen. Vom Hausarzt wegen Verdacht auf Pneumonie oder Lungenembolie stationär eingewiesen.

Pathologisch-anatomische Diagnose: Floride bakterielle ulzeröse Endokarditis der Aorten- und Trikuspidalklappe mit Klappenperforation und Sehnenfadenabrissen. Mikroabszedierende Myokarditis. Nephritis. Konfluierende Pneumonie.
Nebenleiden: Stenosierende Koronarsklerose. Konzentrische bilaterale Herzhypertrophie. Gewicht 640 g. Zustand nach Rektumamputation wegen Adenokarzinoms. Arteriosklerotischer Verschluß der A. carotis interna rechts.

Todesursache: Septikopyämie.

61jähriger Mann

Klinische Diagnose: Zustand nach aortokoronarem Bypass 7 Jahre vor dem Tode. Alter Apoplex. Chronisch-obstruktive Lungenerkrankung seit Jahren. Arterielle Verschlußkrankheit. Absolute Arrhythmie. Zuletzt dekompensierte Herzinsuffizienz mit Pleuraergüssen beiderseits und Pneumonie. Plötzlich Verschlechterung. Unklarer Kreislaufzusammenbruch.

Pathologisch-anatomische Diagnose: Konzentrische Herzhypertrophie. Gewicht 800 g. Stenosierende Koronarsklerose und Myokardfibrose. Zustand nach mehrfachem aortokoronaren Bypass. Verruköse Aorten- und Mitralklappenendokarditis mit ausgeprägter parietaler Endokarditis. Abszedierende Myokarditis. Gonarthritis, Nephritis und leukozytäre Leptomeningoenzephalitis. Granulozytäre reaktive Hepatitis. Chronische karnifizierende Pneumonie. Alte anämische Hirninfarkte. Astrozytom Grad III. Osteoporose. Duodenalerosionen.

Todesursache: Linksherzversagen bei Septikopyämie.

86jährige Frau

Klinische Diagnose: Seit Jahren absolute Arrhythmie. Kox- und Gonarthrose beiderseits. Endoprothese rechts. Alter Myokardinfarkt und mehrere apoplektische Insulte mit Hemiparese. Seit 2 Tagen zunehmende Verwirrtheit und Somnolenz. Stationäre Einweisung. Verdacht auf zentrale Dysregulation.

Pathologisch-anatomische Diagnose: Stenosierende Koronarsklerose des Ramus circumflexus der rechten Kranzarterie mit etwa 4 Wochen altem Infarkt im vorderen Papillarmuskel sowie intramuraler Schwielenbildung an der Hinterwand. Konzentrische Herzhypertrophie. Gewicht 490 g. Abakterielle thrombotische marantische Aortenklappenendokarditis. Frischer Hirninfarkt frontotemporal rechts. Chronische Pyelonephritis und Hydronephrose. Konfluierende Bronchopneumonie.

Todesursache: Bronchopneumonie und zentrale Dysregulation.

Abakterielle (immunologische) Endokarditis

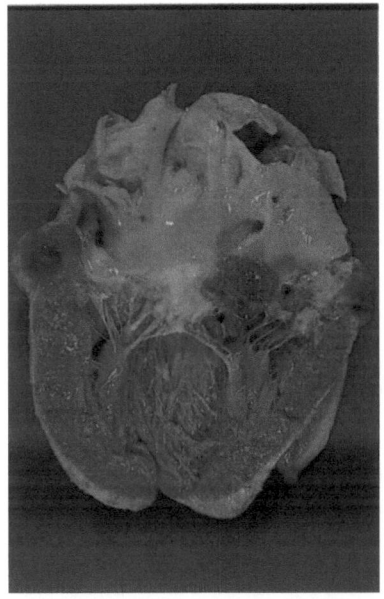 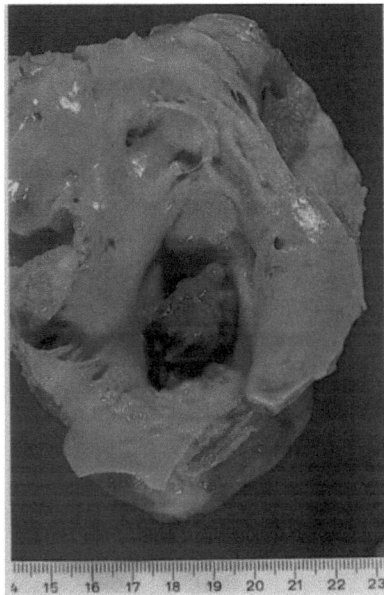

Abb. 4.28 a, b. Frische polypöse bakterielle Mitralklappenendokarditis. **a** Ventrikelaufsicht

Abb. 4.28. b Vorhofaufsicht

Abb. 4.29
Ausgeprägte ulzeröse und destruktive Mitralklappenendokarditis mit Klappenperforation

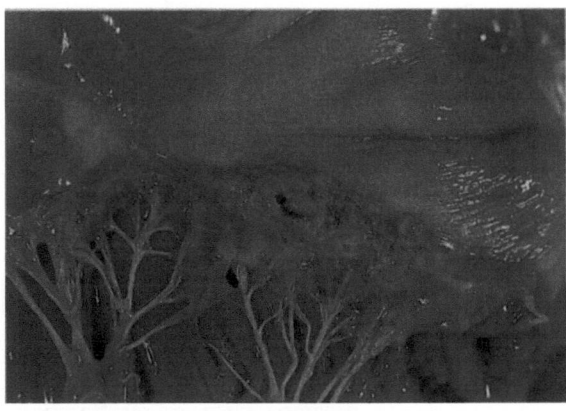

Abb. 4.30
Polypöse bakterielle und ulzeröse Aortenklappenendokarditis

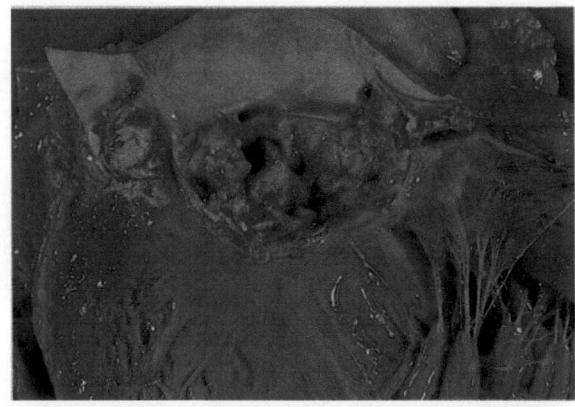

Abb. 4.31
Polypöse ulzeröse Endokarditis nach Aortenklappenersatz

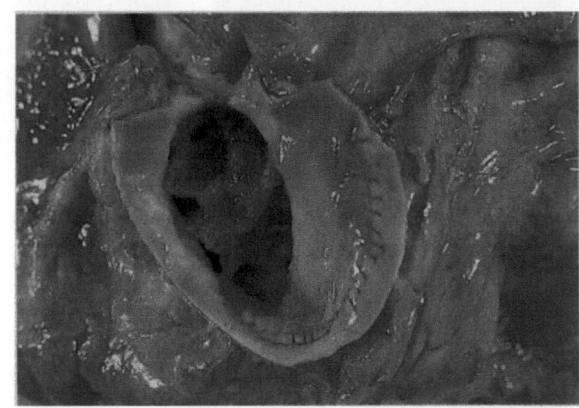

Abb. 4.32
Marantische Mitralklappenendokarditis bei allgemeiner Kachexie und bestehendem Magenkarzinom

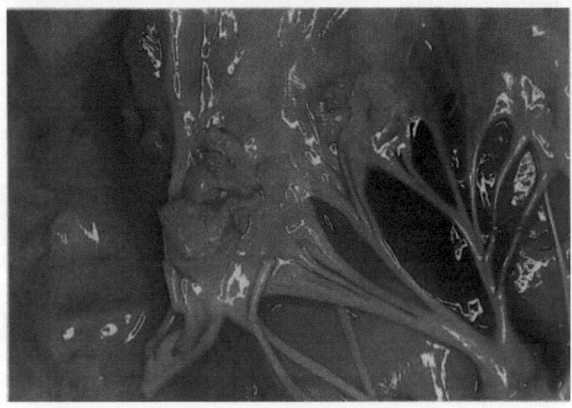

Abakterielle (immunologische) Endokarditis

Abb. 4.33 a, b
Klappenringabszeß nach Aortenklappenersatz

a 2 Abszesse bei 12 h und 18 h

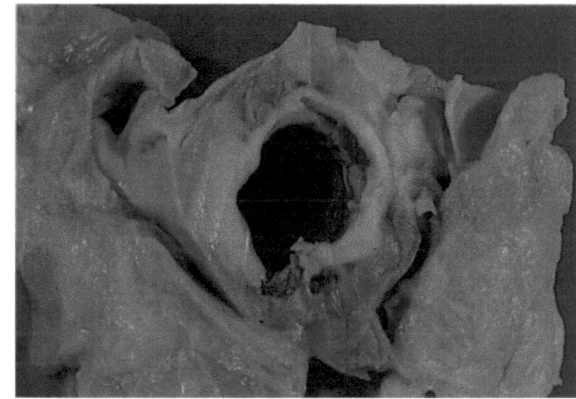

Abb. 4.33
b Aufgezogener Hämatoxylin-Eosingefärbter Schnitt mit großer Abszeßbildung (blau = Leukozyten)

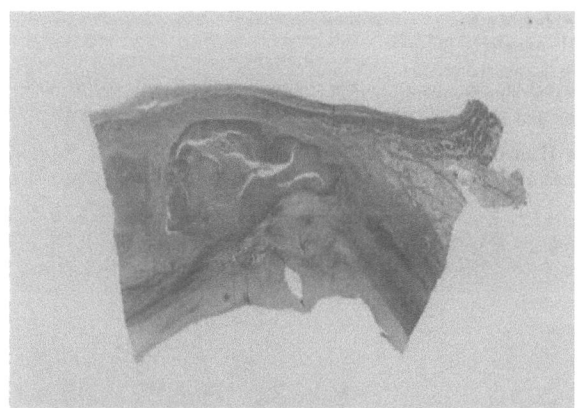

Abb. 4.34
Großer Myokardabszeß. DD: Erweichter eingeschmolzener Klappenkalk

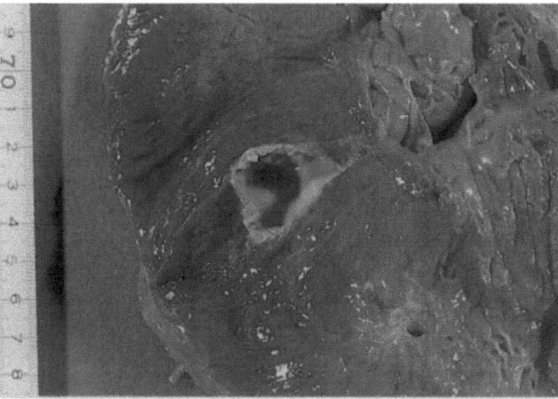

Abb. 4.35
Floride eitrige Myokarditis

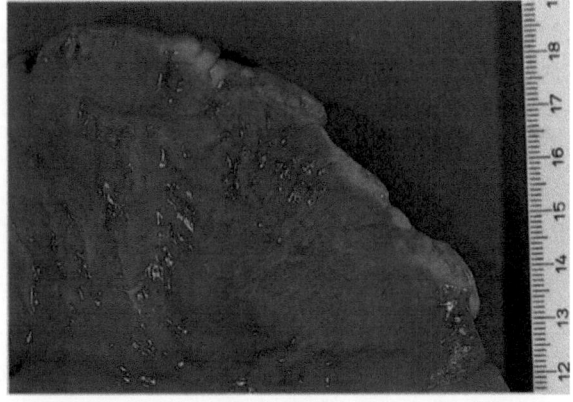

Abb. 4.36 a, b
Histologische Beispiele für abszedierende bakterielle Myokarditis und Septikopyämie

a Hämatoxylin-Eosin-Färbung

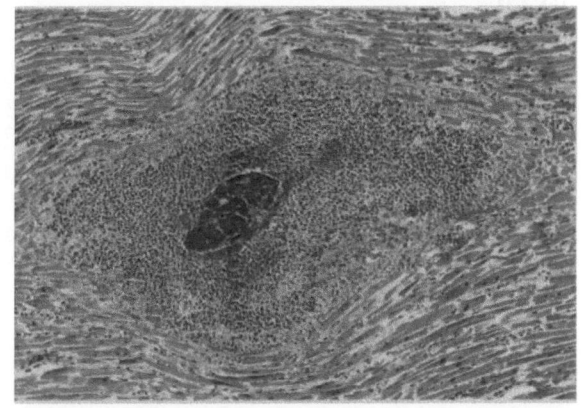

Abb. 4.36
b Gramfärbung zum Nachweis von Kokken

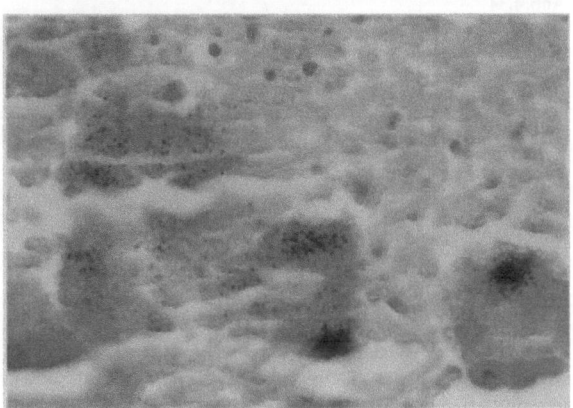

Abakterielle (immunologische) Endokarditis 53

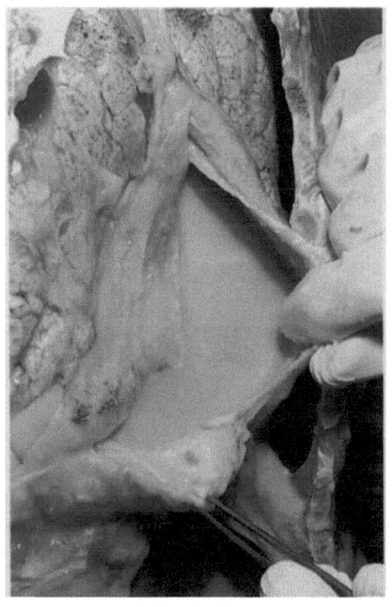
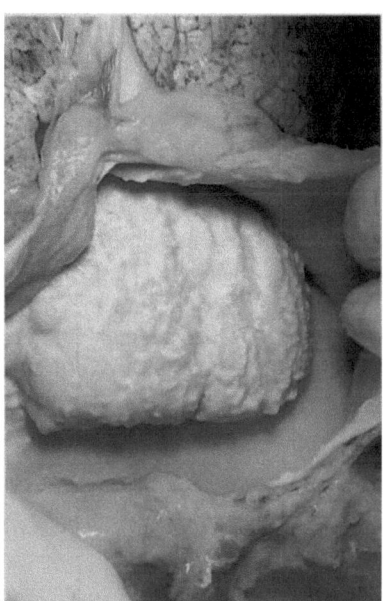

Abb. 4.37 a, b. Schwerste eitrige Pericarditis
a *(oben links)* Nach Eröffnung des Herzbeutels

Abb. 4.37. b *(oben rechts)* Alte Auflagerungen auf dem Epikard

Abb. 4.38 *(rechts).* Eitrig-fibrinöse Epikarditis

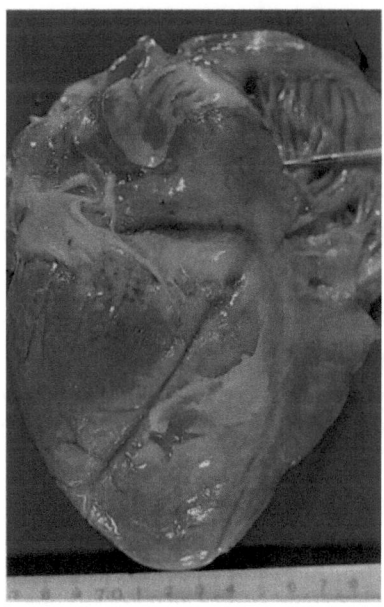

4.5.2
Septikopyämische Erkrankungen des Respirationstrakts

Ätiopathogenetisch bestehen folgende Möglichkeiten:
- Eitrige Sinusitis mit subperiostaler Abszeßbildung, Empyem der Kieferhöhle, peritonsilläre Abszesse, angeborene (sackförmige) und erworbene (zylindrische) Bronchiektasen mit eitrigem Detritus.
- Eitrig-abszedierende Bronchopneumonien (Herdpneumonien).
- Klebsiellenpneumonien mit Tendenz zur Gewebseinschmelzung und Abszeßbildung sowie Pleuraempyem.
- Isolierte Lungenabszesse mit Ausbildung von Kavernen.
- Erreger: Bakterien, Pilze. Unspezifische und spezifische (tuberkulöse) Entzündungen.

FALLBEISPIELE

78jährige Frau

Klinische Diagnose: Rheumatoide Arthritis mit Kortisontherapie. Dekubitalulzera. Hyperthyreose. Mikrozytäre Anämie. Plötzlich auftretender Husten mit übelriechendem Auswurf. Septisches Krankheitsbild.

Pathologisch-anatomische Diagnose: Lungenabszeß der Lingula links mit abgekapseltem Pleuraempyem basal. Eitrige Fistelung ins Perikard mit fibrinöseitriger Entzündung und Perikardempyem. Kachexie. Rheumatoide Arthritis und chronische Bronchitis.

Todesursache: Septisches Herz- und Kreislaufversagen.

60jähriger Mann

Klinische Diagnose: Früher offene Lungentuberkulose. Jetzt Lobärpneumonie. Verdacht auf Plasmozytom. Chronischer Alkoholabusus mit Leberparenchymschaden. Obere gastrointestinale Blutung. Tod in Rechtsherzinsuffizienz (Hausarzt).

Pathologisch-anatomische Diagnose: Chronisch-karnifizierende Pneumonie und ausgeprägte fibrinös-eitrige Pleuritis mit Übergreifen auf Peri- und Epikard. Mikroabszesse in der Leber. Mikroabszedierende interstitielle Nephritis. Silikoanthrakose. Alte inaktive Lungentuberkulose.

Todesursache: Herz- und Kreislaufversagen bei Septikopyämie.

79jähriger Mann

Klinische Diagnose: Früher Lungentuberkulose. Seit Jahren Alkoholabusus. 10 Tage vor dem Tode unklare Bewußtlosigkeit. Verdacht auf Pneumonie. Asystolie. Reanimation und Beatmung. Bronchialsekret mit Nachweis von Staphylococcus aureus und Sproßpilzen.

Pathologisch-anatomische Diagnose: Eitrig abszedierende fibrinöse Pneumonie mit Pilzbefall (Soor). Hypoxischer Hirnschaden. Inkomplette Leberzirrhose. Sklerosierende Koronarsklerose. Lungenspitzennarbenemphysem. Rezidivierende periphere Lungenembolien.

Todesursache: Infektiös-toxisches Herz- und Kreislaufversagen.

50jähriger Mann

Klinische Diagnose: Chronischer Alkoholabusus. Dyspnoe und globale respiratorische Insuffizienz. Pneumonie und septischer Schock.

Pathologisch-anatomische Diagnose: Lobärpneumonie des rechten Lungenunterlappens mit übergreifender Peri- und Epikarditis. Schocknekrose der Leber.

Todesursache: Akutes infektiös-toxisches Herz- und Kreislaufversagen

62jährige Frau

Klinische Diagnose: Langjähriger Morbus Parkinson, an Intensität zunehmend. Ulcera duodeni. Vor Jahren Verdacht auf Tuberkulose ohne exakte diagnostische Abklärung oder Therapie. Jetzt plötzlicher Kräfteverfall. Akuter unklarer Tod. Todesbescheinigung: Herz- und Kreislaufversagen.

Pathologisch-anatomische Diagnose (Überraschungsbefund): Floride postprimäre verkäsende Tuberkulose der gesamten rechten Lunge (konfluierende verkäsende Pneumonie).

Todesursache: Akutes toxisches Herz- und Kreislaufversagen durch verkäsende Pneumonie.

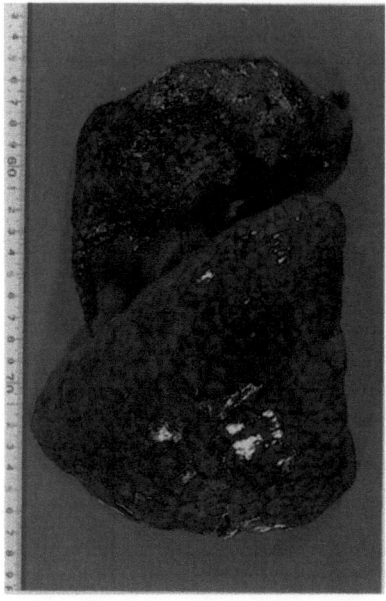
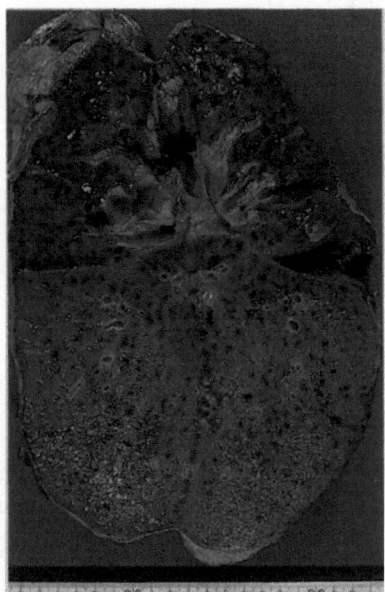
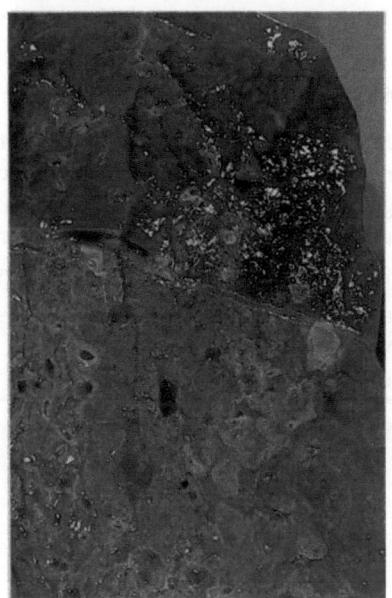

Abb. 4.39 a–c. Lobärpneumonie mit Befall des linken Unterlappens und scharfer Begrenzung

a *(oben links)* Aufsicht

b *(oben rechts)* Schnittfläche

c *(rechts)* Nahaufnahme mit beginnenden Abszedierungen

Septikopyämische Erkrankungen des Respirationstrakts

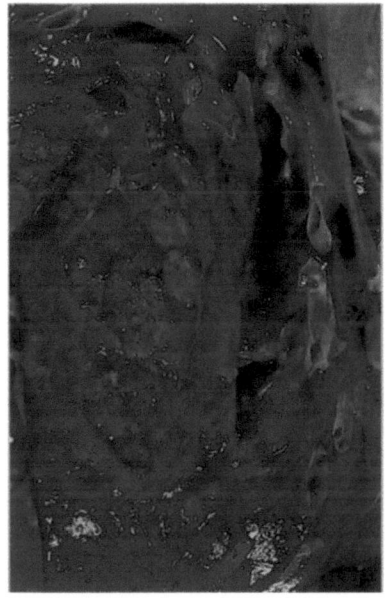
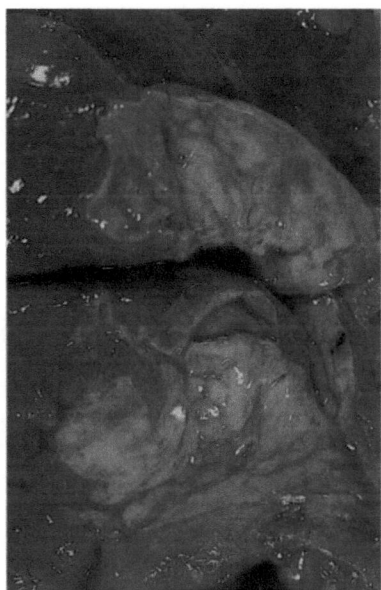

Abb. 4.40 a, b. Abszedierende Bronchopneumonie. **a** Herdpneumonie

Abb. 4.40. b Spitzenabszeß

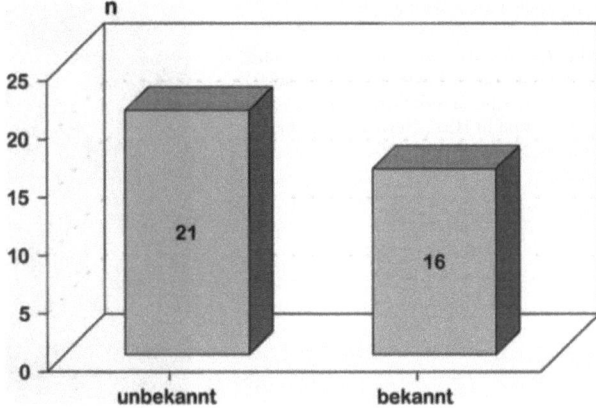

Abb. 4.41. Vergleich von klinisch diagnostizierten und nicht diagnostizierten – durch die Obduktion nachgewiesenen – Tuberkulosefällen (Miliartuberkulosen) (n = 37)

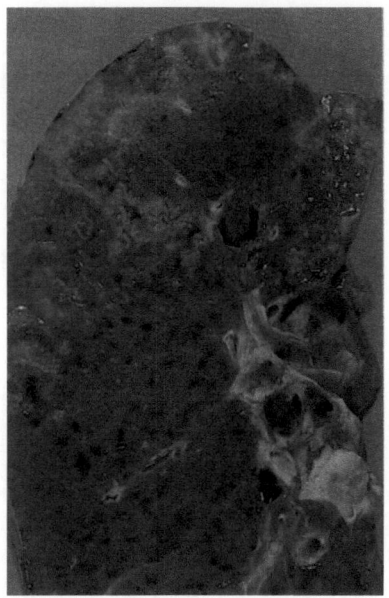
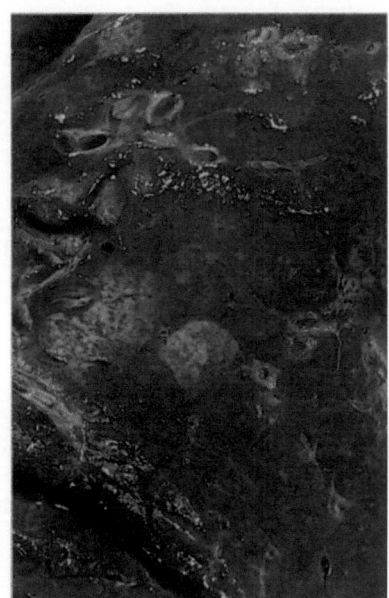

Abb. 4.42. a *(oben links)* Abszedierende Klebsiellenpneumonie mit schleimiger Schnittfläche

Abb. 4.42. b *(oben rechts)* Abszedierende Pilzpneumonie nach zytostatischer Behandlung eines Lupus erythematodes

Abb. 4.43 *(rechts)*. Miliartuberkulose mit mehreren großen Kavernen als Ausgangspunkt für eine tuberkulöse Septikopyämie (Streuherde in Hirn, Herz, Lunge, Skelettsystem, Nieren, Leber, Milz)

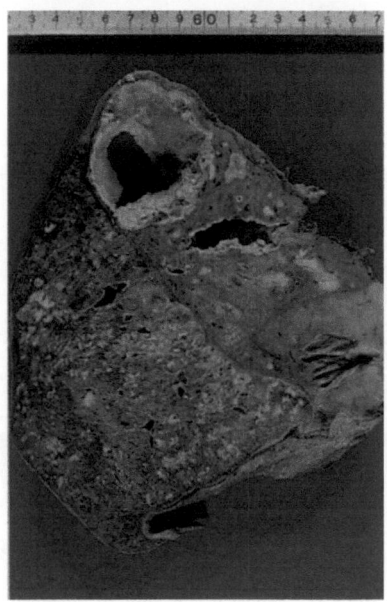

4.5.3
Peritonitis

Die Peritonitis ist eine Entzündung des Bauchfells. Sie kann lokal oder diffus, akut oder chronisch sein.

Klinisch: Akutes Abdomen; häufig tödlich verlaufend im Kleinkind- und Greisenalter.

Pathogenetisch sind zu unterscheiden:

- Bakteriell: Akute eitrige Peritonitis.
- Toxisch: Urämische oder gallige Peritonitis.
- Durchwanderungsperitonitis, Perforationsperitonitis, metastatische Peritonitis.

Ursache: Häufig klinisch unerkannte abszedierende Peridivertikulitis, akute abszedierende Pankreatitis, die häufig zu Arrosionsblutungen führt. Akute eitrige perforierende Appendizitis. Hochfloride und wandperforierende Colitis ulcerosa sowie bakterielle Infektionen des Dünn- und Dickdarms. Perforierende Amöbenabszesse der Leber mit Peritonitis treten aufgrund des Tourismus wieder häufiger auf. Selten auch hochakute phlegmonöse und abszedierende Cholezystitis und Pericholezystitis.

FALLBEISPIELE

65jähriger Mann

Klinische Diagnose: Chronische Niereninsuffizienz. Zustand nach Sigmateilresektion wegen perforierter Divertikulitis 10 Tage vor dem Tode. Plötzlich auftretendes akutes Abdomen.

Pathologisch-anatomische Diagnose: Nahtdehiszenz und kotige Peritonitis bei Zustand nach Sigmaresektion wegen perforierter Divertikulitis. Konzentrische Herzhypertrophie. Gewicht 530 g. Thrombosiertes arteriosklerotisches Aortenaneurysma infrarenal. Dysontogenetische Nierenzysten.

Todesursache: Infektiös-toxisches Herz- und Kreislaufversagen bei Peritonitis.

60 Der unerwartete (plötzliche) Tod

79jährige Frau

Klinische Diagnose: Zustand nach Lungenembolien. Zustand nach operiertem metastasierendem Dickdarmkarzinom. Plötzlicher Tod. Verdacht auf Rezidivembolie.

Pathologisch-anatomische Diagnose: Metastasierendes Rezidivkarzinom im Bereich der Enteroanastomose mit Metastasen im Pankreaskopf sowie Einbruch in die V. cava und V. portae. Ausgeprägte abszedierende septikopyämische Epi- und Myokarditis. Nephritis. Hepatitis und Meningoenzephalitis.

Todesursache: Septikopyämie, Peritonitis.

52jähriger Mann

Klinische Diagnose: Hämorrhoiden, Analabszeß mit Spaltung. Verdacht auf Morbus Crohn. Jetzt hochfebriler Zustand mit 41 °C Temperatur. Plötzliche Ateminsuffizienz mit Verdacht auf toxisches Lungenödem.

Pathologisch-anatomische Diagnose: Floride Colitis ulcerosa des gesamten Kolons mit Ausbildung von Pseudopolypen und Ulzerationen. Septikopyämische Mikroabszesse in der Leber.
Nebenleiden: Prostatakarzinom, Nebennierenrindenadenom und tubuläre Hodenatrophie.

Todesursache: Septisch-toxisches Herz- und Kreislaufversagen mit akuter bilateraler Nebennierenblutung.

32jähriger Mann

Klinische Diagnose: Akutes Abdomen. Hohe Leukozytose und Temperaturen. Verdacht auf perforierte Appendizitis. Meckel-Divertikel.

Pathologisch-anatomische Diagnose: Eitrige fibrinöse Appendizitis und Periappendizitis mit Wandperforation und ausgedehnten eitrigen Mikroabszessen in der Leber. Eitrige septikopyämische Myokarditis.

Todesursache: Septikopyämie.

Peritonitis 61

Abb. 4.44 a–d
Dickdarmdivertikulose

a Aufsicht

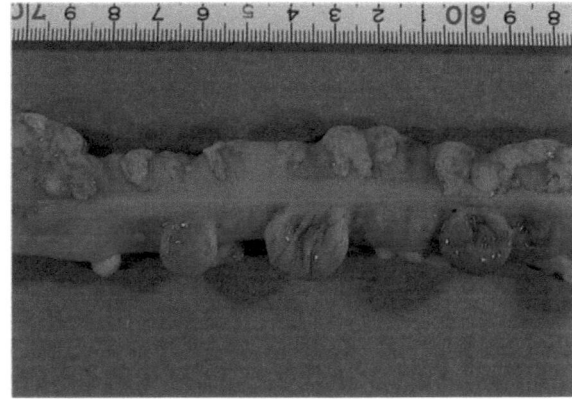

Abb. 4.44
b Innenansicht

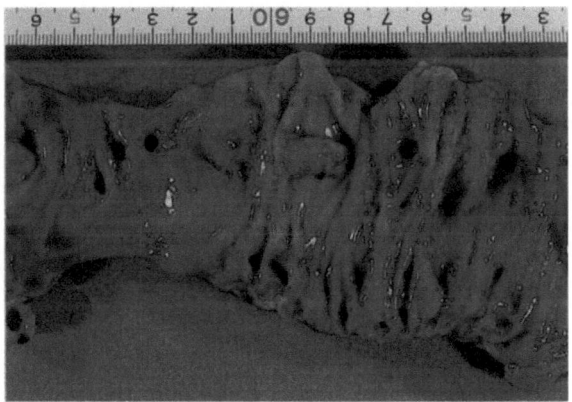

Abb. 4.44
c Divertikelwandperforation mit eitriger Kolitis

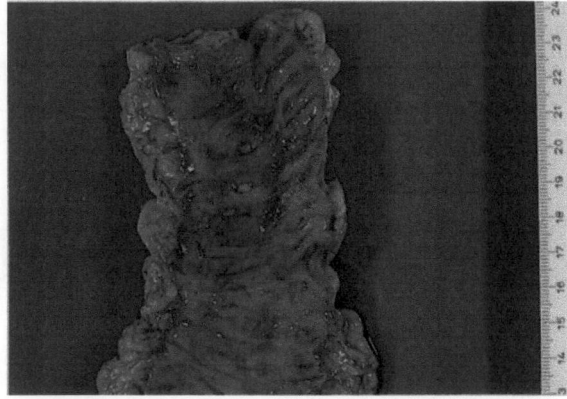

Abb. 4.44
d Phlegmonöse Kolitis und Serositis bei Divertikelwandperforation

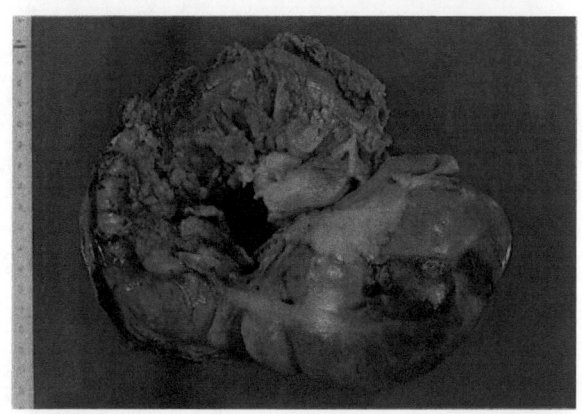

Abb. 4.45
Floride Colitis ulcerosa

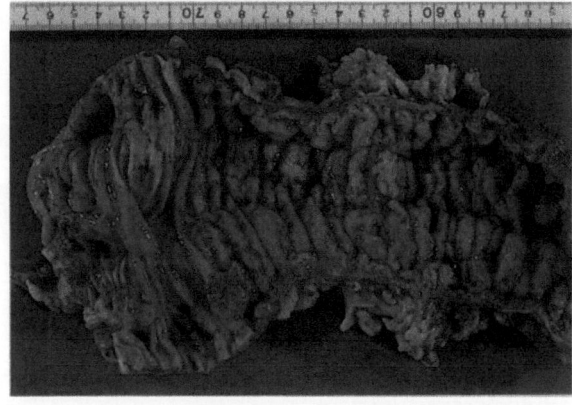

Abb. 4.46 a, b
Eitrig-fibrinöse
Appendizitis und
Periappendizitis

a Aufsicht

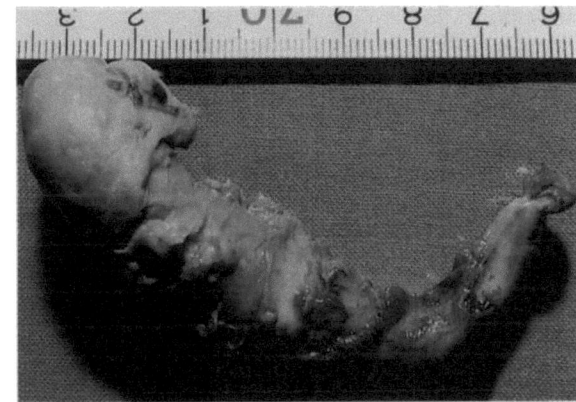

Abb. 4.46
b Innenansicht

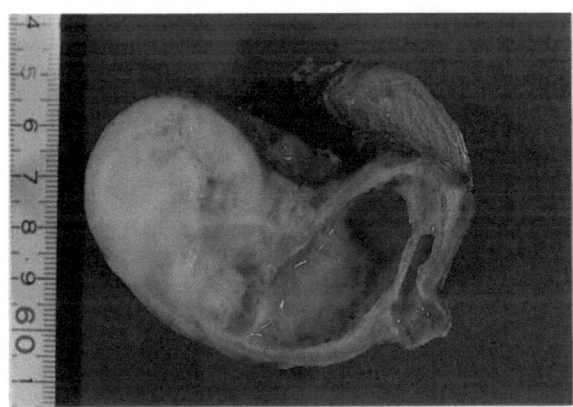

Abb. 4.47
Eitrige Peritonitis

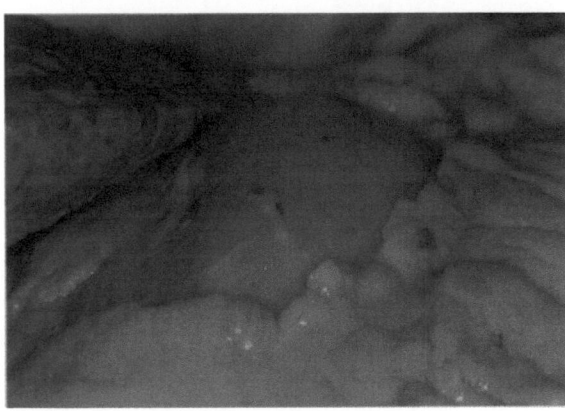

Abb. 4.48 a, b
Fibrinöse eitrige Peritonitis

a Leberoberfläche

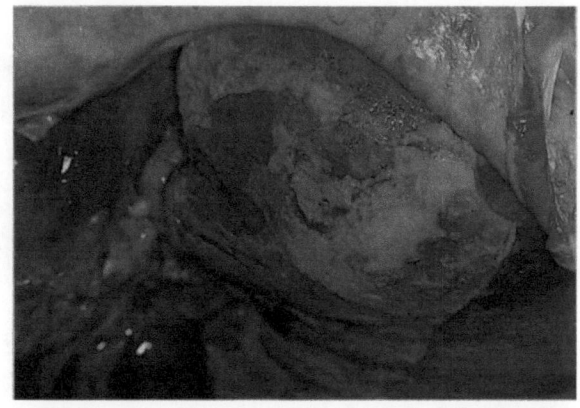

Abb. 4.48
b Dünn- und Dickdarm

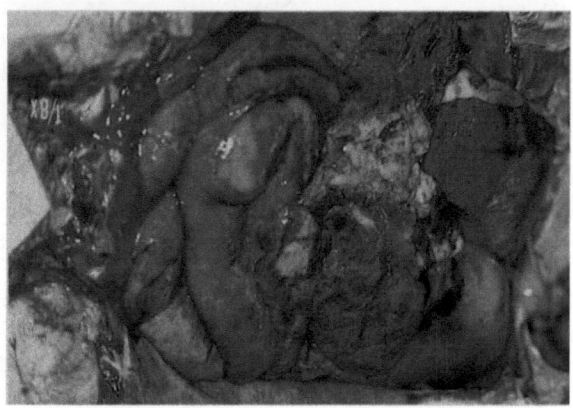

4.5.4
Akute Meningoenzephalitis

Ätiologie: Unspezifisch bakteriell: Meningokokken, Pneumokokken, Streptokokken, Staphylokokken, Haemophilus influenzae.

Pathogenese: Fortleitung durch Otitis media, Sinusitis, Osteomyelitis. Hämatogen bei Meningokokkensepsis.

Morphologie: Akut-eitrig, zumeist Haubenmeningitis. Leukozyten dringen entlang der Virchow-Robin-Räume ein. Bei Ependymbefall Ependymitis granularis. Komplikationen: Stenosen des Aquädukts mit Hydrocephalus internus.

Spezifisch: Zumeist hämatogen bei miliarer Tuberkulose oder fortgeleitet. Tuberkulöse Osteomyelitis der Wirbelsäule. Befall basaler Zisternen. Bei Miliartuberkulose stecknadelkopfgroße Knötchen. Bei Ependymitis granularis Okklusionshydrozephalus.

Pilzbefall im ZNS sehr selten (zumeist bei reduzierter allgemeiner Abwehr, z. B. Aids). Bei Befall des ZNS schrankenloses Wuchern von Pilzhyphen, vor allem im Subarachnoidalraum.

FALLBEISPIELE

78jährige Frau

Klinische Diagnose: Plötzliche Eintrübung mit Verdacht auf Hirnembolie. Auftreten von Nackensteifigkeit. Verdacht auf Sepsis.

Pathologisch-anatomische Diagnose: Eitrige Pneumokokkenmeningitis. Eitrige metastatische Thyreoiditis. Akutes Ulcus duodeni.

Todesursache: Toxisches Herz- und Kreislaufversagen durch Septikopyämie.

55jährige Frau

Klinische Diagnose: Bekannter Hydrozephalus seit Jahren. Zustand nach Anlage eines ventrikuloperitonealen Shunts. Älterer posteriorer Hirninfarkt. Marklagerinfarkt rechts. Optikusatrophie. Seit einem halben Jahr Eintrübung mit komatösem Zustand. Verdacht auf Neurozystizerkose. Diabetes insipidus. Verdacht auf Sepsis bei β-hämolysierender Streptokokkenpneumonie.

Pathologisch-anatomische Diagnose: Fibrös-narbige parasitäre Meningitis und intrazerebrale Residuen einer Neurozystizerkose. Hydrocephalus occlusus bei Aquäduktstenose. Ventrikuloperitonealer Shunt. Abszeß im linken Unterlappen und Pneumonie. Allgemeine Kachexie. Herzatrophie, Gewicht 210 g. Ältere Hirninfarkte in den Stammganglien rechts und im Kleinhirn links.

Todesursache: Infektiös-toxisches Herz- und Kreislaufversagen.

49jähriger Mann

Klinische Diagnose: Dysmelie des rechten Unterarmes. Amaurose links. Diabetes mellitus. Hypercholesterinämie. Monoklonale Gammopathie vom IgG-Typ. Klinisch bekanntes akutes rheumatisches Fieber mit Vaskulitis. Pneumonie. 12 Tage vor dem Tode plötzlich Somnolenz. Hirnödem mit Verdacht auf Einklemmung. Verdacht auf Pneumokokkenenzephalomeningitis.

Pathologisch-anatomische Diagnose: Lobärpneumonie in Resorptionsphase links mit eitriger Bronchitis und Bronchiolitis. Floride Meningoenzephalitis und Hirngewebsnekrosen unter Einschluß der Medulla oblongata. Partielle Nekrose der Hypophyse. Hämorrhagische Lungeninfarkte.

Todesursache: Akutes toxisches Herz- und Kreislaufversagen und zentrale Dysregulation.

40jährige Frau

Klinische Diagnose: Fulminant verlaufender septischer Schock unbekannter Ursache. Hausärztlich betreut. Dann stationäre Einweisung. Kurz danach Tod im septischen Schock.

Pathologisch-anatomische Diagnose: Perakute Meningokokkensepsis mit beginnender Meningoenzephalitis. Frische ischämische Herzmuskelschäden und unspezifische reaktive Hepatitis mit ischämischer Tubulopathie der Nieren.

Todesursache: Tod im Endotoxinschock.

Akute Meningoenzephalitis

54jähriger Mann

Klinische Diagnose: Rezidivierend Zeckenbisse, zuletzt vor 4 Wochen. Verdacht auf Meningoenzephalitis mit Krampfanfall und Atemstillstand.

Pathologisch-anatomische Diagnose: Panenzephalomyelitis viraler Genese (Zeckenbißenzephalitis, FSME). Akutes Hirnödem. Lungenödem. Nebenleiden: Herzhypertrophie. Gewicht 500 g. Floride eitrige Prostatitis. Chronische Ösophagitis.

Todesursache: Akute zentrale Dysregulation.

Abb. 4.49. Eitrige Haubenmeningitis

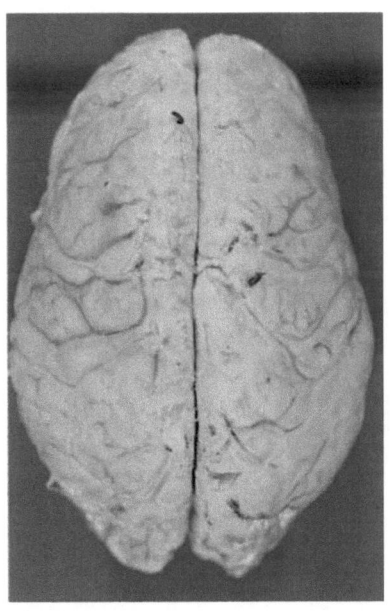

Abb. 4.50
Hirnabszeß linksfrontal

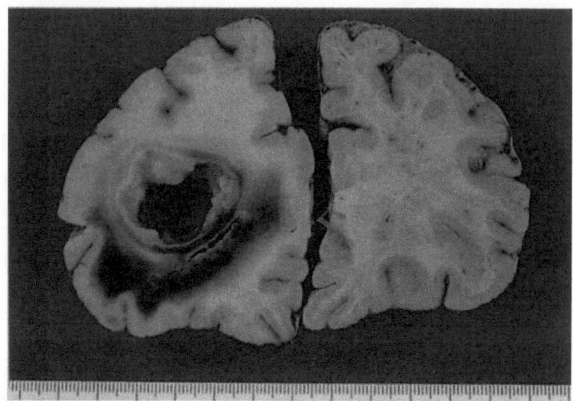

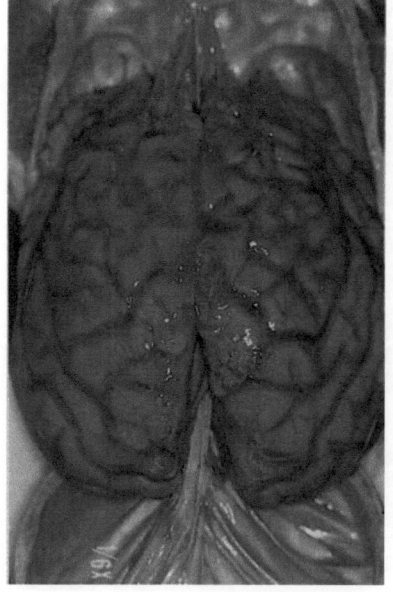

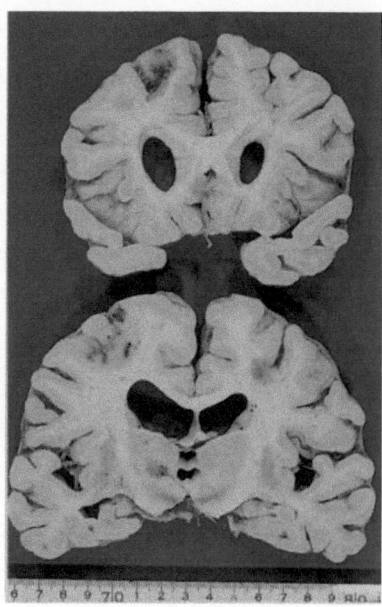

Abb. 4.51. Pneumokokkenmeningoenzephalitis

Abb. 4.52. Septikopyämische Streuherde im Gehirn bei Endokarditis

4.5.5
Postsplenektomiebedingte Infektionen (OPSI-Syndrom)

Milzverlustzustände, z. B. durch Unfall, bedeuten ein hohes Erkrankungsrisiko für septische Infektionsabläufe, z. B. bei Malaria, Streptokokken, insbesondere jedoch Pneumokokkeninfektionen. Deshalb ist heutzutage eine aktive Impfung mit Pneumovax obligat. Der Infektionsstatuts wird als *overwhelming postsplenectomy infection* (OPSI-Syndrom) bezeichnet.
Morphologisch: Erregernachweis in Blut oder Gewebe mit frischen Nekrosen im lymphatischen System (Keimzentrumsnekrosen von Lymphknoten, Milz oder Tonsillen) sowie Hämorrhagien in der Haut, subendokardial und in den Nebennieren.

FALLBEISPIELE

56jährige Frau

Klinische Diagnose: 20 Jahre zurückliegender Unfall mit Milzextirpation. Leberzirrhose fraglicher hepatitischer Genese. Zustand nach Uterusexstirpation. Plötzlich 1 Tag vor Aufnahme Husten, weißer Auswurf. Aufnahme im Schockzustand. Septisches Bild. Exitus.

Pathologisch-anatomische Diagnose: Lymphadenitis und Pilzbronchitis mit Pneumokokken in der Blutkultur nach traumatisch bedingter Milzexstirpation vor 20 Jahren. Chronische Hepatitis C. Inkomplette Leberzirrhose. Chronisch-karnifizierende Pneumonie. Alte inaktive Lungentuberkulose rechts. Chronische Pyelitis.

Todesursache: Septischer Schock bei OPSI-Syndrom.

28jähriger Mann

Klinische Diagnose: 7 Stunden vor dem Tod plötzlicher nächtlicher Temperaturanstieg auf 38,5 °C. Rückenschmerzen. Dyspnoe. Massive Zyanose. Stationäre Einlieferung im kardiogenen Schock. Blutdruck 50/30 mm Hg. Schnappatmung. Linksherzversagen unklarer Genese. Zustand nach Splenektomie und Massenbluttransfusion 1989 wegen Schulunfalls. Abgelaufene Hepatitis B und C.

70   Der unerwartete (plötzliche) Tod

Pathologisch-anatomische Diagnose: Zustand nach Splenektomie. Fulminante Pneumokokkensepsis mit hämorrhagischen Nebennierenrindennekrosen, hämorrhagischen Keimzentrumsnekrosen in Lymphknoten und Tonsillen, analog einem Waterhouse-Friedrichsen-Syndrom.

Todesursache: Septisch-toxischer Schock bei OPSI-Syndrom.

Abb. 4.53 a, b. Nebennierenblutungen

a Makroskopie

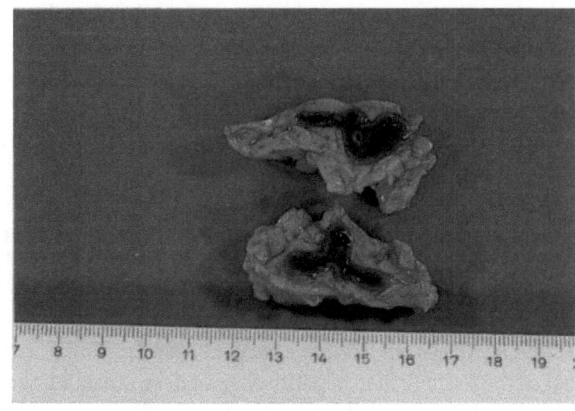

Abb. 4.53
b Aufgezogener Schnitt mit weitgehender Zerstörung von Mark und Rinde

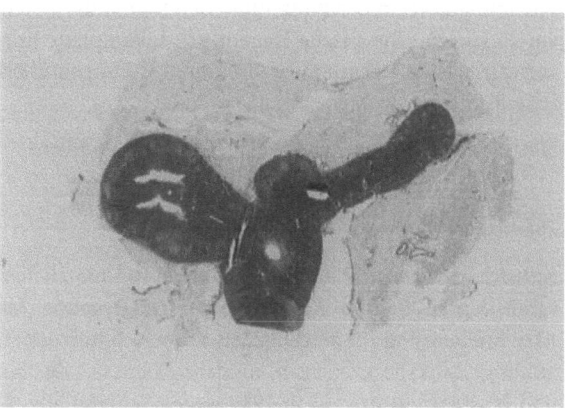

Postsplenektomiebedingte Infektionen (OPSI-Syndrom)

Abb. 4.54 a, b. Ausgedehnte hämorrhagische Nekrosen in den Tonsillen

a Makroskopie

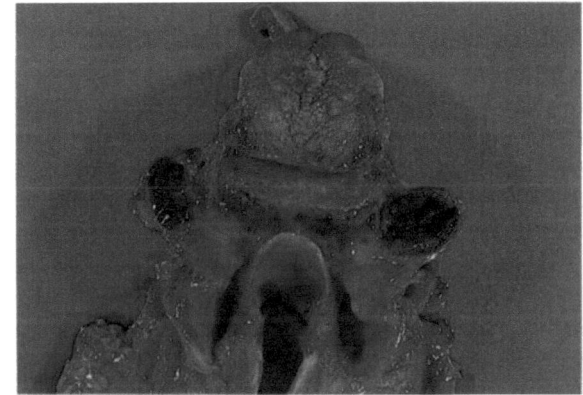

Abb. 4.54
b Aufgezogener Schnitt

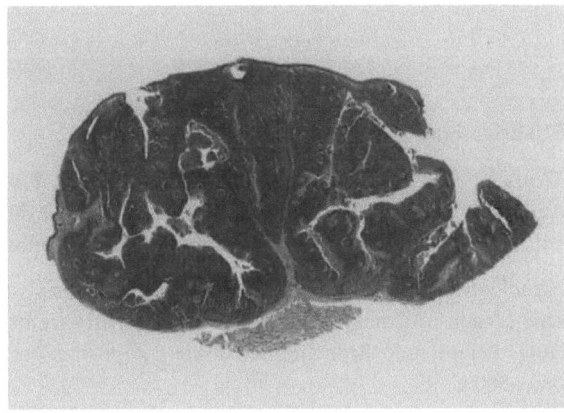

4.5.6
Septikopyämische Prozesse im Urogenitalbereich

Hochfloride eitrige Prostatiden können sehr rasch zu einer schweren Urosepsis führen. Aufsteigende Pyelonephritiden mit Abszeßbildungen können Ursache einer Urosepsis sein. Umgekehrt können septikopyämische Streuherde in den Nieren bei primärer Behandlung zunächst ruhen und bei Änderung der Abwehrlage zur Entwickung einer Urosepsis führen oder zum Ursprung einer Urosepsis bzw. Septikopyämie werden.

Wenngleich die Tuberkulose heute nicht mehr alltäglich ist, finden sich jedoch immer wieder unerkannte Urogenitaltuberkulosen, die Ausgang einer spezifischen Septikopyämie sein können. Eine eitrige abszedierende Epididymitis kann ebenfalls Ursprung einer Septikopyämie sein. Die Kombination mit einem nekrotischen Seminom ist ein äußerst seltenes Ereignis.

FALLBEISPIELE

51jährige Frau

Klinische Diagnose: Ältere renale Steinanamnese. Plötzliche Schmerzen im Abdomen, kollaptisch. Temperaturanstieg. Diagnose des Hausarztes: Verdacht auf Pankreatitis. Verdacht auf Urosepsis bei Pyelonephritis.

Pathologisch-anatomische Diagnose: Ureterolithiasis rechts. Ausgeprägte abszedierende und nekrotisierende Pyelonephritis rechts. Septische Milzlockerung. Beginnende Bronchopneumonie. Adipositas permagna. Herzhypertrophie: 580 g.

Todesursache: Infektiös-toxisches Herz- und Kreislaufversagen bei Urosepsis.

78jähriger Mann

Klinische Diagnose: Zustand nach Urogenitaltuberkulose. Verdacht auf Blutungsschock bei gastrointestinaler Blutung und Atemstillstand bei Aspiration.

Pathologisch-anatomische Diagnose: Verhornendes Plattenepithelkarzinom der Harnblase. Blasen-Rektum-Fistel. Lymphknotenmetastasen inguinal und paraaortal. Lungenmetastasen beiderseits. Eitrig abszedierende Pyelonephritis links sowie perforiertes Ulcus duodeni mit diffuser fibrinös-eitriger Peritonitis. Tuberkulöse Lungenspitzenherde beiderseits. Granulomatöse tuberkulöse Prostatitis.

Todesursache: Infektiös-toxisches Herz- und Kreislaufversagen durch Peritonitis und Urosepsis. Terminale Lungenaspiration.

61jährige Frau

Klinische Diagnose: Zustand nach Radiatio wegen Zervixkarzinom. Radiogene Osteolysen des Os pubis. Verschiedene Skelettfrakturen und Nekrosen. Jetzt stationäre Einweisung wegen Verdachts auf Meningoenzephalitis mit zerebralem Koma.

Pathologisch-anatomische Diagnose: Floride reaktivierte Nierentuberkulose mit verkalkter Schrumpfniere. Hämatogene Streuung in Meningen, Leber, Milz, Skelettsystem, Wirbelkörper und Trochanter major rechts.
Nebenleiden: Knochennekrosen bei Zustand nach Radiatio wegen Zervixkarzinoms.

Todesursache: Tuberkulöse Septikopyämie und zentrale Dysregulation.

85jähriger Mann

Klinische Diagnose: Septischer Schock bei Urosepsis. Verdacht auf abszedierende Nephritis. Verdacht auf obere gastrointestinale Blutung. Alter Vorderwandinfarkt und apoplektischer Insult.

Pathologisch-anatomische Diagnose: Eitrig abszedierende Prostatitis mit eitrig abszedierender Nephritis sowie ischämischer Kolitis und Ileitis. Leberzell- und Milzfollikelnekrosen (septikopyämische Schockfolgen).
Nebenleiden: Beinvenenthrombose. Periphere Pulmonalarterienembolien. Hämorrhagische Lungeninfarkte.

Todesursache: Infektiös-toxischer Schock bei Septikopyämie.

74 Der unerwartete (plötzliche) Tod

Abb. 4.55 a, b
Abszedierende Nephritis

a Aufsicht

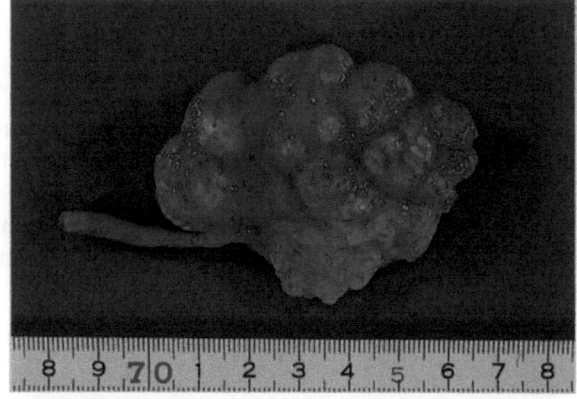

Abb. 4.55
b Schnittfläche

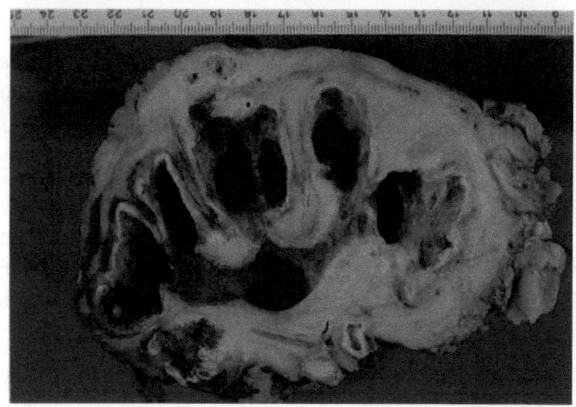

Abb. 4.56 a, b
Primäre Nierentuberkulose

a Isolierter Herd

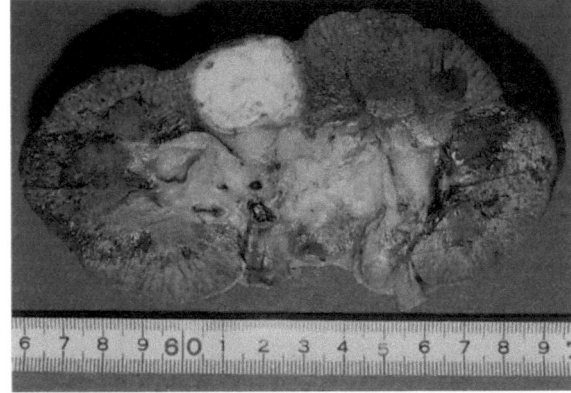

Abb. 4.56
b Kitt-Niere

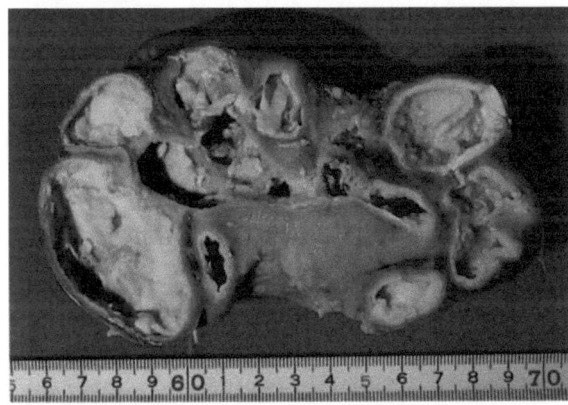

Abb. 4.57
Eitrige nekrotisierende Urozystitis

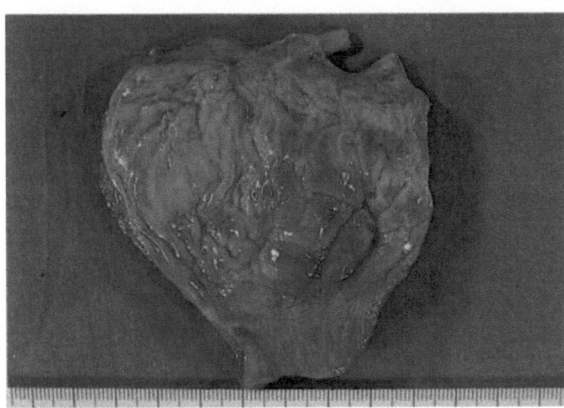

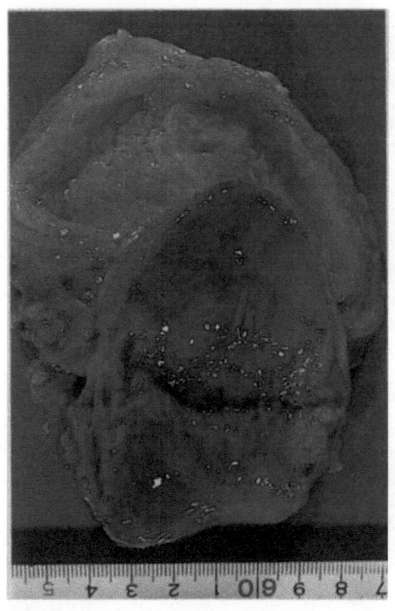 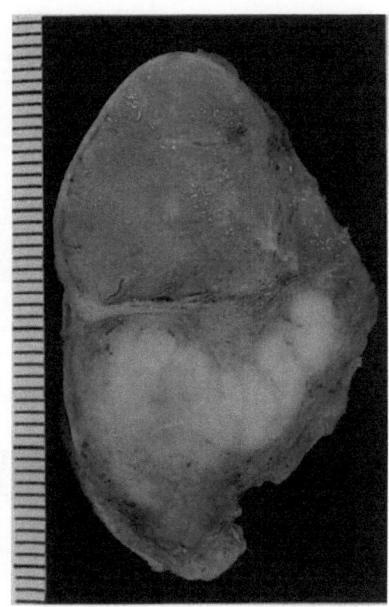

Abb. 4.58. Nekrotisierende hämorrhagische septische Prostatitis

Abb. 4.59. Eitrige Orchitis und Epididymitis

4.5.7
Abszesse der Weichteile, des Skelettsystems und des dentogenen Apparates

Zumeist verlaufen abszedierende eitrige Entzündungen in Weichteilen oder im Skelettsystem klinisch unbemerkt. Dies gilt vor allem für Sekundärentzündungen nach Gelenkendoprothesen, ferner für sog. Spritzenabszesse, die nicht selten infolge einer Septikopyämie tödlich enden können. Sie werden erst aufgedeckt nach intensiver Befragung. Erstaunlicherweise gibt es auch Fälle mit odontogenen Abszessen als Ursache für eine hämatogene Streuung und tödliche Septikopyämie, ohne daß die Patienten sich zuvor in zahnärztlicher Behandlung befunden hatten.

FALLBEISPIELE

82jähriger Mann

Klinische Diagnose: Zerebrales Anfallsleiden. Prostatahypertrophie. Totalendoprothese der rechten Hüfte. Entzündliche Prothesenlockerung und Verdacht auf Sepsis. 1 Tag vor dem Tode TEP-Ausbau der rechten Hüfte. Tod im Herz- und Kreislaufversagen nach starkem Blutverlust.

Pathologisch-anatomische Diagnose: Zustand nach Entfernung einer Totalendoprothese wegen entzündlicher Lockerung. Floride fibrinös-eitrige und abszedierende Ostitis und abszedierende Weichteilentzündung im Bereich der rechten Hüfte. Bakteriologisch Staphylococcus aureus. Stenosierende Koronarsklerose. Terminale Aspiration und schleimig-eitrige Tracheobronchitis. Latentes Prostatakarzinom. Vaskuläre Schrumpfniere rechts.

Todesursache: Herz- und Kreislaufversagen durch Septikopyämie.

86jähriger Mann

Klinische Diagnose: Rezidivierende gastrointestinale Blutung bei bekannten Ulcera ventriculi. Kompensierte Herzinsuffizienz. Alter anteroseptaler Infarkt. Schrittmacherimplantation wegen Bradykardie. Alkoholisch bedingte Leberzirrhose. Jetzt plötzliches Kreislaufversagen bei unklarem septischem Geschehen (Verdachtsdiagnose des Hausarztes).

Pathologisch-anatomische Diagnose: Ausgeprägte eitrige abszedierende Osteochondritis im 5. LWK mit eitriger Meningitis. Eitrig-phlegmonöse Entzündung in der rechten Brustwand. Fibrinreiche Pneumonie. Konzentrische Herzhypertrophie. Gewicht: 640 g. Stenosierende Koronarsklerose. Nebenleiden: Adenokarzinom im Zökum. G II, pT 2 N 0 M 0. Leberzirrhose. Tryptische intrapankreatische Nekrosen. Altersamyloidose von Herz und Lungen. Noduläre Prostatahyperplasie.

Todesursache: Septikopyämie.

28jähriger Mann

Klinische Diagnose: Tuberkulöse Meningoenzephalitis. Zentrales Herz-Kreislauf-Versagen.

Pathologisch-anatomische Diagnose: Eitrig destruierende Osteoarthritis des 4. und 5. Halswirbelkörpers. Dadurch fortgeleitete Meningitis im Rückenmarkbereich mit ischämischen Parenchymnekrosen. Floride chronische peptische Magenulzera. *Kein Hinweis auf Tuberkulose.*

Todesursache: Infektiös-toxisches Herz- und Kreislaufversagen bei Meningitis mit zentraler Dysregulation und durch gastrale Blutung.

59jährige Frau

Klinische Diagnose: Im Dezember 1995 stationäre Aufnahme wegen starker Kopfschmerzen und Rückenbeschwerden. Verdacht auf tuberkulöse Meningitis. Im Liquor niedriger Zucker. Einmal positive TBC-Polymerase/Chain-Reaktion. Entwicklung eines Hydrocephalus occlusus. In der Neurochirurgie Anlage eines Shunts. Februar 1996 tetraplegisch. Pulmonaler Infekt mit Pseudomonas. Intraabdominell Verdacht auf Tumor. Punktionszytologie: Adenokarzinom. Frage nach tuberkulöser Meningitis. Senkungsabszeß.

Pathologisch-anatomische Diagnose: Überraschungsbefund: Rechtsseitiges metastasierendes invasives lobuläres Mammakarzinom mit ausgedehnter basaler Meningiosis carcinomatosa mit Hydrocephalus occlusus. Zustand nach Anlage eines ventrikuloperitonealen Shunts. Meningiosis carcinomatosa des Rückenmarkes. Infiltration von Radices. Kein Hinweis für Senkungsabszeß. Kein Hinweis für floride Tuberkulose.

Todesursache: Zentrale Dysregulation und respiratorische Insuffizienz.

Abszesse 79

45jähriger Mann

Klinische Diagnose: Chronischer Alkoholabusus mit Leberzirrhose und Anlage eines transjugulären intrahepatischen portosystemischen Shunts mit späterer Dilatation. Autonomes Adenom der rechten Schilddrüse. Backenzahnabszeß links. Staphylococcus aureus in der Blutkultur. Verdacht auf Endokarditis im Bereich der Mitralklappe. Zunahme des Aszites, Verschlechterung des Allgemeinbefindens.

Pathologisch-anatomische Diagnose: Mikronoduläre Leberzirrhose und Cholestase. Zustand nach Implantation eines intrahepatischen Shunts. Fibrinös-resorptive Peritonitis. Backenzahnabszeß. Herdpneumonie. Fokale ulzeröse Kolitis. Spontaner Bauchdeckenabszeß mit Perforation.

Todesursache: Septisch-toxisches Multiorganversagen.

32jährige Frau

Klinische Diagnose: 2 Tage vor dem Tode plötzlich ansteigende Körpertemperatur, Verwirrtheitszustand. Langjähriger insulinpflichtiger Diabetes.

Pathologisch-anatomische Diagnose: Eitrig abszedierende Weichteilentzündung in der Glutealmuskulatur rechts (Spritzenabszeß) mit eitriger Haubenmeningitis, eitrig abszedierende Pneumonie.

Todesursache: Zentrale Dysregulation bei Septikopyämie.

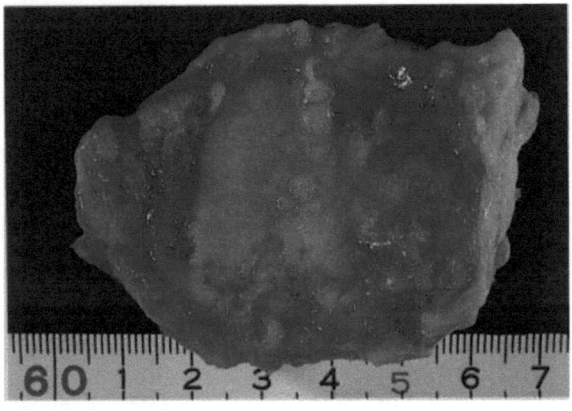

Abb. 4.60
Explantation einer Kniegelenkprothese mit Empyem

80 Der unerwartete (plötzliche) Tod

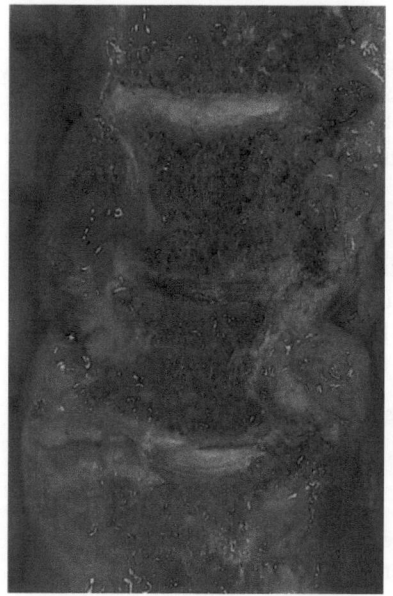
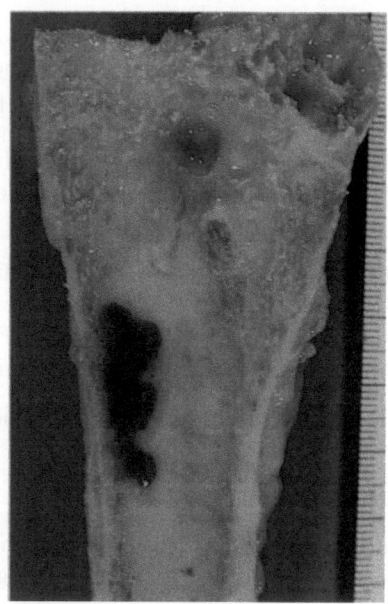

Abb. 4.61

a *(oben links)* Osteomyelitis im Bereich der Wirbelsäule

b *(oben rechts)* Eitrige streuende Osteomyelitis in der rechten Tibia mit septikopyämischen Herden in verschiedenen Organen

c *(rechts)* Tuberkulöse streuende Osteomyelitis im Femurkopf

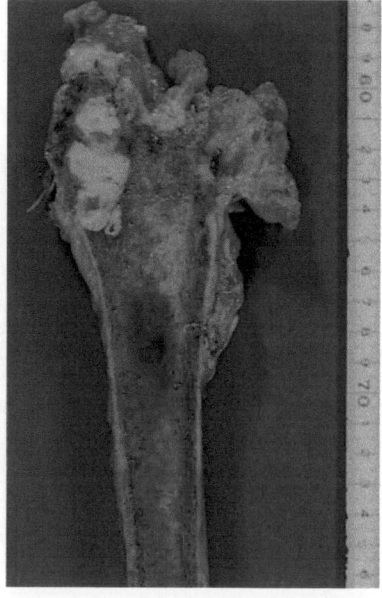

Abszesse 81

Abb. 4.62 a, b. Destruierender Backenzahnabszeß

a Übersicht und Sägefläche

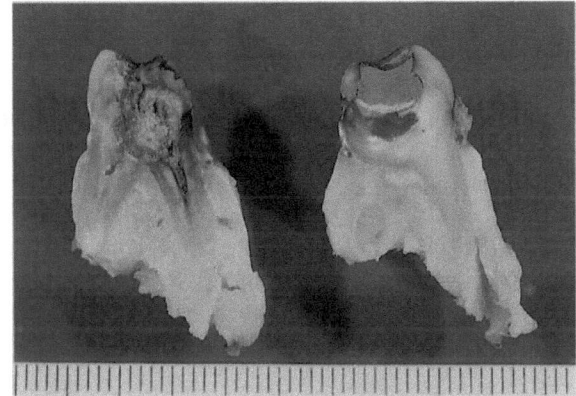

Abb. 4.62
b Nahaufnahme

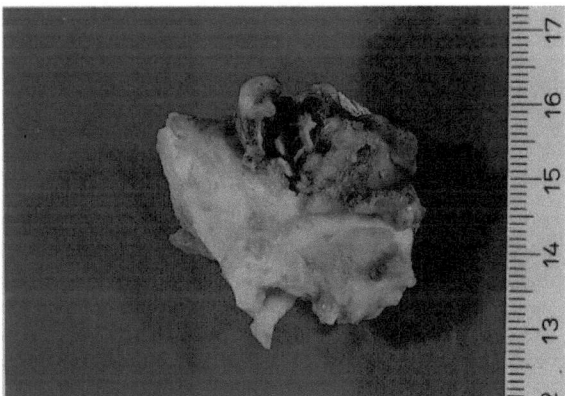

Abb. 4.63
Abszedierende Entzündung in einem Sinus pilonidalis („Sepsisquelle")

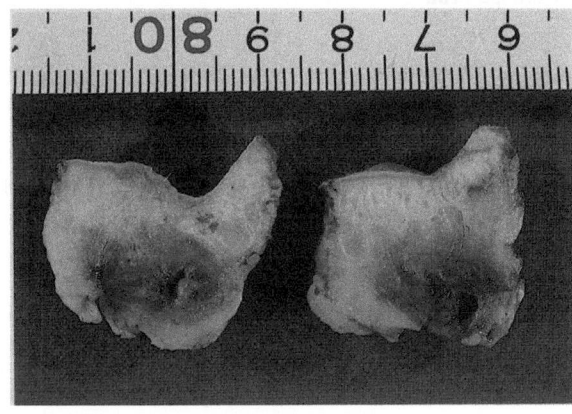

4.6
Akute zentrale Dysregulation

Unter den häufigsten Todesursachen nimmt die zentrale Dysregulation nach der Koronar- und der respiratorischen Insuffizienz den 3. Platz ein. Der Tod durch zentrale Dysregulation bei zerebraler Blutung und akuter Meningoenzephalitis spielt ebenfalls eine bedeutsame Rolle, auch der durch das postoperative Hirnödem. Nicht selten verursachen plötzliche Volumenzunahmen durch benigne oder maligne Hirntumoren eine tödliche zentrale Dysregulation. (Um Wiederholungen zu vermeiden, sei hier auf die Todesfälle durch Septikopyämie bzw. Meningitis und zerebrale Blutung verwiesen.)

FALLBEISPIELE

72jähriger Mann

Klinische Diagnose: Schizophrene Psychose und Morbus Parkinson. Plötzlich septische Fieberschübe bei Harnwegsinfekt. Hausärztliche Betreuung.

Pathologisch-anatomische Diagnose: Ausgeprägte Kachexie und Atrophie aller inneren Organe. Herzgewicht 290 g. Allgemeine Arteriosklerose. Frische Enzephalomalazie im Kleinhirn rechts mit subarachnoidalem Hämatom. Harnblasenektasie (800 ml). Kein Hinweis für Septikopyämie.

Todesursache: Zentrale Dysregulation.

31jährige Frau

Klinische Diagnose: Diabetes mellitus. Thrombose der A. basilaris. Nach Lysetherapie Hämorrhagien in Pons und frontotemporaler Hirnregion. Tetraparese und Mittelhirnsyndrom. Rezidivierende Harnwegsinfekte. Urosepsis.

Pathologisch-anatomische Diagnose: Multiple zystische Hirninfarkte mit Beteiligung von Brücke und Mittelhirn. Alter Mikroinfarkt im Halsmark. Zustand nach Anlage einer PEG mit Fehllage. Eitrig abszedierende Entzündung der Magenwand. Entzündlicher Pseudotumor mit Serosaperforation. Diffuse Peritonitis. Rezidivierende Aspiration mit beginnender Aspirationspneumonie. Chronische Zystitis und tubulointerstitielle Nephritis.

Todesursache: Zentrale Dysregulation und infektiös-toxisches Herz- und Kreislaufversagen mit terminaler Aspiration und Peritonitis.

50jährige Frau

Klinische Diagnose: Schwerer Status epilepticus mit ausgeprägter diffuser zerebraler Schädigung, Hirnödem und apallischem Syndrom. Zerebrale Hyperthermie. Akutes Linksherzversagen. Aspirationspneumonie.

Pathologisch-anatomische Diagnose: Ausgeprägtes Hirnödem mit Hirndruckzeichen und laminäre Rindennekrosen sowie frischen Nekrosen in Mittelhirn und Brücke (Einklemmungsfolge). Hämorrhagische Pneumonie in den Unterlappen.

Todesursache: Zentrale Dysregulation.

83jährige Frau

Klinische Diagnose: Apoplektischer Insult mit Hemiparese links. Akuter Verschluß der A. femoralis superficialis links. Septische Temperaturen. Parotistumor rechts. Absolute Arrhythmie. Zunächst hausärztliche Betreuung, dann Verschlechterung des Allgemeinbefindens, stationäre Einweisung.

Pathologisch-anatomische Diagnose: Frische Thromboembolie der A. carotis interna rechts mit frischem anämischen Hirninfarkt im Bereich der A. cerebri media rechts. Frische Thromboembolie in der linken A. femoralis. Reste eines Kugelthrombus im linken Vorhof. Konfluierende Bronchopneumonien beiderseits. Intrapulmonales Paragangliom im linken Unterlappen. Pleomorphes Adenom der rechten Parotis. Sigmadivertikulose.

Todesursache: Zentrale Dysregulation.

89jähriger Mann

Klinische Diagnose: Apoplektischer Insult. Sturzunfall in der Wohnung. Stationäre Einweisung. Bronchopneumonie.

Pathologisch-anatomische Diagnose: Frischer anämischer, sekundär eingebluteter Hirninfarkt links. Frische Schädelfraktur (rechte vordere Schädelgrube). Herdpneumonie mit florider Aspirationspneumonie. Exzentrische Herzhypertrophie. Gewicht 530 g.

Todesursache: Zentrale Dysregulation und Aspirationspneumonie.

18jähriger Mann

Klinische Diagnose: Seit einer Woche bestehende Kopfschmerzen mit drastischer Zunahme. Nackenschmerzen. Rezidivierendes Erbrechen. Verwirrtheit. Bewußtlosigkeit. Kreislaufstillstand. Nicht mehr reanimierbar. Exitus.

Pathologisch-anatomische Diagnose (Überraschungsbefund): Ependymale Kolloidzyste der Foramina interventricularia. Akuter Hydrocephalus occlusus. Hirnödem. Hirndruckzeichen im Mittelhirnbereich und am Foramen magnum mit Hämorrhagien der Kleinhirntonsillen. Ischämische Kleinhirnrindennekrose.

Todesursache: Zentrale Dysregulation.

73jährige Frau

Klinische Diagnose: Apoplektischer Insult nach nicht mehr ganz frischer zerebraler Blutung. Überwiegend in hausärztlicher Betreuung.

Pathologisch-anatomische Diagnose (Überraschungsbefund): Malignes Astrozytom Grad III mit ausgeprägtem perifokalem Ödem sowie einklemmungsbedingten Mikroblutungen in die Brücke. Terminale Aspiration. Lungenödem. Polypöses tubuläres Adenom im Sigma.

Todesursache: Zentrale Dysregulation.

Akute zentrale Dysregulation

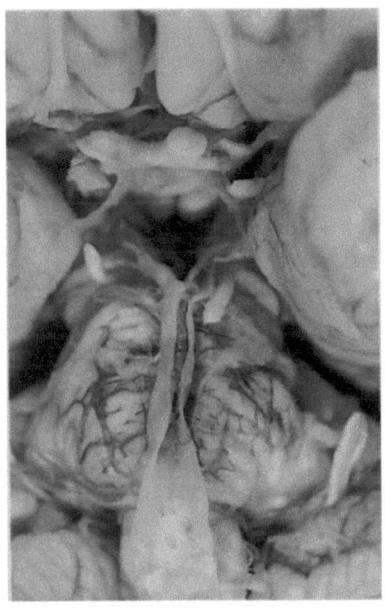

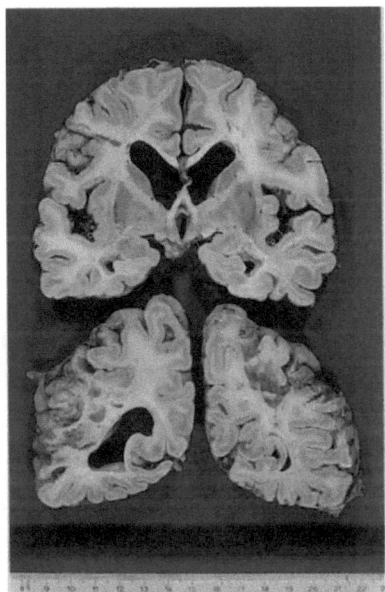

Abb. 4.64. A.-basilaris-Thrombose

Abb. 4.65 a–d. Multiinfarktgehirn im Stadium der Resorption und Zystenbildung mit frischen Hirninfarkten parietal-okzipital links. Multiple Kleinhirninfarkte. a Großhirn mit frischen und alten zystischen Infarkten

Abb. 4.65
b Kleinhirn mit frischem Infarkt und zystischen Strukturen

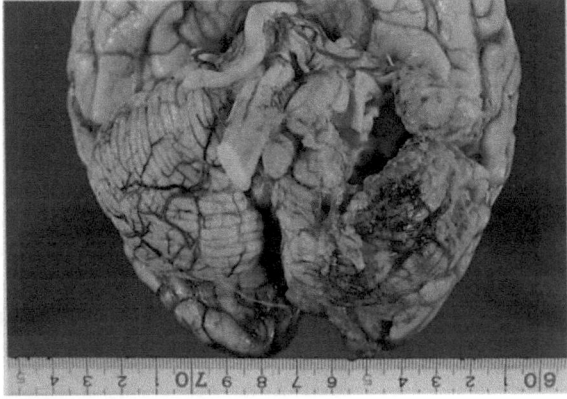

Abb. 4.65
c Eingebluteter anämischer Infarkt parietal-okzipital links

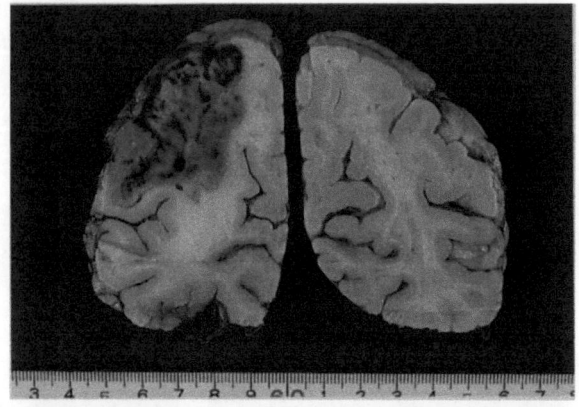

Abb. 4.65
d Eingebluteter Infarkt im Kleinhirn

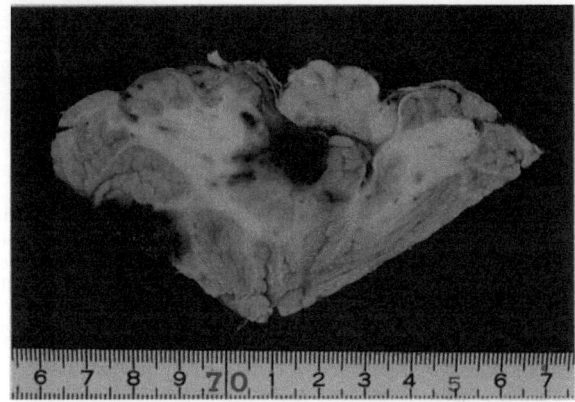

Abb. 4.66
Ausgeprägtes Hirnödem mit Kompression der Ventrikel

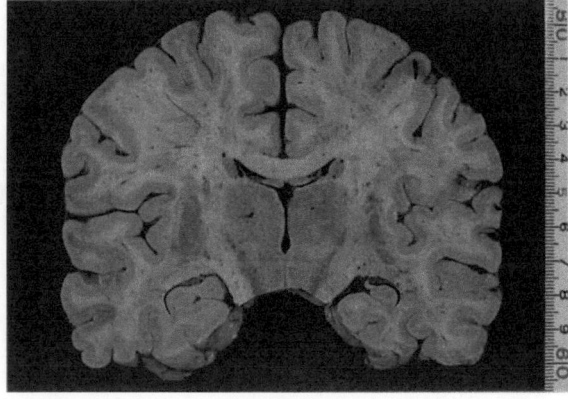

Akute zentrale Dysregulation 87

Abb. 4.67
Kolloidzyste im Bereich der Foramina interventricularia. Akuter Hydrocephalus occlusus. Ischämische Rindennekrosen

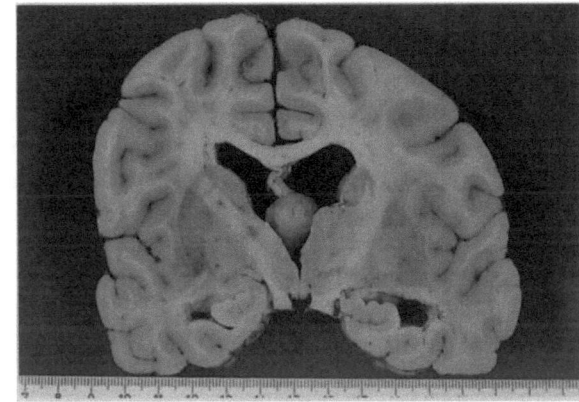

Abb. 4.68 a, b
Astrozytom

a Aufsicht

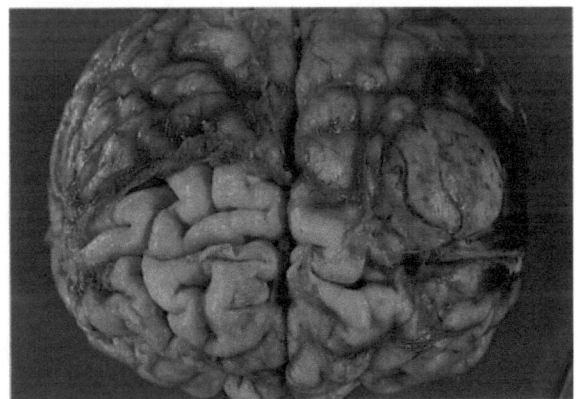

Abb. 4.68
b Schnittfläche

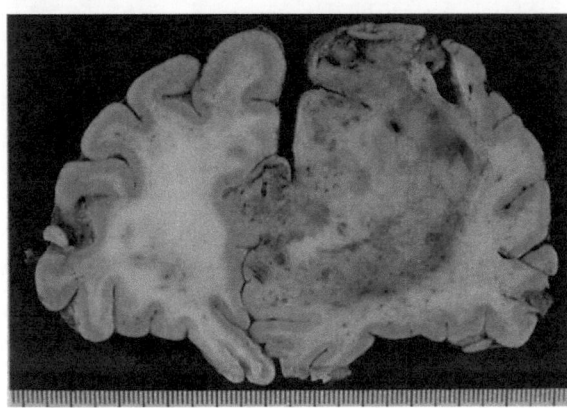

4.7
Akute respiratorische Insuffizienz

Wie bei der zentralen Dysregulation handelt es sich nicht um eine primäre Erkrankung, sondern um ein sekundäres Phänomen, das in einem sehr großen Teil der zum Tode führenden Hauptleiden vorliegt. Hierzu gehören das Lungenödem als Folge einer plötzlichen Linksherzinsuffizienz, einer zentralen Erkrankung oder toxischen Einwirkung. Zu nennen sind ferner die massive terminale Aspiration bzw. der Bolustod, der akute Asthmaanfall, der echte Ertrinkungstod mit massiver Wasseraspiration sowie der Pneumo-, Hydro- oder Hämatothorax.

FALLBEISPIELE

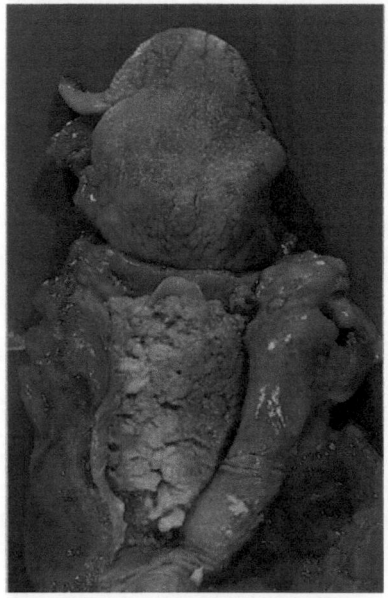
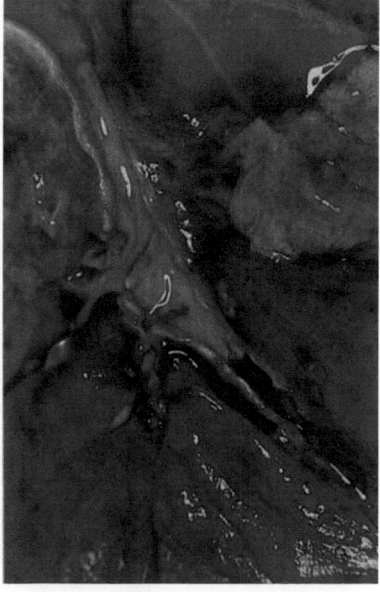

Abb. 4.69. a Beispiel für einen Bolustod. Vollständige Ausfüllung von Pharynx, Larynx und oberer Trachea durch Nahrungsbestandteile

Abb. 4.69. b Aspiration von flüssigen Nahrungsbestandteilen im Bronchialtrakt

Fast in jedem der Fallbeispiele mit akutem Infarkt, Herzruptur sowie zentralem Versagen findet sich ein akutes intraalveoläres Lungenödem. Auch bei den Fallbeispielen mit zentraler Dysregulation findet sich vielfach präterminal das Bild der Aspiration von Nahrungsbestandteilen. Die beschriebenen Unfälle zeigen Beispiele für einen Hämatothorax. Bei der Differentialdiagnose *akuter Asthmaanfall* wird auch das Problem des Ertrinkungstodes mit abgehandelt.

4.8
Akute Intoxikation, Vergiftungen

Alkohol ist das wichtigste Lebergift. Bei regelmäßigem Konsum können alle Zellorganellen geschädigt werden. Die Leberverfettung, die kanalikuläre und hepatozelluläre Cholestase, die alkoholische Hepatitis mit Mallory-Körperchen, Maschendrahtfibrose, die Entwicklung einer Leberfibrose mit Übergang in Zirrhose sind die wichtigsten Veränderungen. Bei akuter Intoxikation treten in den Leberzellen sog. alkoholische Klarzellen mit Riesenmitochondrien auf. Bei Alkoholkarenz bilden sich die genannten Veränderungen häufig zurück. Nur bei kompletten zirrhotischem Umbau ist eine Rückbildung nicht mehr möglich (s. auch 5.3.2).

Arzneimittelbedingte und toxische Leberschädigungen können durch direkte oder indirekte Schädigungen auftreten. Zur direkten Schädigung gehören Vergiftungen durch Pilztoxine (Amanitin). Bei tödlich verlaufenden Fällen kommt es zu Massennekrosen in der Leber (akute Leberdystrophie). Indirekte Schädigungen zeigen ein breites morphologisches Befundspektrum als Hepatosen mit Cholestase und virushepatitisähnlichen Bildern. Bei schweren Fällen können konfluierende Massennekrosen ähnlich wie bei einer fulminanten panlobulären Hepatitis auftreten. Werden derartige Massennekrosen überlebt, so bildet sich eine Narbenleber aus.

FALLBEISPIELE

41jährige Frau

Klinische Diagnose: Langjähriger schwerster Alkoholabusus. Fettleber. Verdacht auf Alkoholhepatitis. Gastrointestinale Blutung. Peritonitis. Progrediente Leberinsuffizienz. Tod im Coma hepaticum.

Pathologisch-anatomische Diagnose: Floride alkoholische Hepatitis mit deutlicher Cholestase. Akute nekrotisierende Pankreatitis. Chronische interstitielle Pneumonie.

Todesursache: Alkoholische Intoxikation mit komplexem Herz- und Kreislaufversagen durch Schock und Leberinsuffizienz.

54jährige Frau

Klinische Diagnose: Chronischer Alkohol-, Nikotin-, Schmerz- und Schlafmittelabusus. Chronische Emphysembronchitis. Ulcus duodeni. Vaginale Hysterektomie wegen Carcinoma in situ 13 Jahre vor dem Tode. Jetzt Pneumonie beiderseits mit Verdacht auf Myokarditis bei Sepsis. Zustand nach massiver Schmerz- und Schlafmitteleinnahme.

Pathologisch-anatomische Diagnose: Fibrinreiche Pneumonie. Fibrinöse Peri- und Epikarditis. Medikamentöse Knochenmarkschädigung mit Reduktion der Megakaryozyten. Mikronoduläre Leberzirrhose. Sklerosierende Pankreatitis. Koronarsklerose und chronische schleimig-eitrige Bronchitis.

Todesursache: Akute Intoxikation und kardiorespiratorische Insuffizienz.

77jähriger Mann

Klinische Diagnose: Dringender Verdacht auf Knollenblätterpilzvergiftung mit Leberversagen. In der Vorgeschichte Malaria. Akute stationäre Einweisung.

Pathologisch-anatomische Diagnose: Alimentärtoxische Leberschädigung mit Nekrosen und Verfettung sowie ausgeprägten Darmschleimhauthämorrhagien bei Knollenblätterpilzvergiftung. Ischämische Tubulopathie der Nieren. Stenosierende Koronarsklerose. Geringe Herzhypertrophie.

Todesursache: Herz- und Kreislaufversagen durch toxischen Schock (Vergiftung).

29jährige Frau

Klinische Diagnose: Analgetikabusus. Rezidivierende Magen- und Darmulzera. Zustand nach B-II-Resektion. Eine Woche vor stationärer Aufnahme plötzlich Durchfälle, Rückenschmerzen, Fieber, Bewußtseinseintrübung. Zunehmender Ikterus. Leberkoma. Hirnödem. Verdacht auf fulminante Hepatitis B.

Pathologisch-anatomische Diagnose: Akute fulminante nekrotisierende Hepatitis B.

Todesursache: Toxisches Herz- und Kreislaufversagen durch Leberausfall. Zentrale Dysregulation (Hirnödem).

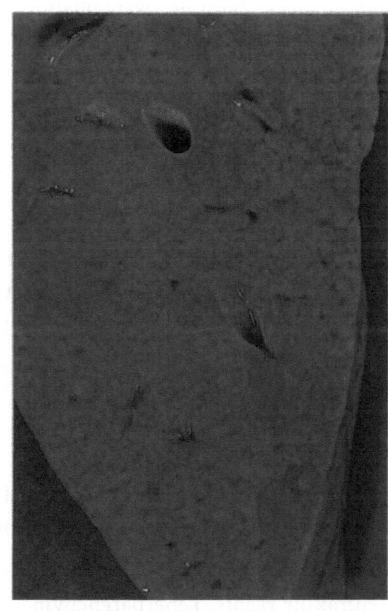

Abb. 4.70. Ausgeprägte frische Nekrosen in der Leber bei akuter Pilzvergiftung (ein fast identisches Bild der gelblich-rötlichen Fleckung der Leber auf der Schnittfläche findet sich auch bei fulminanter nekrotisierender Hepatitis B)

4.9
Unfälle

FALLBEISPIELE

62jähriger Mann

Klinische Diagnose: Polytrauma mit zerebraler Blutung.

Pathologisch-anatomische Diagnose: Polytrauma mit Schädelfraktur. Epidurales und subdurales Hämatom sowie Hirneinblutungen. Beckenringfraktur. Rippenserienfraktur beiderseits. Eitrige Bronchopneumonie. Mikronoduläre Leberzirrhose.

Todesursache: Zentrale Dysregulation.

60jähriger Mann

Pathologisch-anatomische Diagnose: Alkoholabusus. Morbus Bechterew. Sturzunfall. Stationäre Einweisung.

Pathologisch-anatomische Diagnose: Frakturen des 12. BWK. Fraktur der rechten Tibia. Lungenkontusion. Hämatothorax, 500 ml Blut. Im Abdomen 1000 ml Blut. Retroperitoneales Hämatom mit 2,5 L Blut.
Nebenleiden: Leberzirrhose und Morbus Bechterew.

Todesursache: Herz- und Kreislaufversagen durch Hypovolämie.

84jährige Frau

Klinische Diagnose: Hirnorganisches Psychosyndrom. Arterielle Hypertonie. Sturz aus dem Fenster. Tod durch hämorrhagischen Schock.

Pathologisch-anatomische Diagnose: Polytrauma mit Beckenfraktur, Rippenserienfraktur rechts. Leberparenchymeinrisse. Fraktur des distalen Radius und der Ulna. Lungen-, Herz- und Hirnkontusionen. 1200 ml Blut im Abdomen. Koronarsklerose.

Todesursache: Herz- und Kreislaufversagen durch hämorrhagischen Schock.

45jähriger Mann

Klinische Diagnose: Thoraxtrauma nach Verkehrsunfall. Rippenserienfraktur. Herz- und Lungenkontusion. Linksseitige Augenperforation. Vergebliche Reanimation. Einlieferung durch Notarzt.

Pathologisch-anatomische Diagnose: Polytrauma mit Aortenabriß. Hämatothorax mit 1000 ml Blut. Hämatoperikard mit 300 ml Blut. Halswirbelfraktur mit Rückenmarksquetschung und Tibiakopfruptur.

Todesursache: Hypovolämischer Schock.

53jährige Frau

Klinische Diagnose: Verkehrsunfall mit traumatischer Leberruptur. Multiorganversagen bei therapierefraktärem posttraumatischem Schock.

Pathologisch-anatomische Diagnose: Zustand nach frischer, chirurgisch versorgter traumatischer Leberruptur mit 600 ml Blut im Abdomen.
Nebenleiden: Mikronoduläre Leberzirrhose mit Verfettung. Ösophagusvarizen. Zustand nach mehrfacher Sklerosierung. Disseminierte ischämische Ganglienzellschädigung.

Todesursache: Hypovolämischer Schock bei Nachblutung und zentraler Dysregulation.

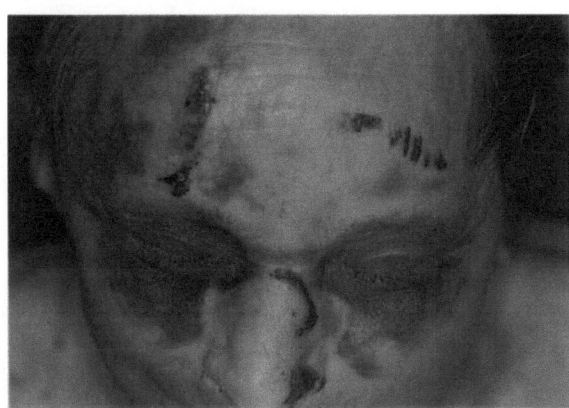

Abb. 4.71
Binokelhämatom

Abb. 4.72 a–c
Frakturen und Blutungen im Schädel

a Schädeldach

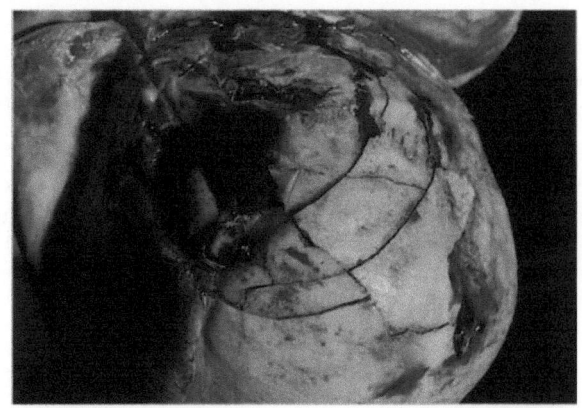

Abb. 4.72
b Mittlere Schädelgrube

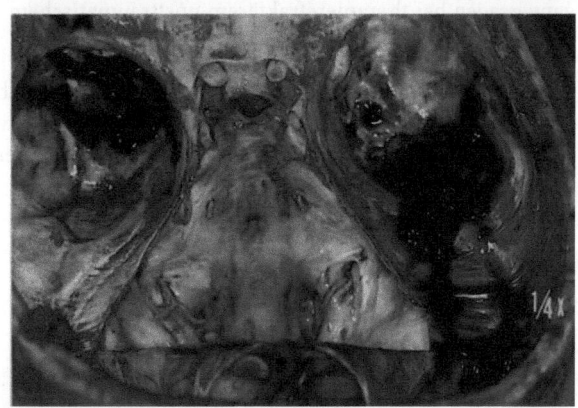

Abb. 4.72
c Seitliche Schädelanteile

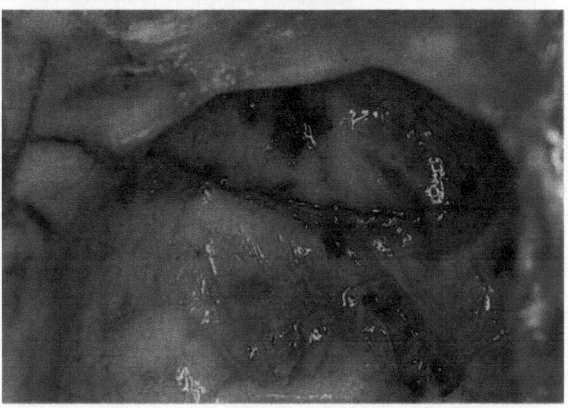

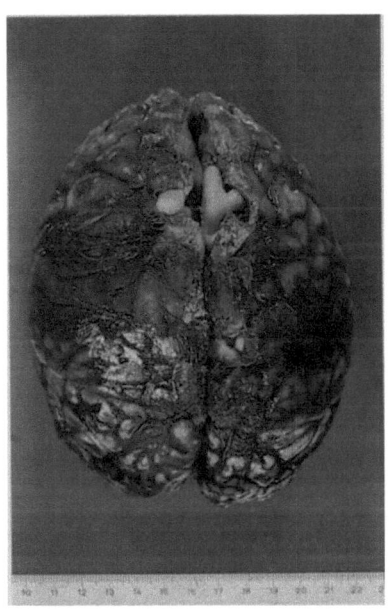
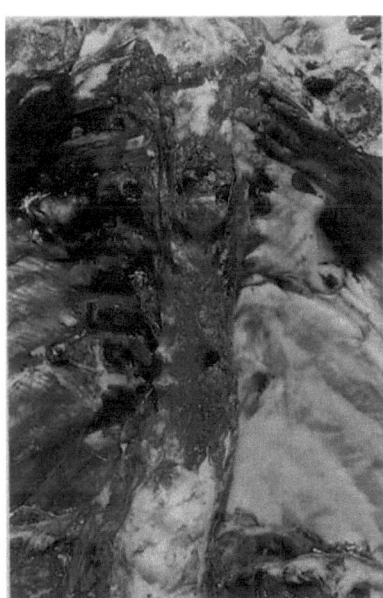

Abb. 4.73 *(oben links).* Massive Blutauflagerungen über dem Großhirn nach Schädel-Hirn-Trauma

Abb. 4.74 *(oben rechts).* Rippen-Wirbelkörperfrakturen

Abb. 4.75 *(rechts).* Komplette einseitige Rippenfraktur

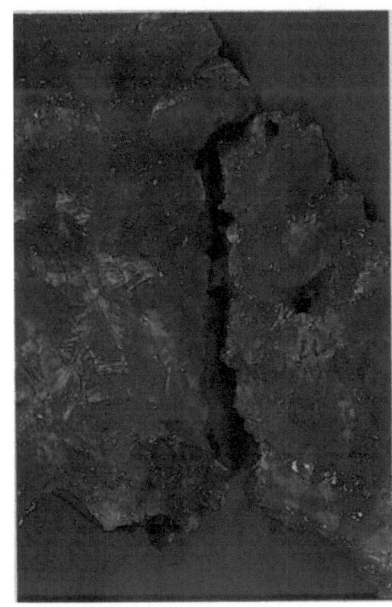

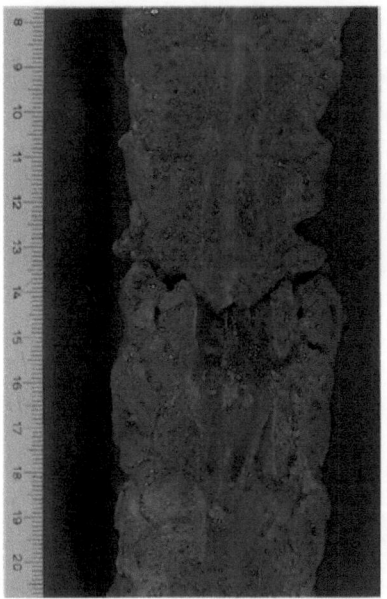 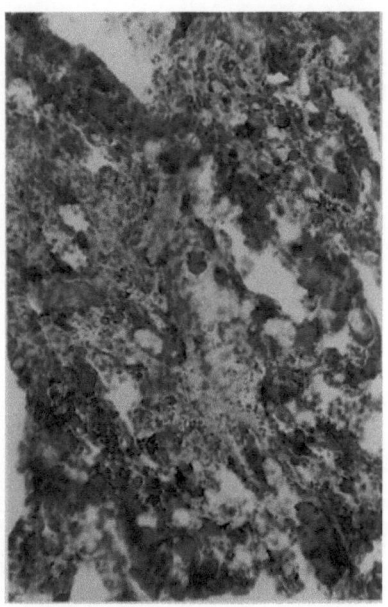

Abb. 4.76. Traumatische Zerreißung des Discus intervertebralis BWK 4/5

Abb. 4.77. Fettembolie in der Lunge nach unfallbedingten multiplen Oberschenkelfrakturen

Unfälle 97

Abb. 4.78
Traumatische Leberruptur

a Aufsicht

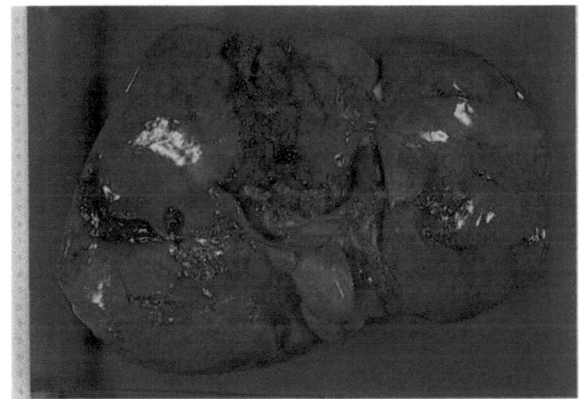

Abb. 4.78
b Schnittfläche

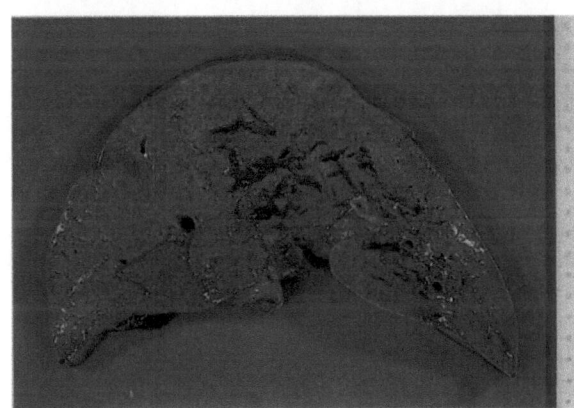

Abb. 4.79
Traumatische Nierenruptur

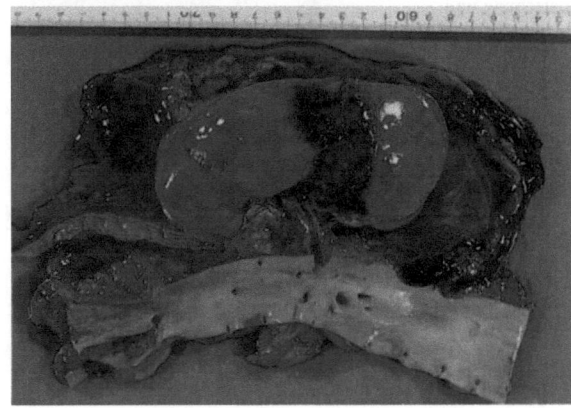

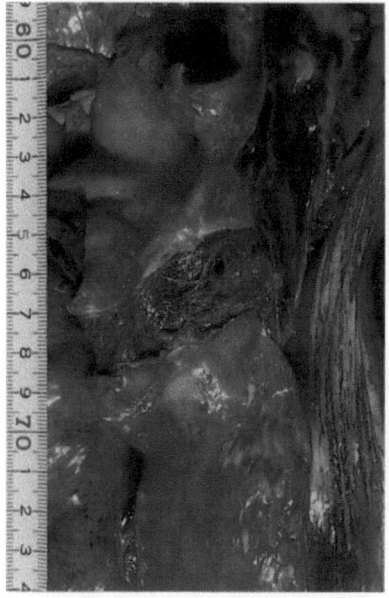

Abb. 4.80. Kompletter Aortenabriß

Abb. 4.81. Schwerste Quetschung und Ablederung des rechten Unterschenkels und Fußes mit ausgedehnten Nekrosen

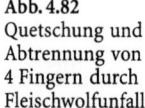

Abb. 4.82 Quetschung und Abtrennung von 4 Fingern durch Fleischwolfunfall

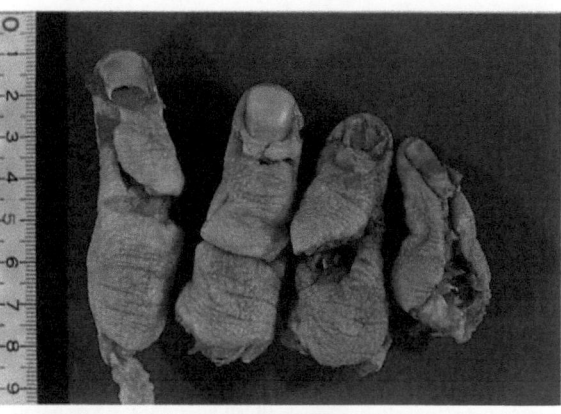

4.10
Schock

Schock ist ein akutes generalisiertes Kreislaufversagen mit einer Mangeldurchblutung der terminalen Strombahnen lebenswichtiger Organe. Die Folge ist eine fortschreitende ischämische Hypoxydose. Die Klinik des Schocks ist durch allgemeine Hautblässe, feuchte Haut, Hypotonie, Nierenversagen und Bewußtseinsstörungen charakterisiert. Wie in den vorangegangenen Abschnitten dieses Kapitels aufgezeigt wurde, sind folgende Schockfolgen zu unterscheiden:

Kardiovaskulärer Schock: Bei Myokardinfarkt, Herzruptur, Aneurysmaruptur. Letalität etwa 70 %.

Hypovolämischer Schock: Folge eines massiven Blut- oder Blutplasmaverlustes bei Trauma, Verbrennungen, allgemeinem Wasserverlust bei Infektionskrankheiten, z. B. Cholera oder Gewebsquetschungen (Crush).

Septisch-toxischer Schock: Durch Toxikämie, Verbrennungsschock, am häufigsten bei bakterieller Sepsis.

Anaphylaktischer Schock: Zum Beispiel bei massiver Freisetzung von vasoaktiven Stoffen (Histamin).

Endokriner Schock: Selten, z. B. Insulinschock.

Im Rahmen der Hämodynamik werden ein reversibles und irreversibles Schockstadium unterschieden. Die Komplikationen sind an verschiedenen Organen nachzuweisen.

Schocklunge:
Frühphase: Dauer etwa 1 Woche, charakterisiert durch eine akute respiratorische Insuffizienz. Im Rahmen der Zellschädigung entwickelt sich eine schockbedingte exsudative Alveolitis; die Pneumozyten werden geschädigt. Die Bildung des Antiatelektasefaktors ist vermindert. Es besteht die Gefahr einer Lungenatelektase. Durch Zerstörung der alveolaren Endothel- und Epithelschichten kommt es zum Austritt von fibrinreichem Exsudat und zur Bildung hyaliner Membranen.
Spätphase: Aus der exsudativen Alveolitis entwickelt sich eine sklerosierende und fibrosierende Alveolitis. Das Endstadium kann eine interstitielle Fibrose sein. Klinisch steht im Vordergrund die respiratorische Insuffizienz und, sofern der Schock nicht beherrscht wird, das Lungenversagen (ARDS).
In der Frühphase liegen große schwere Lungen vor, die flüssigkeitsreich sind.

Tabelle 4.2. Ursachen des diffusen alveolären Schadens

Schock	**Infektion**
Septisch	Viren
Traumatisch	Mykoplasmen
Hämorrhagisch	Anthrax
Kardiogen	Haemophilus influenzae
Neurogen	Pneumocystis carinii
Inhalation	**Bestrahlung**
Sauerstoff (hohe Konzentration)	**Verschiedene**
Narkotica (überdosiert)	
Stickstoffdioxid	Akute Pankreatitis
Schwefeldioxid	Herzchirurgie
Ozon	Höhenkrankheit
Phosgen	Fettembolie
Rauchgase	Magensaftaspiration
Ingestion	**Häufige Kombination**
Chemotherapeutika:	Schock/O_2-Therapie/Sepsis
– Bleomycin	
– Busulphan	
– Weitere	
Andere Medikamente:	
– Colchicin	
– Gold	
– Nitrofurantoin	
– Weitere	
Heroin	
Paraquat	

In der Spätphase sind die Lungen durch den fibrotischen Prozeß fest, mit retikulärer subpleuraler Zeichnung (s. auch Tabelle 4.2).

Schockniere: Klinisch durch akutes Nierenversagen gekennzeichnet. Morphologisch sind die Nieren vergrößert, blaß. An der Rinden-Mark-Grenze selten eine dunkle Verfärbung. Mikroskopisch sind die Tubuli weit. Im Lumen Eiweißzylinder. Das Zytoplasma der Zellen ist fein-granulär. Das Zytoplasma ist aufgetrieben, sog. trübe Schwellung. Bei schwerer Ischämie irreversible Nierenschädigung durch Rindennekrose.

Schockleber: Typisch gesprenkelte Schnittfläche mit unterschiedlich stark ausgeprägten zentrilobulären Gruppennekrosen.

Darm: Schockveränderungen im Gastrointestinaltrakt: Folgen der gestörten Mikrozirkulation mit Ischämien, Schleimhauterosionen und Ulzerationen bis hin zu Wandperforationen mit ausgedehnten Schleimhautblutungen. Der Schockdarm ist das Colon ascendens.

Schock 101

Pankreas: Hier kommt es durch Freisetzung von tryptischen Enzymen und Lipase zu tryptischen Fettgewebsnekrosen (Pankreasnekrosen).

Herz: Neben subendokardialen Hämorrhagien in der Ausstrombahn des linken Ventrikels finden sich, wenn auch selten, hyaline Parietalthromben an den Klappenschließungsrändern von Mitral- und Aortenklappe: Endocarditis verrucosa simplex.

Gehirn: Das Gehirn ist kein typisches Schockorgan. Im Rahmen des Schocks können sich Blutungen, kleine Erweichungen und hämorrhagisch imbibierte Infarkte entwickeln. Bei schwerem Schockzustand kann es zu einer kompletten Nekrose des Hypophysenvorderlappens kommen (Sheehan-Syndrom).

FALLBEISPIELE

Siehe in diesem Kapitel vor allem Myokardinfarkt (4.1) und Myokardwandruptur (4.2), Blutungen der verschiedensten Arten (4.4), Sepsis und Septikopyämie (4.5), Intoxikationen und Vergiftungen (4.8) sowie Unfälle (4.9).

Abb. 4.83
Schocklunge in der
Spätphase

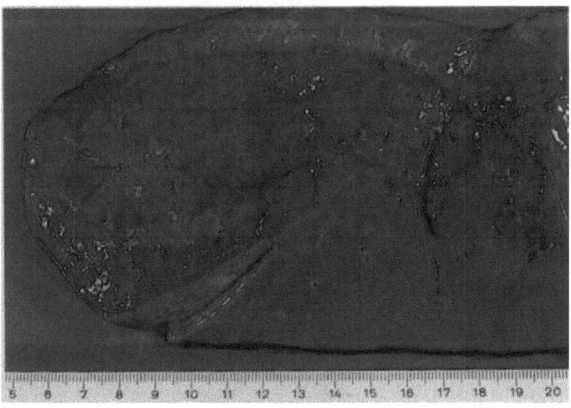

Der unerwartete (plötzliche) Tod

Abb. 4.84
Schockleber mit massiven, teils hämorrhagischen Gruppennekrosen

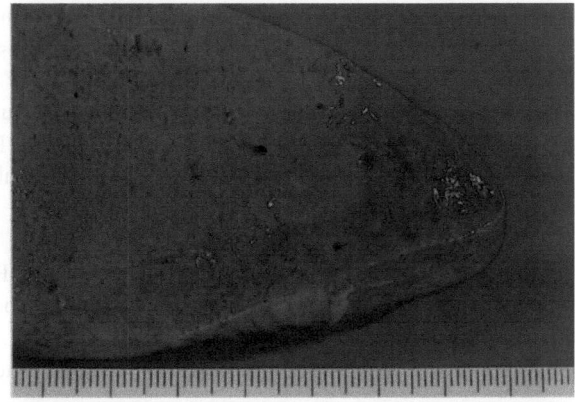

Abb. 4.85
a Schockniere mit blasser Rinde und dunkelrot abgesetztem Mark

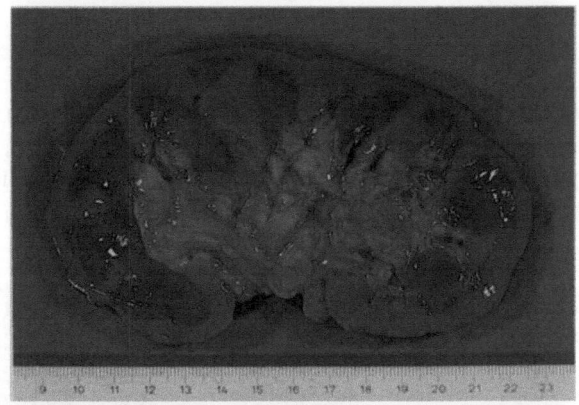

Abb. 4.85
b Schwerster Schock mit Nierenrindennekrose

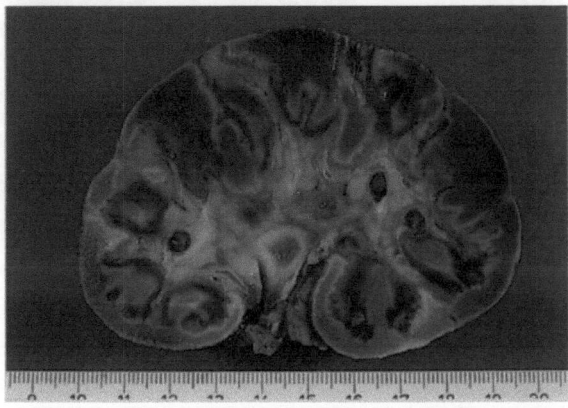

5 Der nicht unerwartete Tod

5.1
Chronische Herz- und Kreislauferkrankungen

5.1.1
Linksherzhypertrophie (Hypertonieherz)

Die Herzhypertrophie ist eine Massenzunahme des Myokards als Folge einer verstärkten Muskelarbeit, bedingt durch Druckerhöhung, Volumenvermehrung oder Erhöhung des peripheren Widerstands im Kreislaufsystem. Eine Herzhypertrophie ist zu diagnostizieren, wenn das Herzgewicht über dem Normgewicht liegt. Normwerte sind für Männer im mittleren Lebensalter 300–350 g, für Frauen 250–300 g. Ein Herzgewicht über 500 g entspricht dem kritischen Herzgewicht, über 600 g einem Cor bovinum, über 1000 g einer exzessiven Herzhypertrophie. Maximale Werte von 1250 g sind bekannt. Vornehmlich ist das Myokard der linken Kammerwand betroffen (s. Abb. 5.1).
Bei einer kompensierten Hypertrophie entspricht das Bild der *konzentrischen* Hypertrophie, bei einer dekompensierten Hypertrophie liegt eine *exzentrische* Herzhypertrophie vor. Bei Belastung des kleinen Kreislaufs entwickelt sich die Hypertrophie im rechten Herzen (Cor pulmonale).
Bei der Linksherzhypertrophie überragt die linke Kammerspitze den rechten Ventrikel. Bei der Rechtsherzhypertrophie bildet der rechte Ventrikel die Herzspitze. Bei der Druckhypertrophie wird das Ventrikellumen eng. Bei der Volumenhypertrophie ist das Ventrikellumen weit.

5.1.2
Herzdilatation

Die Herzdilatation entspricht einer Erweiterung der Herzhöhlen und geht funktionell mit einer Herzinsuffizienz bzw. Dekompensation einher.
Die akute Herzdilatation kommt bei einer plötzlichen arteriellen Druckerhöhung oder venösen Volumenvermehrung zustande. Kurzfristig kann die Mehrbelastung ausgeglichen werden. Bei unphysiologischer Mehrbelastung kann innerhalb von Sekunden durch die akute Dilatation ein tödliches Herz-

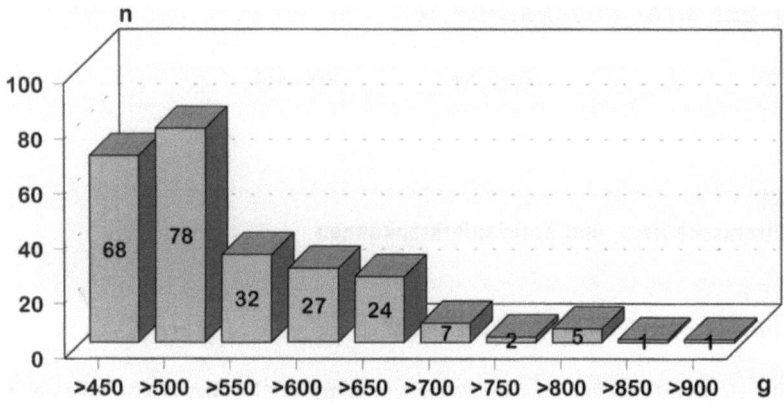

Abb. 5.1. Herzgewichte bei Herzhypertrophie (n = 245)

versagen eintreten. Am häufigsten ist ein akutes Rechtsherzversagen durch fulminante Lungenembolie.

Bei chronischer Herzbelastung wie bei arterieller Hypertonie kann es zu einer Gefügedilatation des linken Kammerwandmyokards kommen, d. h. zur Entwicklung einer chronischen Dilatation bzw. exzentrischen Hypertrophie. Die Ventrikelspitze ist abgerundet und entspricht einem romanischen Rundbogen, während die normale Kammerspitze spitzwinklig, entsprechend einem gotischen Bogen ist. Das Myokard ist im Gegensatz zur konzentrischen Hypertrophie verschmälert. Trabekel und Papillarmuskulatur sind abgeflacht. Der Kammerdurchmesser ist vergrößert. In der Regel sind auch Vorhöfe und Herzohren erweitert.

Die konzentrische Herzhypertrophie wird am häufigsten bei Hochdruckkrankheit beobachtet, ferner bei Aortenklappenstenose. Wenn die Kraftreserven des Myokards bei Hypertonie ausreichen, bleibt es bei der konzentrischen Hypertrophie. Ist die Kraftreserve ausgeschöpft, entwickelt sich die exzentrische Herzhypertrophie, die durch eine Koronarsklerose mit zunehmender Koronarinsuffizienz verschlimmert werden kann.

Eine Normotonie liegt bei Blutdruckwerten von unter 140/90 mmHg, eine Grenzwerthypertonie bei Werten zwischen 140 und 159 mmHG systolisch und 90–94 diastolisch vor und ein stabiler Hochdruck bei Ruheblutdruckwerten von systolisch über 160 mmHg und diastolisch über 95 mmHg. Ätiologisch werden primäre oder essentielle Hypertonie sowie die sekundären symptomatischen Hypertonien unterschieden. Ferner gehören renale, endokrine, kardiovaskuläre und neurogene Ursachen dazu. Drei Hypertonieformen werden hämodynamisch unterschieden:

- *Minutenvolumenhochdruck:* Hier steigt der systolische Blutdruck an, der diastolische Druck bleibt im Normbereich. Es handelt sich um die Zunahme des Herzminutenvolumens bzw. ein vermehrtes Blutvolumen.
- *Elastizitätshochdruck.* Die systolische Druckerhöhung ist hier die Folge der Arteriosklerose großer Arterien mit nachfolgender Verminderung von deren Windkesselfunktion.
- *Widerstandshochdruck.* Er ist durch die Erhöhung des peripheren Gefäßwiderstandes bedingt. Hier handelt es sich um den renalen Hochdruck oder die hypertensive Arteriolopathie. Der diastolische Blutdruck liegt über 95 mmHg.

Folgen von Bluthochdruck und Herzhypertrophie sind die Dekompensation des hypertrophierten linken Herzens sowie bei zusätzlicher Entwicklung einer peripheren Koronararteriensklerose Myokardinfarkte oder disseminierte Herzmuskelfasernekrosen im linksseitigen Myokard. In 6% der Fälle ist hier die Todesursache zu finden. In etwa 30% kommt es bei Hypertonie zu Hirnmassenblutungen oder anämischen Hirninfarkten bzw. einem Status lacunaris.

Der Myokardinfarkt kann in einem Herzen mit Normalgewicht – was jedoch selten ist – in einem konzentrisch hypertrophen, zumeist jedoch in einem exzentrisch hypertrophen Herzen entstehen. Wird die akute Phase überlebt und das Narbenstadium erreicht, so kann sich bei fortbestehendem Hochdruck ein Narbenaneurysma in der Kammerwand entwickeln. In sehr seltenen Fällen entstehen dann auch Wandrupturen. Häufiger Befund nach abgelaufenem Myokardinfarkt sind kompakte Narben bzw. Schwielen oder bei Ischämien disseminierte Narbenfelder. Rhythmusstörungen sind dabei oft die Folge und können dann Ursache für einen plötzlichen Tod sein.

FALLBEISPIELE

82jähriger Mann

Klinische Diagnose: Generalisierte Arteriosklerose. Stammhirninsult. Arterielle Verschlußkrankheit. Ventrikuläre Rhythmusstörungen. Übernähung und Exzision eines blutenden Ulcus ventriculi 3 Wochen vor dem Tod. Aspirationspneumonie. Langjährige Hypertonie.

Pathologisch-anatomische Diagnose: Allgemeine ausgeprägte Arteriosklerose. Koronarsklerose. Exzentrische Herzhypertrophie links. Gewicht 580 g. Vorhofthromben rechts. Lungenembolien. Zustand nach Exzision eines Ulcus ventriculi. Hepatozelluläres Karzinom. Glanduläres Prostatakarzinom. Alte ischämische Hirninfarkte.

Todesursache: Myokardinsuffizienz und Herdpneumonie.

85jähriger Mann

Klinische Diagnose: Zustand nach B-II-Operation wegen Ulcus ventriculi. Kachexie. Chronische Hypertonie. Herzinsuffizienz. Verdacht auf Ösophagusneoplasie.

Pathologisch-anatomische Diagnose: Stenosierende Koronarsklerose. Linksherzhypertrophie. Gewicht 560 g. Rezidivierte subendokardiale Myokardinfarkte in Hinter- und Vorderwand links. Parietalthromben im rechten Vorhof und linken Ventrikel. Rezidivierte Lungenembolien und hämorrhagischer Infarkt im rechten Unterlappen. Pulmonalarteriensklerose.

Todesursache: Herz- und Kreislaufversagen durch rezidivierte Myokardinfarkte und Lungenembolien.

41jähriger Mann

Klinische Diagnose: Dekompensierte Leberzirrhose. Zunehmende biventrikuläre Herzinsuffizienz. Hypertonie.

Pathologisch-anatomische Diagnose: Ausgeprägte stenosierende Koronarsklerose mit exzentrischer Herzhypertrophie beiderseits. Gewicht 640 g. Narbenfelder an Vorder- und Hinderwand. Mikronoduläre Leberzirrhose. Zustand nach B-II-Resektion. Nierenzysten. Bronchopneumonie.

Todesursache: Linksherzversagen bei akuter Koronarinsuffizienz.

82jährige Frau

Klinische Diagnose: Zustand nach Vulvakarzinom 1995. Verdacht auf koronare Herzkrankheit. Grenzkompensierte Herzinsuffizienz. Myasthenia gravis mit rezidivierenden Erstickungsanfällen. Immunsuppressive Behandlung.

Pathologisch-anatomische Diagnose: Myasthenia gravis mit Muskelfaseratrophien im Thorax- und Halsbereich. Ausgeprägte floride, chronische, stark schleimige Tracheobronchitis. Herdpneumonien. Panmyelopathie mit Markhypoplasie (periphere Panzytopenie, toxisch-medikamentös). Sigmadivertikulitis mit gedeckter Perforation. Ausgeprägte Dilatation beider Herzventrikel. Gewicht 300 g. Totalhüftgelenksendoprothese links bei Morbus Paget.

Todesursache: Links- und auch Rechtsherzversagen bei Pneumonie mit hämorrhagisch-schleimiger Tracheobronchialobstruktion.

5.1.3
Rechtsherzhypertrophie (Cor pulmonale chronicum)

Eine chronische pulmonale arterielle Hypertonie führt zur Hypertrophie des rechten Ventrikels, d. h. zum Cor pulmonale.
Weniger als 7 % der Herzkranken haben ein Cor pulmonale. Die Ursache für die rechtsseitige Herzhypertrophie liegt in einer intrapulmonalen Erkrankung, entweder in der Störung der Lungendurchblutung oder der Lungenventilation. Störungen der Lungendurchblutung können durch rezidivierende Lungenembolien oder durch Einengung der peripheren Lungenstrombahn entzündlich oder proliferativ bedingt sein. Derartige okklusive Perfusionsstörungen können z. B. durch Appetitzügler verursacht werden. Die Verringerung der Lungenstrombahn durch Pneumektomie oder Lobektomie kann über eine restriktive Perfusionstörung eine pulmonale Hypertension bewirken. Beim Cor pulmonale finden sich Gewichte des rechten Kammermyokards von mehr als 65 g.
Kombinationen wie die genannten Störungen der Lungendurchblutung und die Schweregrade einer Staublungenerkrankung (Anthrakosilikose) sowie die Diagnose eines Cor pulmonale müssen relativ häufig aufgrund der Obduktionsbefunde korrigiert werden. Schließlich kann das Cor pulmonale auch unerwartet und plötzlich zum Herztod führen. Reanimationsbemühungen sind dabei in der Regel erfolglos.

FALLBEISPIELE

78jähriger Mann

Klinische Diagnose: Chronisch-obstruktive Lungenerkrankung. Cor pulmonale. Plötzlicher Herztod.

Pathologisch-anatomische Diagnose: Chronische Bronchitis und Peribronchitis. Feinvesikuläres Lungenemphysem. Gerüstfibrose. Pleuraverschwartung rechts. Pulmonalarteriensklerose. Rechtsbetonte Herzhypertrophie. Gewicht 660 g (Cor pulmonale). Pleuritis, Epikarditis. Zusätzlich Koronarsklerose mit Myokardinfarktnarben. Leberzirrhose und Prostatahyperplasie (BPH).

Todesursache: Akute Rechtsherzinsuffizienz.

50jähriger Mann

Klinische Diagnose: Respiratorische Insuffizienz bei schwerster Torsionsskoliose. Rippenbuckel. Polyglobulie.

Pathologisch-anatomische Diagnose: Cor pulmonale bei ausgeprägter rechtskonvexer Torsionskyphoskoliose mit Gibbusbildung. Chronisches Emphysem mit Bronchiektasien. Thrombus im rechten Vorhof. Organisierte Pumonalarterienembolien mit Strickleiterphänomen.

Todesursache: Rechtsherzversagen.

5.1.4
Kardiomyopathien

Kardiomyopathien sind Erkrankungen der Herzmuskulatur, die weder durch Koronarsklerose, Thrombose, Klappenvitien, Hypertonie oder mechanische Überlastungen bedingt sind. Es werden primäre und sekundäre Kardiomyopathien unterschieden. Primäre Kardiomyopathien sind selten.

Die *primäre hypertrophische Kardiomyopathie* ist als obstruktive Form vornehmlich durch die Hypertrophie des Ventrikelseptums mit Einengung der linken Ausflußbahn und dadurch bedingter Mitralinsuffizienz charakterisiert. Die nichtobstruktive Form ist diffus im linken Ventrikel ausgebildet.

Primäre dilatative Kardiomyopathien werden unterteilt in eine kongestive und eine nichtkongestive Form. Die kongestive Form ist durch eine frühe Druckerhöhung, die nichtkongestive Form durch späte Druckerhöhung charakterisiert. Die Herzgewichte liegen weit über 500 g.

Kardiomyopathien 109

Bei den *sekundären Kardiomyopathien* spielen ursächlich Über- und Unterfunktion der Schilddrüse, Nebennierenerkrankungen, Stoffwechselerkrankungen bzw. Speicherkrankheiten, vor allem die Amyloidosen Typ AA und AL eine Rolle (sog. restriktive Kardiomyopathie). Sehr häufig wird eine sekundäre Kardiomyopathie vom kongestiven Typ bei chronischem Alkoholismus beobachtet. Sehr selten sind sekundäre Kardiomyopathien durch Medikamente, insbesondere Zytostatika wie Adriamycin und Zyklophosphamide bedingt.

FALLBEISPIELE

80jähriger Mann

Klinische Diagnose: Herzdilatation mit Rhythmusstörungen. Zustand nach Reanimation mit hypoxischem Hirnschaden. Globale Herzinsuffizienz. Prostatakarzinom. Struma.

Pathologisch-anatomische Diagnose: Ausgeprägte kongestive Kardiomyopathie. Herzgewicht 800 g. Nebennierenrindenhyperplasie beiderseits. Endokriner Pankreastumor. Prostatakarzinom. Bronchopneumonie.

Todesursache: Myokardiale Insuffizienz.

89jährige Frau

Klinische Diagnose: Arterielle Verschlußkrankheit des rechten Beins. Koronare Herzerkrankung. Kombiniertes Aortenvitium. Zustand nach Myokardinfarkt und Bronchopneumonie linksbasal. Leistenhernie rechts.

Pathologisch-anatomische Diagnose (Überraschungsbefund): Generalisierte primäre perikollagene Amyloidose vom AL-Typ mit ausgeprägter Kardiomyopathie. Herzgewicht 750 g. Mesenterialarterienthrombus. Hämorrhagischer Dünndarminfarkt. Schrumpfgallenblase mit Duodenalfistel. Stauungsfibrose der Leber. Stenosierende Femoralarteriensklerose. Ulkus der rechten Ferse. Ureteritis cystica.

Todesursache: Myokardinsuffizienz und Intoxikation durch Dünndarminfarkt.

66jährige Frau

Klinische Diagnose: Dilatative Kardiomyopathie. Chronischer Alkoholabusus.

Pathologisch-anatomische Diagnose: Sekundäre kongestive Kardiomyopathie. Herzgewicht 620 g. Ausgeprägte passive Hyperämie der Leber mit brückenbildenden frischen Nekrosen. Degenerative Diskopathie der LWS mit Osteoporose.

Todesursache: Linksherzversagen durch myokardiale Insuffizienz.

5.1.5
Herzklappenfehler

Valvuläre Vitien sind Klappenveränderungen, die zu einer Änderung der Hämodynamik führen. Vorliegen können absolute Vitien, bei denen die Klappen selbst verändert sind, und relative Vitien, bei denen der Klappenring erweitert ist. Funktionell werden unterschieden:

- Stenose: Einengung des Klappenostiums.
- Insuffizienz: Schließunfähigkeit der Herzklappen.
- Kombiniertes Vitium: Stenose und Insuffizienz.

Am häufigsten finden sich absolute Vitien während oder nach Ablauf von Endokarditiden. Stenosen entstehen durch Verwachsungen der Kommissuren, Verschwielungen und Verkalkungen der Taschen bzw. der Segel. Die Mitralstenose behindert die Diastole, während die Aortenklappenstenose den Blutstrom in der Systole erschwert. Bei den Insuffizienzen kommt es zu Zerstörungen der Taschen oder Segel und Schließunfähigkeit der Klappen. Bei Aorten- oder Pulmonalklappeninsuffizienz fließt das Blut in der Diastole in den Ventrikel zurück. Bei Mitral- oder Trikuspidalklappeninsuffizienzen staut sich das Blut in den Vorhöfen. Häufig findet sich die Kombination von Stenose und Insuffizienz an ein und derselben Klappe. Es liegt dann ein kombiniertes Vitium vor.

Bei der *Aortenstenose* kommt es zu einem Druckanstieg in der linken Kammer mit Wandhypertrophie und Dilatation im Sinne einer exzentrischen Herzhypertrophie. Es entwickelt sich eine relative Mitralinsuffizienz mit Lungenstauung; im Spätstadium kommt es zur sekundären pulmonalarteriellen Hypertonie, die schließlich zur Rechtsherzerweiterung und relativen Trikuspidalinsuffizienz führt. Bei kombinierter Links- und Rechtsherzinsuffizienz besteht eine erhebliche passive Hyperämie in allen parenchymatösen Organen.

Bei der *Aorteninsuffizienz* steigt das linksventrikuläre Blutvolumen an. Es kommt zunächst zur Dilatation und dann zur Wandhypertrophie in der linken Kammer. Bei dieser exzentrischen Herzhypertrophie besteht eine relative Mitralinsuffizienz, die durch den Lungenstau zu einer Dilatation der rechten Kammer mit relativer Trikuspidalinsuffizienz wie bei Aortenstenose führt. Daraus resultiert eine Links- und Rechtsherzinsuffizienz, wiederum mit passiver Hyperämie in den parenchymatösen Organen.

Bei der *Mitralstenose* kommt es zu einem Druckanstieg im linken Vorhof mit Wandhypertrophie und Dilatation sowie einer erheblichen passiven Hyperämie in der Lunge. Dadurch resultiert ein Druckanstieg in der Lungenarterie mit Hypertrophie und Dilatation der rechten Kammer und relativer Trikuspidalinsuffizienz. Die Dilatation des linken Vorhofs bei der Mitralstenose führt langfristig stets zu Vorhofflimmern. Thrombenbildungen – besonders im linken Herzohr mit entsprechendem Embolierisiko – sind typisch.

Bei der *Mitralinsuffizienz* kommt es ebenfalls zu einer Volumenbelastung mit Dilatation und Hypertrophie des linken Vorhofs. Es resultiert ein Blutrückstau in die Lungen mit Rechtsherzbelastung und Rechtsherzinsuffizienz. Durch die Insuffizienz der Mitralklappe hat auch der linke Ventrikel eine erhöhte Volumenarbeit zu leisten, was zur Wandhypertrophie und Dilatation der linken Kammer zusätzlich führt.

Sämtliche Herzklappen können chirurgisch ersetzt werden. Komplikation können Fadenausrisse am Ansatz der implantierten Klappen sein. Mechanische Defekte sind selten. Nicht selten sind jedoch Thrombusbildungen an den Herzklappen, die bei Abriß zu Embolien, vor allem im großen Kreislauf, führen können. Ursachen von Herzvitien sind, wie oben ausgeführt, Endokarditiden; aber auch ausgeprägte Klappenringsklerosen können zu Verkalkungen und Verschwielungen, vor allem der Aortenklappe, führen. Zusätzliche Komplikationen sind hier aufgepfropfte Endokarditiden.

FALLBEISPIELE

57jähriger Mann

Klinische Diagnose: Dekompensierte Aortenstenose, koronare Herzerkrankung.

Pathologisch-anatomische Diagnose: Aortenklappenstenose und Insuffizienz bei abgelaufener Endokarditis. Ausgeprägte Herzhypertrophie. Gewicht 830 g.

Todesursache: Akute Koronarinsuffizienz.

81jähriger Mann

Klinische Diagnose: Unbekanntes Herzvitium. 8 Tage vor dem Tode Husten, Verschlechterung mit Dyspnoe. Plötzliche Asystolie.

Pathologisch-anatomische Diagnose: Valvuläre Aortenstenose nach narbig abgelaufener Endokarditis. Deutliche degenerative Verkalkung auch der Mitralklappe. Herzhypertrophie, Gewicht 600 g. Koronarsklerose. Myokardfibrose. Prostatakarzinom. Kalzifizierte Pleuraschwarte rechts.

Todesursache: Akute Koronarinsuffizienz.

71jährige Frau

Klinische Diagnose: Zustand nach Aortenklappenersatz. Kardiogener Schock bei Verdacht auf Aortenklappenprothesen-Dysfunktion.

Pathologisch-anatomische Diagnose: Zustand nach Implantation einer Metronic-Hall-Aortenklappenprothese mit ausgeprägter Thrombosierung. Zustand nach Dacron-Patch-Erweiterung des Aortenklappenrings und der Aorta ascendens. Blockierung der Aortenklappenprothese. Exzentrische Linksherzhypertrophie und Dilatation der Vorhöfe. Herzgewicht 600 g. Ausgeprägtes Lungenödem.

Todesursache: Akutes Linksherzversagen bei thrombotischem Verschluß der Aortenklappenprothese.

73jährige Frau

Klinische Diagnose: Tachyarrhythmia absoluta bei Vorhofflimmern. Kombiniertes Mitralvitium. Hypoxischer Hirnschaden.

Pathologisch-anatomische Diagnose: Ektasie der Mitralklappe bei degenerativer Verkalkung (relative Mitralklappeninsuffizienz). Femoralvenenthrombose. Pulmonalarterienembolien. Tracheostomie. Eitrig-schleimige und ulzeröse Tracheobronchitis und Bronchopneumonie im rechten Unterlappen. Sigmadivertikulose.

Todesursache: Kombiniertes Links- und Rechtsherzversagen.

72jähriger Mann

Klinische Diagnose: Arterielle Hypertonie. Alter Anteroseptalinfarkt. Koronarrevaskularisation. Tumornephrektomie rechts. Verschluß der A. carotis interna rechts. Bauchaortenaneurysma. Kardiale Dekompensation wegen Aortenklappenstenose. Aortenklappenersatz 5 Tage vor dem Tode. Pneumothorax rechts. Verdacht auf zerebralen Insult oder Sepsis.

Pathologisch-anatomische Diagnose: Stenosierende Koronarsklerose. Zustand nach zweimaligem koronarem Bypass. Biventrikuläre Herzhypertrophie, Gewicht 750 g. Zustand nach Aortenklappenersatz wegen Stenose mit Raffung der A. ascendens. Hyperplasie der Pulmonalarterienklappe. Fibrinös-hämorrhagische Epi- und Perikarditis mit infiziertem Hämatom. 200 ml trüber Perikarderguß. Mikroabszedierende akute interstitielle Myokarditis. Septikopyämie mit mikroabszedierender Myokarditis, Nephritis und Enzephalitis. Nekrosen in der Leber. Akute Pankreatitis. Arteriosklerotischer Verschluß der A. carotis interna rechts. Resorbierter anämischer Infarkt im rechten Okzipitallappen. Bauchaortenaneurysma.

Todesursache: Infektiös-toxisches Herz- und Kreislaufversagen und akuter Myokardinfarkt.

76jährige Frau

Klinische Diagnose: Verbrauchskoagulopathie und Schock bei Sepsis. Respiratorische Globalinsuffizienz bei Verdacht auf ARDS. Bronchopneumonie beiderseits. Tachyarrhythmia absoluta. Hirninfarkt rechts. Nierenversagen. Subileus.

Pathologisch-anatomische Diagnose: Exzentrische Herzhypertrophie. Gewicht 500 g mit Vorhofthrombus links. Koronarthrombose der rechten Kranzarterie. Frischer Hinterwandinfarkt. Zustand nach Schrittmacherimplantation. Perforation des hinteren Segels der Trikuspidalklappe bei fibrinöser Endokarditis. Frische Epi- und Perikarditis. Thrombembolischer Verschluß der A. cerebri media und anämische Hirninfarkte der rechten Hemisphäre. Alveolärer Lungenschaden. Niereninfarkte beiderseits.

Todesursache: Kardiale und respiratorische Insuffizienz.

73jährige Frau

Klinische Diagnose: Aortenklappenersatz wegen mittelgradiger valvulärer Aortenstenose ein Jahr vor dem Tode. Trikuspidalklappenringraffung. Arrhythmia absoluta. Plötzliche Bewußtlosigkeit auf der Straße. Verdacht auf Myokardinfarkt.

Pathologisch-anatomische Diagnose: Zustand nach Trikuspidalklappenringraffung mit Fadenausriß und erneuter Klappenringinsuffizienz. Verruköse Endokarditis der Trikuspidalklappe. Frische Lungenembolien beiderseits. Rektumkarzinom in einem Adenom.

Todesursache: Akutes Rechtsherzversagen.

60jähriger Mann

Klinische Diagnose: Arterielle Hypertonie. Aortenisthmusstenose. Rezidivierte kardiale Dekompensation. Zerebraler Insult. Verdacht auf Myokardinfarkt.

Pathologisch-anatomische Diagnose: Aortenisthmusstenose (Erwachsenen-Typ) mit Umgehungskreislauf. Bikuspidale Aortenklappe. Persistenz der linken V. cava superior. Ausgeprägte exzentrische Herzhypertrophie, Gewicht 680 g. Stenosierende Koronarsklerose. Myokardfibrose. Frische Myokardinfarkte. Niereninfarkte. Chronische schleimig-eitrige Bronchitis.

Todesursache: Kardiogener Schock mit ausgedehnten Lebernekrosen. Nekrosen der Adenohypophyse, Bronchopneumonie.

84jährige Frau

Klinische Diagnose: Dekompensierte Herzinsuffizienz beiderseits. Massive Vergrößerung der Vorhöfe. Apoplex mit rechtsseitiger Hemiparese.

Pathologisch-anatomische Diagnose: Vorhofseptumdefekt vom secundum Typ mit exzentrischer Herzhypertrophie der Vorhöfe und des rechten Ventrikels (Cor pulmonale), Herzgewicht 530 g. Ektasie und Sklerose der Pulmonalarterien. Linksseitige anämische Hirninfarkte frontoparietal und okzipital. Zusätzlich eitrige Bronchopneumonie.

Todesursache: Rechtsherzinsuffizienz und zentrale Dysregulation.

Herzklappenfehler 115

Abb. 5.2
Konzentrische Herzhypertrophie. Gewicht 560 g. „Gotische" Herzspitze

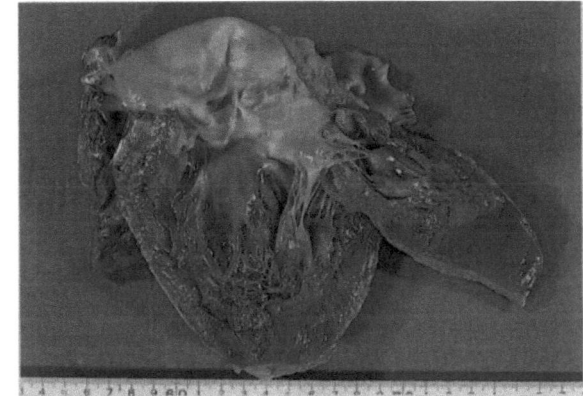

Abb. 5.3
Querschnitt einer konzentrischen Linksherzhypertrophie eines langjährigen Sportlers (sog. Sportlerherz) mit zuletzt bestehendem Hypertonus

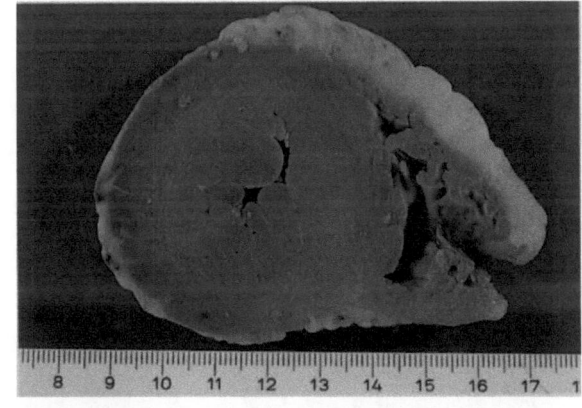

Abb. 5.4
Exzentrische Herzhypertrophie mit einer „romanisch" bogenförmigen Herzspitze bei chronischer Hypertonie und zunehmender myogener Insuffizienz (sog. schlaffe Dilatation der linken Herzkammer)

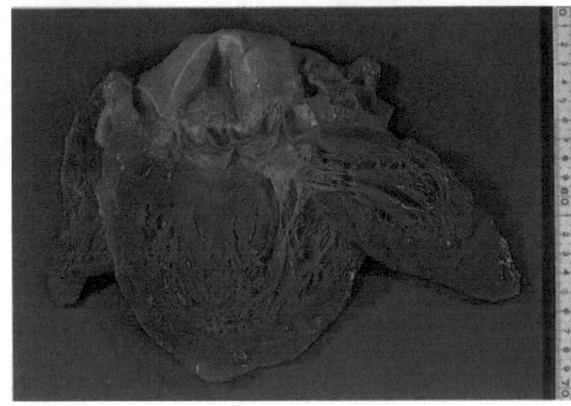

Abb. 5.5
Vergleich zwischen exzentrischer Herzhypertrophie, Herzgewicht 830 g und atrophischem Herz, Herzgewicht 170 g

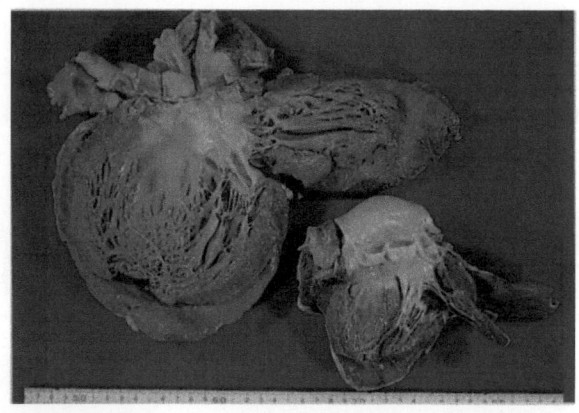

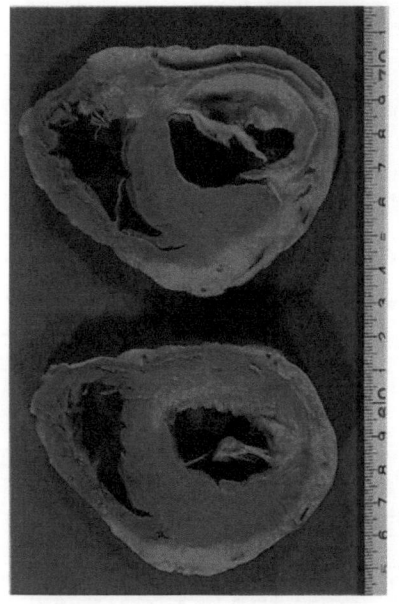

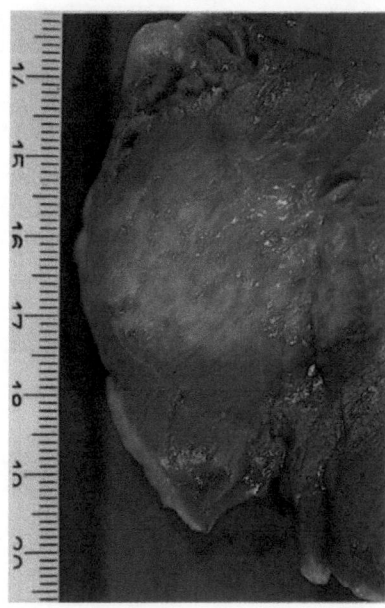

Abb. 5.6 a, b. Querschnitt durch ein Hypertonieherz mit linksseitiger Wandhypertrophie und ausgedehnter Hinterwandvernarbung. **a** Übersicht

Abb. 5.6. b Nahaufnahme

Herzklappenfehler 117

Abb. 5.7
Herzhypertrophie der rechten Kammer (Cor pulmonale)

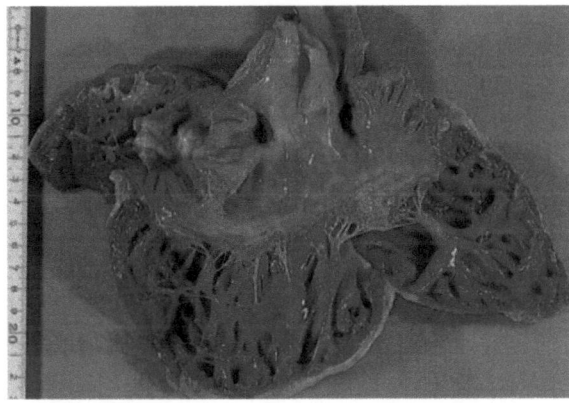

Abb. 5.8
Dilatative (kongestive) primäre Kardiomyopathie

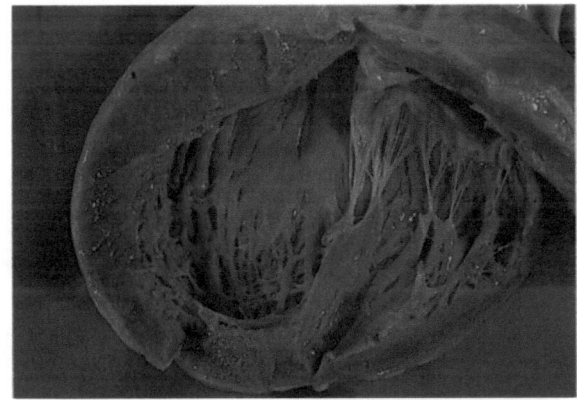

Abb. 5.9
Restriktive Kardiomyopathie bei Amyloidose

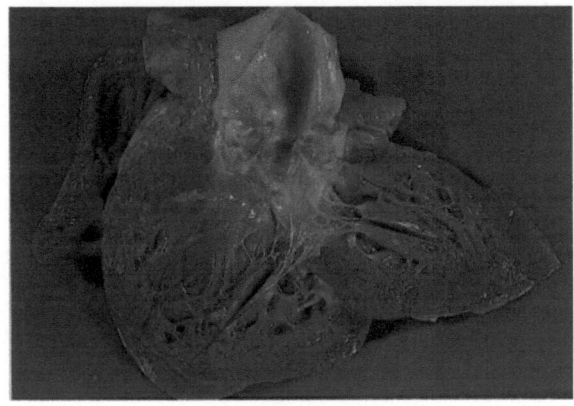

Abb. 5.10
Schwere postendokarditische Aortenklappenstenose

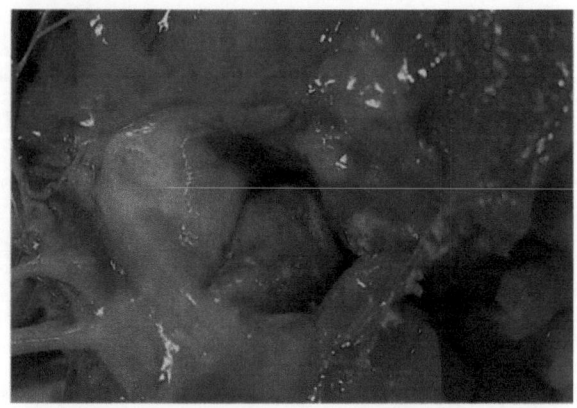

Abb. 5.11 a, b
Kombiniertes Mitralvitium postendokarditisch

a Vorhofsicht

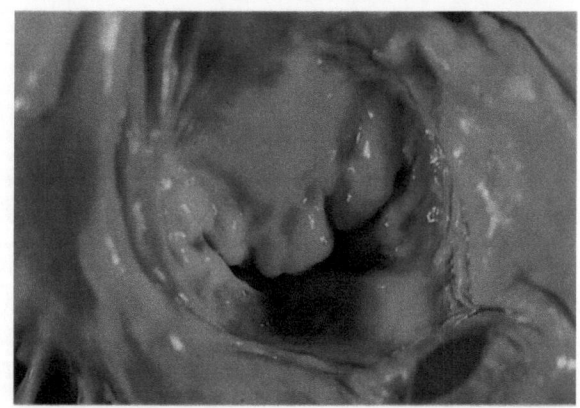

Abb. 5.11
b Ventrikelsicht

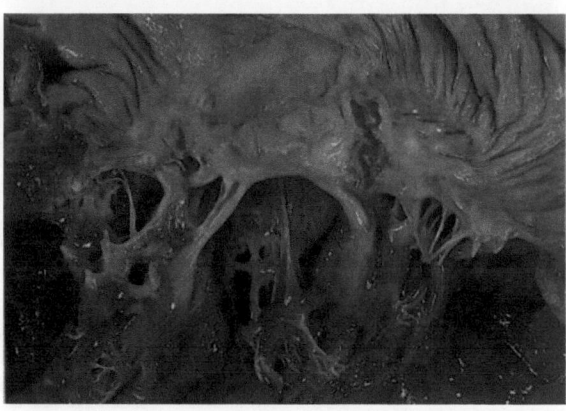

Abb. 5.12
Fenestrationen der
Aortenklappen bei
Zustand nach alter
Mitral- und Aorten-
klappenendokarditis

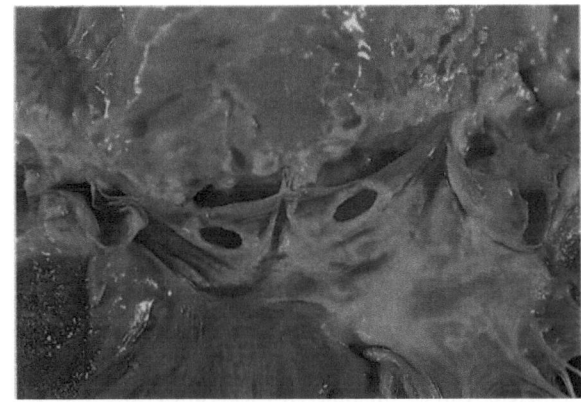

Abb. 5.13
Zustand nach Aorten-
klappenersatz mit
Thrombenbildungen

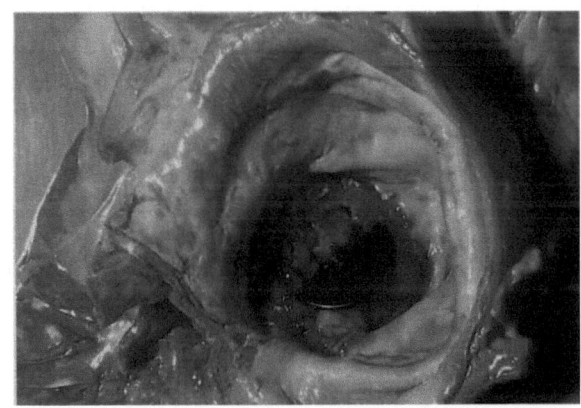

Abb. 5.14
Raffung der Trikuspi-
dalklappe mit Aus-
rissen des Nahtmate-
rials und Thromben-
bildungen

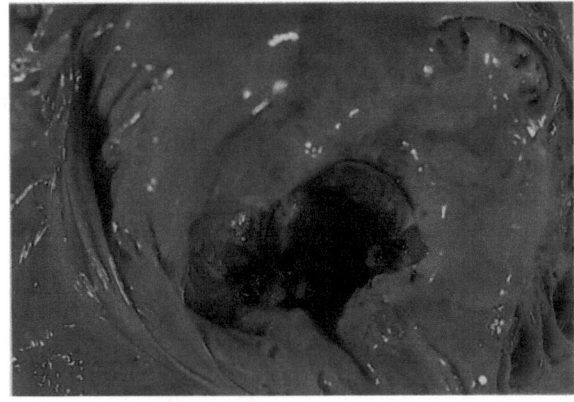

5.1.6
Folgen der Herzinsuffizienz

5.1.6.1 Akute und chronische Blutstauung der Lunge

Die akute Lungenstauung, die bei akutem Linksherzversagen durch Myokardinfarkt, Klappeninsuffizienz bzw. -stenose, insbesondere Mitralstenose, entsteht, ist durch vergrößerte blutreiche und schwere Lungen charakterisiert. Sie wird als rote Stauungsinduration bezeichnet. Zusätzlich kann es durch Austritt von Flüssigkeit in die Alveolen und/oder in das Interstitium zu einem akuten intraalveolären bzw. interstitiellen Ödem kommen.
Liegt eine chronische passive Hyperämie der Lungen bei chronischer Herzinsuffizienz vor, so imponieren wiederum große feste Lungen, die eine braune Schnittfläche haben (braune Stauungsinduration). Die Festigkeit beruht auf einer bindegewebigen Verbreiterung und Verdickung der Alveolarsepten. Die braune Farbe wird von eisenspeichernden Makrophagen in den Alveolen hervorgerufen.

5.1.6.2 Akute und chronische Hyperämie der Leber

Nach akuter Rechtsherzinsuffizienz kommt es zu einer Vergrößerung der Leber mit erheblicher Zunahme der Blutfülle. Die Schnittfläche ist rötlich. Dies beruht auf einer Erythrozytenanreicherung in den erweiterten Zentralvenen und Sinusoiden. Ist die akute Stauung mit Hypoxie im Rahmen des Schocks verbunden, so treten läppchenzentrale Nekrosen hinzu (s. 4.10).
Sehr viel häufiger wird aber die chronische passive Hyperämie der Leber mit akuten Schüben beobachtet. Die Leber hat eine netzige Schnittfläche und ist bunt gefleckt. Dies beruht auf dunklen Stauungsstraßen durch erweiterte Sinusoide zwischen den Läppchenzentren. Es imponiert das Bild einer „Herbstlaubleber". Bei länger bestehender chronischer Blutstauung kommt es zu einer Induration der Leber mit Atrophie durch läppchenzentrale Bindegewebsvermehrungen (sog. Cirrhose cardiaque). Dies ist jedoch ein äußerst seltenes Phänomen.

5.1.6.3 Akute und chronische Hyperämie der übrigen Organe und Extremitäten

Vor allem im Gehirn kommt es im Rahmen einer Abflußbehinderung im venösen Kreislauf zu einem Ödem. Die passive Hyperämie der Nieren ähnelt jener der Leber. Im Verdauungstrakt und in der Milz treten vor allem durch Blutstauungen im Pfortadersystem bei Leberzirrhose Stauungshyperämien auf. Die Milz ist bei länger bestehendem Pfortaderhochdruck deutlich vergrößert. An den Extremitäten kommt es im Rahmen einer chronischen Insuffizienz zur Entwicklung von Beinödemem, die chronisch zu einer Induration der Epidermis führen. Hierbei kann es zu Ausbildungen von Ulcera cruris kommen.

FALLBEISPIELE

Fast in allen aufgeführten Beispielen bei kardialem und zentralem Kreislaufversagen finden sich ein mehr oder weniger stark ausgeprägtes Lungenödem sowie Zeichen der passiven Hyperämie in der Leber und in den Nieren.

Abb. 5.15
Akutes Lungenödem

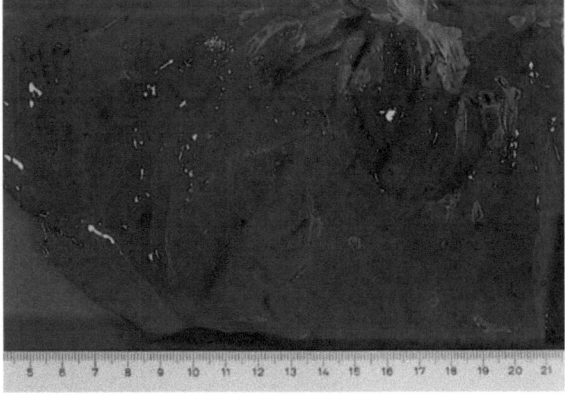

Abb. 5.16
Chronische Blutstauung der Lungen

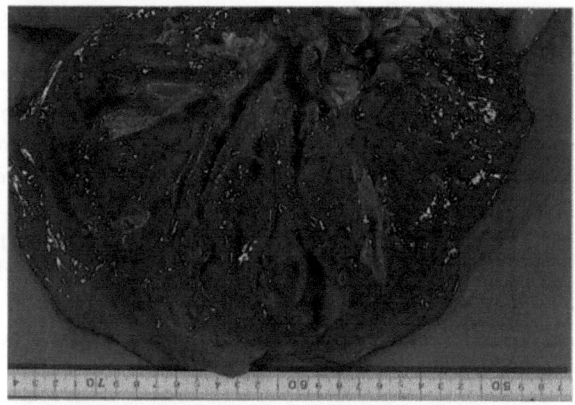

Abb. 5.17
Chronische passive Hyperämie der Leber („Herbstlaubleber" mit bunter Schnittfläche)

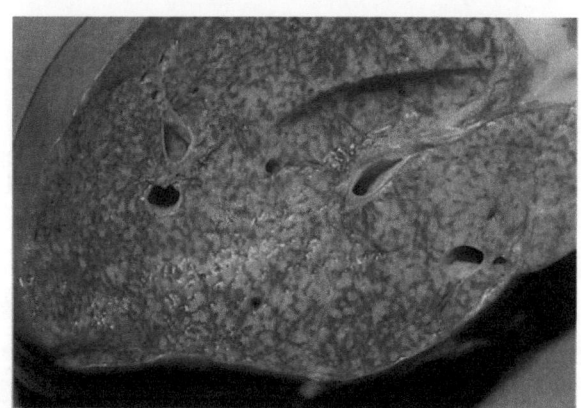

Abb. 5.18
Milz bei portaler Hypertension

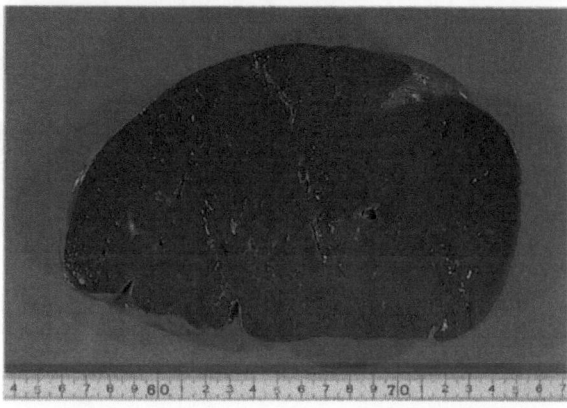

5.2
Chronisch-obstruktive Lungenerkrankungen

Unter dem Begriff chronisch-obstruktive Lungenerkrankungen werden chronische Bronchitis, Bronchiektasen, Asthma bronchiale und Lungenemphysem zusammengefaßt.

5.2.1
Chronische Bronchitis

Eine chronische Bronchitis liegt vor, wenn ein mit Auswurf kombinierter Husten innerhalb von mindestens 3 aufeinanderfolgenden Monaten während 2 aufeinanderfolgenden Jahren besteht. Die chronische Bronchitis bevorzugt das männliche Geschlecht und manifestiert sich zumeist am Ende des 4. Lebensjahrzehnts. Die Ätiologie ist vielfältig. Bakterien, Viren, chronische Reize oder auch toxische Gase können vielfältige morphologische Bilder einer katharrhalischen, fibrinös-eitrigen und nekrotisierenden Bronchitis hervorrufen. Zigarettenrauch, Industrieabgase (vor allen in Regionen mit Schwerindustrie) sowie Nebel begünstigen die Entwicklung einer chronischen Bronchitis.

Wie bei allen Entzündungen kann sich auch bei der chronischen Bronchitis nach längerer Dauer ein destruktiver Prozeß entwickeln, der vor allem in den kleine Bronchien bzw. Bronchioli durch eine begleitende Fibrosierung zu einer Obstruktionen der Bronchien führt und damit dem zentrolobulären Lungenemphysem Vorschub leistet. Fast jede chronische Bronchitis geht in ein atrophisch-destruktives Endstadium über.

Die obliterative Bronchiolitis hat eine schlechte Prognose und tritt bevorzugt im Kindesalter auf. Die Ätiologie ist vielfältig. Im Erwachsenenalter stehen immunologische Prozesse im Vordergrund sowie Infektionen mit Viren. Zum Teil begünstigt die chronische Bronchitis mit zunehmendem Wandumbau der größeren und mittelkalibrigen Bronchen, aber auch der distalen Abschnitte, die Entwicklung von Bronchiektasien.

5.2.2
Bronchiektasen

Vor allem Bronchitiden und Bronchopneumonien im frühen Kindesalter fördern die Entwicklung von sackförmigen Bronchiektasen. Daneben steht eine Bindegewebsschwäche der Bronchialwand, aber auch eine angeborene Bronchusfehlbildung mit fehlenden Knorpelspangen im Vordergrund. Sackförmige Bronchiektasen finden sich vor allem bei Mukoviszidose, welche ebenfalls im frühen Kindesalter manifest wird.

Die *sackförmigen Bronchiektasen* enden blind. Sie bestehen aus blasigen und zystischen Hohlräumen. Diese Bronchiektasen erreichen im Gegensatz zu *zylindrischen Bronchiektasen* nie die Pleura. Letztere lassen sich in der Regel bis an die Pleura verfolgen. Bei den zylindrischen Bronchiektasen besteht oft eine begleitende chronische vernarbende Entzündung, die zu entzündlichen Bronchusstenosen führt. In Wänden finden sich Schleimhautulzerationen und Plattenepithelmetaplasien, aber auch Knorpeldestruktionen.

Komplikationen treten durch die Besiedlung der gestauten bzw. retinierten Schleimmassen mit Pilzen oder pyogenen Keimen auf, wodurch Lungenabszesse oder bei Streuung auch Hirnabszesse entstehen können. Bronchiektasen unterhalten ihrerseits eine chronische Bronchitis. Der chronisch-entzündliche Prozeß kann einer sekundären Amyloidose Vorschub leisten. Eine schwerwiegende Komplikation ist die Arrosion von Blutgefäßen mit Hämoptoe.

5.2.3
Asthma bronchiale

Hierbei handelt es sich um eine Atemwegserkrankung, die durch eine rezidivierende Dyspnoe infolge einer entzündlichen Bronchialobstruktion charakterisiert ist.

Dyspnoe bzw. Bronchialobstruktion kann durch ein *exogenes allergisches Asthma* hervorgerufen werden. Inhalationsallergene wie Pollen, Hausstaub und Milben, Tierhaare, Schuppen, Federn, Pilzsporen etc. können Auslöser für einen Asthmaanfall sein.

Das *endogene Asthma* tritt im Erwachsenenalter auf, bevorzugt beim weiblichen Geschlecht, und ist mit chronischen Infekten des Nasen-Rachen-Raums und der Bronchien kombiniert. Medikamente, Infekte, körperliche Anstrengungen, Inhalationsreize wie Gase, Dämpfe, Nebel und Streß, vor allem Angstgefühle können ein endogenes Asthma auslösen. Nicht wenige Todesfälle durch endogenes Asthma sind durch Angststreß während des Badens in Seen, z.B. durch plötzliche Temperaturschwankungen, hervorgerufen worden.

5.2.4
Emphysem

Beim Emphysem handelt es sich definitionsgemäß um eine irreversible Überblähung der Lufträume jenseits der terminalen Bronchioli. Ein Emphysem kann primär auftreten, häufig ist es jedoch Teilkomponente einer chronischen obstruktiven Lungenerkrankung. Werden Emphysemblasen in Nachbarschaft von Narbenfeldern beobachtet, dann handelt es sich um ein Narbenemphysem.
Die chronische Bronchitis kann nicht nur zu Wandveränderungen in den Bronchien, sondern auch zu Alterationen der Alveolarwände führen. Vor allem der Elastitätsverlust ist eine wichtige Voraussetzung für den Umbau des Alveolarsystems. Dieser tritt vor allem im Alter auf (seniles Emphysem). Sind die Alveolarräume in der Lunge vornehmlich in zentralen Abschnitten der Läppchen ausgeweitet, so liegt ein zentroazinäres Emphysem vor. Beim zentrolobulären Emphysem finden sich die erweiterten Alevolarräume um die Bronchiolen herum. Beim panazinären Emphysem ist der gesamte Azinus gleichmäßig ausgeweitet. Makroskopisch werden feinvesikuläres, kleinblasiges und grobblasiges (bullöses) Emphysem unterschieden.
Folge des Emphysems ist die Erhöhung des intrapulmonalen Strömungswiderstands, der die Arbeitsleistung des rechten Ventrikels erheblich belastet und zu einer rechtsventrikulären Hypertrophie bis zur Entwicklung des Cor pulmonale führt. Ursache sind die Umbauvorgänge der Alveolarstruktur mit Veränderung der Blutperfusion. An den Lungen selbst bleibt der Fingereindruck bestehen. In der Leber sind tiefgreifende längsgestellte Furchen, sog. Zwerchfell- oder Zahnfurchen, erkennbar. Diese entstehen dadurch, daß beim Lungenemphysem, beim Asthma bronchiale und im Rahmen der chronischen Bronchitis die Atemmuskulatur stärker beansprucht wird und hypertrophiert. Dies trifft vor allem für die Zwerchfellmuskulatur zu. Die hypertrophe Zwerchfellmuskulatur hinterläßt dann die beschriebenen Furchen.
Das Narbenemphysem ist Folge von unspezifischen Pneumonien, abgeheilter Tuberkulose oder Sarkoidose, oder es entsteht nach vernarbenden Prozessen durch Pneumokoniosen. Durch die Schrumpfung des Narbengewebes tritt wiederum ein Verlust der Elastizität der Alveolarwände ein; auch durch eine verstärkte Makrophagenaktivierung kann es zu einem Abbau der Alveolarwände kommen, so daß sich Emphysembläschen entwickeln können. Nicht selten unterhält ein primäres Emphysem einen chronischen Entzündungsprozeß in den Bronchien.

5.2.5
Atemnotsyndrom

Eine weitere Veränderung der Lungen, die ähnlich wie das Emphysem zu einer Belüftungsstörung führen kann, wird im Erwachsenenalter als Atemnotssyndrom (ARDS = adult respiratory distress syndrome) bezeichnet. Dieses Atemnotsyndrom tritt als Komplikation bei Patienten auf, die durch Unfall, Trauma, Sepsis, akute Pankreatitis etc. in einen Schockzustand geraten sind.
Bei der Obduktion finden sich Lungen mit einer relativ festen Konsistenz. Mikroskopisch ist es zu einem interstitiellen Ödem gekommen. Dadurch ist die Diffussionstrecke zwischen Alveolarepithel und Kapillarlichtung verbreitert und die Gasdiffusion eingeschränkt. Ferner entwickelt sich ein Alveolarkollaps mit Zirkulationsstörungen, bei denen fibrinoide Thromben in den Alveolarkapillaren auftreten.
Innerhalb der *Frühphase* steht die Synthesestörung des Surfactant-Systems in den Pneumozyten im Vordergrund. Diese Störung beruht auf einer direkten Schädigung der Epithelzellen. In den kollabierten Alveolen sammeln sich Fibrinabscheidungen an, die mit abgeschilferten Alveolardeckepithelien unterschiedlich breite hyaline Membranen in den atelektatischen Alveolarräumen bilden.
In der *Spätphase* kommt es dann zu einem Umbau der Alveolarstruktur. Nach der Resorption von hyalinen Membranen entwickelt sich eine ausgeprägte Fibroblastenproliferation mit Ausbildung einer interstitiellen Fibrose und nachfolgenden Narbenfeldern. Schließlich resultiert ein wabenförmiger Umbau der restlichen Alveolarstruktur. Wenn das Atemnotsyndrom überlebt wird, kann sich durch Erhöhung des intrapulmonalen Strömungswiderstands selten ein Cor pulmonale entwickeln.

FALLBEISPIELE

87jährige Frau

Klinische Diagnose: Lungenembolie, Cor pulmonale.

Pathologisch-anatomische Diagnose: Chronische Bronchitis mit gemischten Bronchiektasen. Teils vesikuläres, teils klein- und grobblasiges diffuses Lungenemphysem (chronisch-obstruktive Lungenerkrankung). Ausgeprägte Pulmonalarteriensklerose, Cor pulmonale.

Todesursache: Rechtsherzversagen.

76jähriger Mann

Klinische Diagnose: Lungentuberkulose beiderseits im Krieg. Urotuberkulose. Chronisch-obstruktive Lungenerkrankung. Cor pulmonale.

Pathologisch-anatomische Diagnose: Florider Schub einer Lungentuberkulose beiderseits. Chronische Bronchitis. Gemischte Bronchiektasen. Irreguläres klein- bis grobblasiges Emphysem. Cor pulmonale (chronisch-obstruktive Lungenerkrankung). Eosinophiles Adenom der Hypophyse.

Todesursache: Akute Rechtsherzinsuffizienz.

70jähriger Mann

Klinische Diagnose: Chronischer Nikotinabusus. Chronische Bronchitis. Pneumonie. Chronisch-obstruktive Lungenerkrankung. Cholezystolithiasis, Emphysembronchitis. Abszeß in der rechten Lunge mit Bülau-Drainage. Akutes Nierenversagen.

Pathologisch-anatomische Diagnose: Chronische Bronchitis. Bronchiektasen und diffuses Lungenemphysem. Biventrikuläre Herzhypertrophie. In Organisation befindliche Lungenembolien. Abszedierender hämorrhagischer Lungeninfarkt. Mikroabszedierende Nephritis. Minimale marantische Aortenklappenendokarditis. Chronisch-sklerosierende Pankreatitis. Okzipitales Meningeom.

Todesursache: Kombiniertes Links- und Rechtsherzversagen.

36jährige Frau

Klinische Diagnose: Akute Apnoe bei Asthma bronchiale. Hypoxischer Hirnschaden bei Status asthmaticus 4 Jahre vor dem Tode.

Pathologisch-anatomische Diagnose: Asthma bronchiale. Cor pulmonale. Alter hypoxischer Hirnschaden.

Todesursache: Rechtsherzversagen bei respiratorischer Insuffizienz.

74jähriger Mann

Klinische Diagnose: Chronische Bronchitis seit 50 Jahren, mit akuter Exazerbation. Asthma bronchiale. Bauchaortenaneurysma. Prostatahyperplasie. Verdacht auf Lungenembolie oder Aneurysmaruptur.

Pathologisch-anatomische Diagnose: Akuter eitriger Schub einer chronischasthmoiden Bronchitis. Herdpneumonie rechts. Teilweise bullöses Lungenemphysem. Mäßiggradige Koronarsklerose mit Myokardfibrose und leichter Rechtsherzhypertrophie (beginnendes Cor pulmonale). Allgemeine Arteriosklerose.

Todesursache: Kardiorespiratorische Insuffizienz.

64jähriger Mann

Klinische Diagnose: Chronisch-obstruktive Lungenerkrankung bei Silikose 3. Grades. Pneumonie. Bronchialkarzinom. Koronare Herzerkrankung. Zustand nach viermaligem Myokardinfarkt. Zustand nach axillofemoralem Bypass. Ablatio femoris rechts.

Pathologisch-anatomische Diagnose: Metastasierendes kleinzelliges Bronchialkarzinom mit Pleura-, Knochen- und Lebermetastasen sowie Metastasen in pulmohiläre paratracheale, paraaortale, lumbale hepatoportale Lymphknoten. Silikose der Lungen 3. Grades. Stenosierende Koronarsklerose und Myokardinfarktnarben. Herzwandaneurysma. Zustand nach B-I-Magenresektion.

Todesursache: Respiratorische Insuffizienz.

64jähriger Mann

Klinische Diagnose: Silikose. Chronisch-obstruktive Lungenerkrankung. Cor pulmonale.

Pathologisch-anatomische Diagnose: Floride schleimig-eitrige Bronchitis. Abszedierende Bronchopneumonie. Ausgeprägte Linksherzhypertrophie und konsekutive Rechtsherzhypertrophie. Gewicht 630 g. Ausgeprägte Anthrakose und geringe herdförmige Silikose. Mittel- bis grobblasiges Lungenemphysem. Kyphoskoliose der Brustwirbelsäule. Chronisches Ulcus ventriculi. Latentes Prostatakarzinom.

Todesursache: Infektiös-toxisches Linksherzversagen.

54jähriger Mann

Klinische Diagnose: Multiple Sklerose. Rollstuhlfahrer. Auf der Straße von einem LKW überrollt. Multiple Trümmerfrakturen des Skelettsystems.

Pathologisch-anatomische Diagnose: Polytrauma nach Verkehrsunfall. Hypoxische Hirnschädigung. Fettembolie. Beginnender diffuser Alveolarschaden mit fibrinreicher ungelöster Pneumonie.

Todesursache: Respiratorische Insuffizienz und zentrale Dysregulation.

82jährige Frau

Klinische Diagnose: Hypertensive Krise, Harnwegsinfekt. Subkapitale Humerusfraktur nach Sturz aus dem Bett. Verdacht auf Lungenembolie.

Pathologisch-anatomische Diagnose: Ausgeprägter diffuser Alveolarschaden mit ausgeprägten Alveolarzellregeneraten. Bindegewebsneubildung mit Betonung der Oberlappen, analog einem ARDS Stadium IV. Chronisch-karnifizierende Pneumonie. Alter Infarkt des Nucleus lentiformis links. Frische Humerusfraktur. Vaskuläre Schrumpfnieren.

Todesursache: Respiratorische Insuffizienz.

30jährige Frau

Klinische Diagnose: Pankreatitis mit Pankreaspseudozysten und operativer Anlage einer Zystojejunostomie. Magenulkus und Übernähung. Globale Ateminsuffizienz. Vollbild eines ARDS.

Pathologisch-anatomische Diagnose: Chronisch-rezidivierende Pankreatitis mit Pseudozyste. Sekundärer Diabetes. Ausgeprägter diffuser Alveolarschaden. Chronische Bronchitis. Floride eitrige Pneumonie in allen Lungenlappen mit fibrinös-eitriger Pleuritis. Dekubitalulkus.

Todesursache: Respiratorische Insuffizienz.

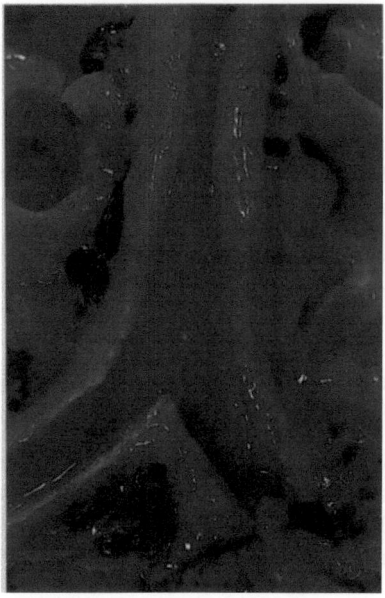
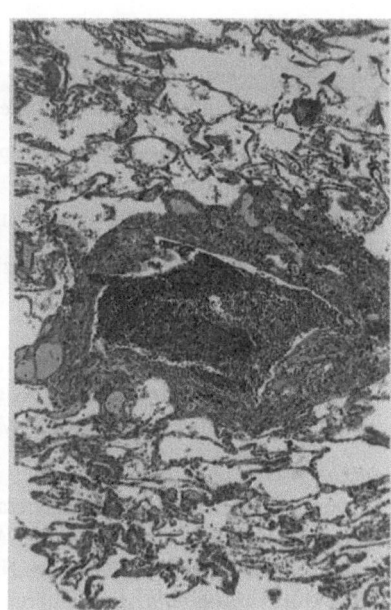

Abb. 5.19 a, b. Rezidivierende schleimigeitrige Bronchitis. **a** *(oben links)* Übersicht

Abb. 5.19. b *(oben rechts)* Histologie. Hämatoxylin-Eosin-färbung mit dichten entzündlichen Infiltraten im Bronchuslumen

Abb. 5.20 *(rechts)*. Chronische schleimigeitrige Bronchitis mit obliterierendem Schleimpfropf im linken Hauptbronchus

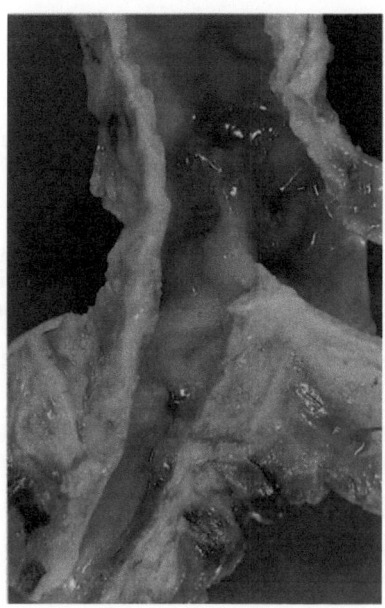

Atemnotsyndrom 131

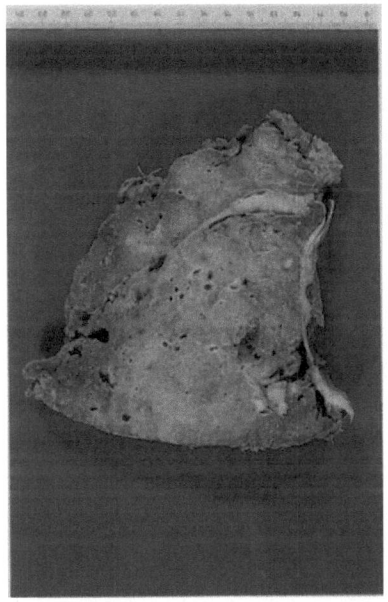 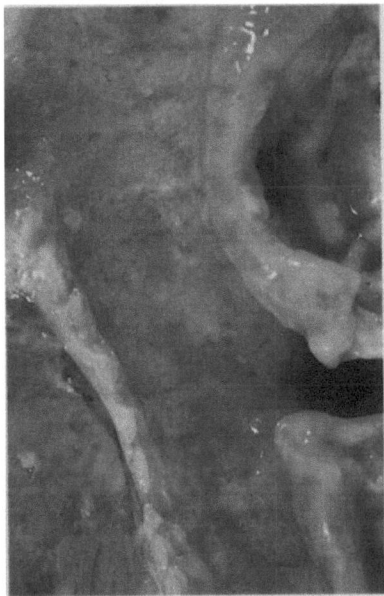

Abb. 5.21. Massive Schleimretention im Bronchialtrakt. Großflächenschnitt der Lunge

Abb. 5.22. Asthma bronchiale mit glasigen Schleimmassen in den großen Bronchien

Abb. 5.23
Asthma bronchiale. Histologisch aufgezogener Schnitt vom schleimgefüllten, rötlich gefärbten Bronchialtrakt

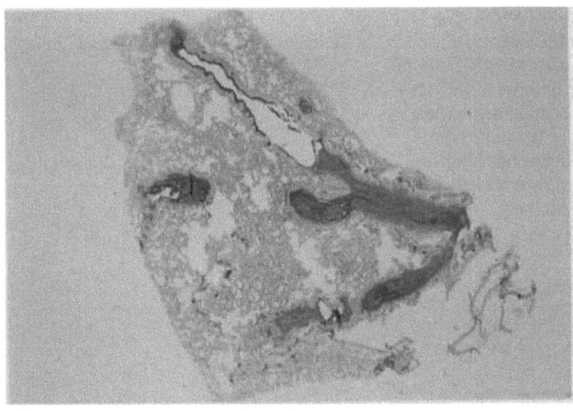

Abb. 5.24
Panazinäres klein-
bis mittelblasiges
Lungenemphysem

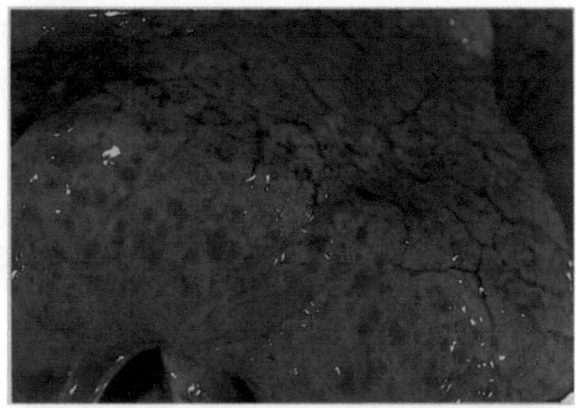

Abb. 5.25
Bullöses Lungen-
emphysem

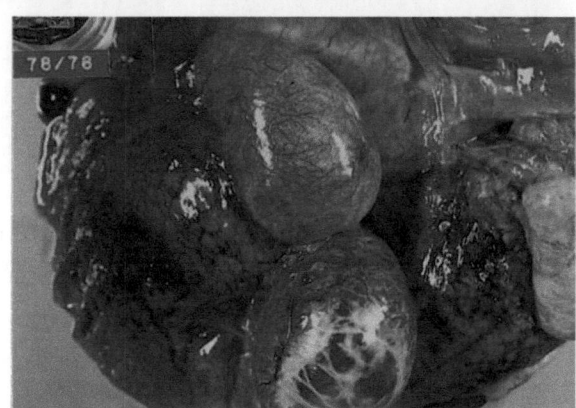

Abb. 5.26
Interstitielles Lungen-
emphysem mit netz-
förmig aneinanderge-
reihten, durch die
Pleura hindurch-
schimmernden Luft-
bläschen

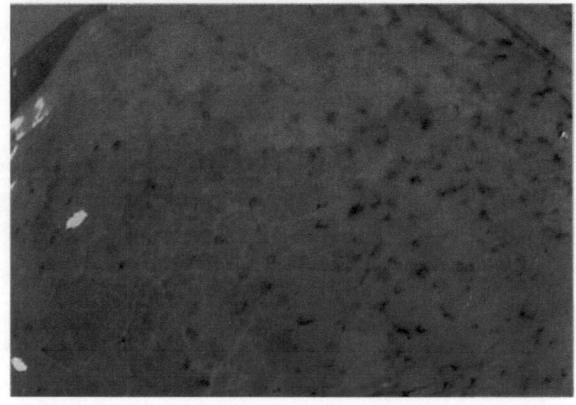

Atemnotsyndrom 133

Abb. 5.27
Ausgedehnte zylindrische Bronchiektasen bei chronisch-destruktiver Bronchitis und Schleimverlegung größerer Bronchien

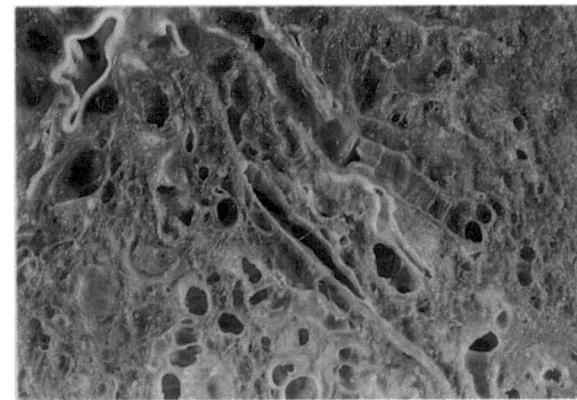

Abb. 5.28
Diffuser Alveolarschaden der Lunge, sog. Schocklunge (ARDS), teils im resorptiven, teils im fibrosierenden Stadium

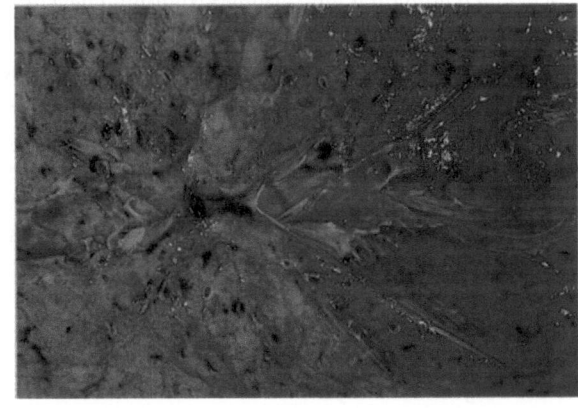

5.3
Stoffwechselerkrankungen

5.3.1
Diabetes mellitus

Diabetes mellitus ist eine Störung des Glukosestoffwechsels mit den Folgen einer chronischen Hyperglykämie, bedingt durch Insulinmangel.
Folgende Diabetesformen werden unterschieden:

- Der primäre insulinabhängige Typ-I-Diabetes (juveniler Diabetes);
- der nicht insulinabhängige primäre Typ-II-Diabetes (adulter Diabetes);
- sekundäre Diabetesformen, z. B. bei chronisch sklerosierender Pankreatitis oder bei Tumoren, die Insulinantagonisten produzieren wie Hypophysen-Nebennierentumoren mit Cushing-Syndrom, Phäochromozytom.

Der Typ-I-Diabetes ist durch eine chronische Zerstörung der insulinproduzierenden B-Zellen gekennzeichnet. Die Inseln werden durch eine lymphoidzellige Insulinitis zerstört. Es liegt offenbar ein Autoimmunprozeß vor, dessen Antigen-Antikörper-Muster bestimmbar ist (HLA-Antigene).
Beim Typ-II-Diabetes, der bei 90 % aller Diabetiker vorliegt, erscheinen die B-Zellen in den Inseln intakt. Bei älteren Patienten sind Amyloidablagerungen um die Inselkapillaren nachweisbar (AE-Amyloid). Beim Typ-II-Diabetes besteht eine periphere Insulinresistenz bei Adipositas mit Hyperinsulinämie. Die häufige Koinzidenz von Typ-II-Diabetes, Adipositas und Hyperlipidämie wird als „metabolisches Syndrom" bezeichnet.

5.3.1.1 Folgeerkrankungen

- Diabetische Makroangiopathie. Entspricht einer Arteriosklerose; damit verbunden sind periphere Durchblutungsstörungen, Gangrän, Enzephalomalazie und Myokardinfarkt bei Koronarsklerose.
- Diabetische Mikroangiopathie. Manifestiert sich als diabetische Glomerulosklerose, diabetische Retinopathie und diabetische Hepatopathie.
- Xanthombildung sowie diabetische Necrobiosis lipoidica.
- Allgemeine Infekt- bzw. Entzündungsanfälligkeit mit Abszeßbildungen in parenchymatösen Organen, vor allem abszedierende Pneumonie, Pyelonephritis mit Papillennekrosen, Furunkulose. Häufig Pilzinfektionen.
- Diabetische Embryopathie.
- Ein spezielles morphologisches Substrat für das Coma diabeticum gibt es nicht. Neben diskreten Schockzeichen kann es im Rahmen der Hyperglykämie zu Glykogenspeicherungen in den Nierentubuli kommen.
- Koronarsklerose und Myokardinfarkt (s. 4.1 und 5.1.1)

FALLBEISPIELE

31jährige Frau

Klinische Diagnose: Insulinpflichtiger Diabetes mellitus Typ I. Basilaristhrombose. Lysetherapie. Blutungen in Pons und frontotemporale Hirnregion. Tetraparese und Mittelhirnsyndrom. Rezidivierende Harnwegsinfekte.

Pathologisch-anatomische Diagnose: Multiple zystische Hirninfarkte mit Beteiligung von Brücke und Mittelhirn. Mikroinfarkte im Halsmark. Rezidivierende beginnende Aspirationspneumonie. Chronische Zystitis und tubulointerstitielle Nephritis.

Todesursache: Herz- und Kreislaufversagen mit zentralem Hirnschaden und terminaler Aspiration.

72jährige Frau

Klinische Diagnose: Entgleister Diabetes mellitus. Leberzirrhose. Hypertonie. Jetzt hohes Fieber.

Pathologisch-anatomische Diagnose: Akute bakterielle ulzeropolypöse Mitralklappenendokarditis mit septikopyämischer Streuung in parenchymatöse Organe und in das Gehirn. Stenosierende Koronarsklerose. Frischer Papillarmuskelinfarkt. Mikronoduläre Leberzirrhose. Frische Hiluslymphknotentuberkulose.

Todesursache: Zentrale Dysregulation.

76jährige Frau

Klinische Diagnose: Diabetes mellitus. Arterielle Hypertonie. Infektion am linken Unterschenkel. Sepsis.

Pathologisch-anatomische Diagnose: Hochgradig stenosierende Arteriosklerose der A. poplitea links. Gangrän am Unterschenkel und Vorfuß mit phlegmonöser Weichteilentzündung. Stenosierende Koronarsklerose. Myokardfibrose und frischer Myokardinfarkt. Diabetische Glomerulosklerose. Anämischer Hirninfarkt.

Todesursache: Infektiös-toxisches Herz- und Kreislaufversagen, frischer Myokardinfarkt.

79jährige Frau

Klinische Diagnose: Adipositas permagna. Diabetes mellitus. Zunehmende Dyspnoe. Niereninsuffizienz. Terminales septisch-toxisches Nierenversagen.

Pathologisch-anatomische Diagnose: Adipositas permagna. Akute tryptische Pankreatitis. Rechtsseitige Oberbauchperitonitis. Intrahepatische Cholangitis. Eitrige Nephritis. Frischer Innenschichtmyokardinfarkt. Terminale Aspiration von Mageninhalt. Bein- und Beckenvenenthrombosen links. Chronische Stauungsdermatitis beider Beine.

Todesursache: Schockbedingtes Herz- und Kreislaufversagen.

75jähriger Mann

Klinische Diagnose: Insulinpflichtiger Diabetes mellitus. Arterielle Hypertonie. Jetzt Pankreaskopfkarzinom mit Peritonealkarzinose.

Pathologisch-anatomische Diagnose: Metastasierendes Pankreaskarzinom mit stenosierender Infiltration des Duodenums und des Ductus choledochus, Peritonealkarzinose und Lebermetastasen. Cholestatischer Leberabszeß. Aspirationspneumonie.

Todesursache: Tumortoxisches Herz- und Kreislaufversagen.

83jährige Frau

Klinische Diagnose: Entgleister Diabetes mellitus. Pneumonie. Myokardinfarkt. Hyperthyreose.

Pathologisch-anatomische Diagnose: Perforierte Ulcera duodeni mit ausgedehnter fibrinös-eitriger Peritonitis. Frischer Papillarmuskelinfarkt. Geringe Koronarsklerose. Bronchopneumonie. Retrosternale Struma.

Todesursache: Infektiös-toxisches Herz- und Kreislaufversagen.

55jährige Frau

Klinische Diagnose: Seit 20 Jahren Diabetes mellitus mit Spätschäden wie Retinopathie, Angio- und Neuropathie. Allgemeine Arteriosklerose. Dialysepflichtige Niereninsuffizienz. Rezidivierende Infekte der Shunts mit Revisionen. Zuletzt Sepsis.

Pathologisch-anatomische Diagnose: Diabetes mellitus mit diabetischer Glomerulosklerose und Mikroangiopathie. Eitrig abszedierende Weichteilentzündung im Bereich der Shuntprothesen am linken Arm mit bakterieller Endocarditis mitralis. Epi- und Perikarditis. Fokale eitrige Myokarditis und Enzephalitis. Intramyokardiale Mikrothromben und allgemeine Arteriosklerose. Milzinfarkte. Hufeisennieren. Papilläres Schilddrüsenkarzinom.

Todesursache: Septikopyämie und Myokardinfarkte.

Weitere Befunde. Die übrigen typischen Befunde bei Diabetes mellitus sind an verschiedenen Stellen wie unter *Herz- und Kreislauferkrankungen* (5.1) und *Entzündungen* (5.4) etc. aufgeführt.

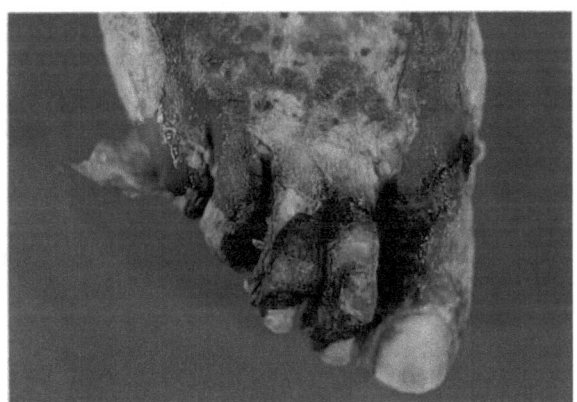

Abb. 5.29
Gangrän der Zehen

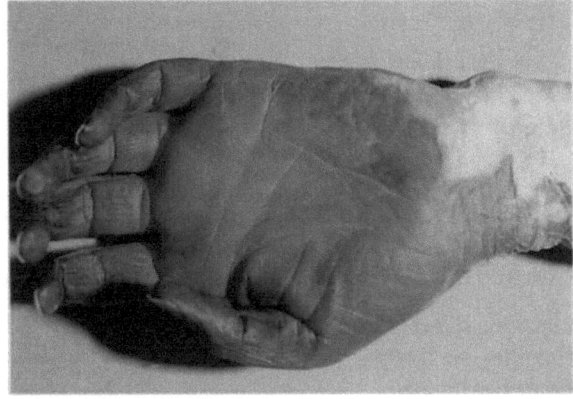

Abb. 5.30
Frische Gangrän von Hand und Finger links

5.3.2
Alkoholassoziierte Erkrankungen

5.3.2.1 Leberzirrhose

Die Leberzirrhose ist ein diffuser knotiger Umbauprozeß der Leber, charakterisiert durch Nekrose, Entzündung, Regeneration, vaskuläre Anastomosen und Bindegewebsseptenbildung. Eine floride oder aktive Leberzirrhose ist durch fortschreitende Zellnekrosen und Entzündungsinfiltrate gekennzeichnet. Bei der inaktiven oder stationären Leberzirrhose fehlen diese. Die Regeneration geht von erhaltenen Hepatozyten aus. Je stärker die Schädigung, desto ausgedehnter sind jedoch Fibrosierungen und Vernarbungen mit Übergang in eine atrophische Zirrhose. Es werden feinknotige, grobknotige und gemischte Zirrhosen unterschieden.
Die häufigste Zirrhose in den Industrieländern ist die alkoholische Leberzirrhose. Männer sind häufiger als Frauen betroffen. Neben der hypertrophen Fettzirrhose, die anfänglich zu einer Lebervergrößerung führt, ist die häufigste Form die atrophische feinknotige Leberzirrhose, bei der ein Parenchymschwund vorherrscht, ausgelöst durch eine alkoholische Hepatitis mit Nekrosen und Narbenfeldern. Selten werden auch grobknotige Zirrhoseformen angetroffen, die vor allem in Phasen von Alkoholabstinenz entstehen können, weil sich dann größere Regeneratknoten entwickeln können. Andere Ätiologien wie posthepatitische oder biliäre Zirrhosen können durch zusätzlichen Alkoholabusus rasch in die Dekompensation abgleiten. Dies gilt auch für die Zirrhose bei Morbus Wilson und Galaktosämie.

Als Folgen der Leberzirrhose kommen in Betracht:

- Portale Hypertonie durch Verödung und Kompression von Portalvenenästen. Der Zustand ist ein präsinusoidaler Block mit Vergrößerung der Milz (Hypersplenismus).
- Entwicklung portaler Umgehungskreisläufe. Am häufigsten Ösophagusvarizen mit Gefahr der Ruptur und Blutung. Erweiterung von Mesenterialvenen, des Plexus haemorrhoidalis, selten Ausbildung eines Caput medusae der Paraumbilikalvenen.
- Zirrhosebedingte Schleimhautulzera mit der Gefahr von Blutungen.
- Darmresorptionsstörungen. Ausbildung von Aszites als Folge der verminderten Leberdurchblutung. Reduktion der Leberfunktion.

Endzustand: Leberinsuffizienz.
Hauptfolgen: Ikterus, metabolische Vergiftung, hepatische Enzephalopathie. Coma hepaticum.

Leberzirrhose 139

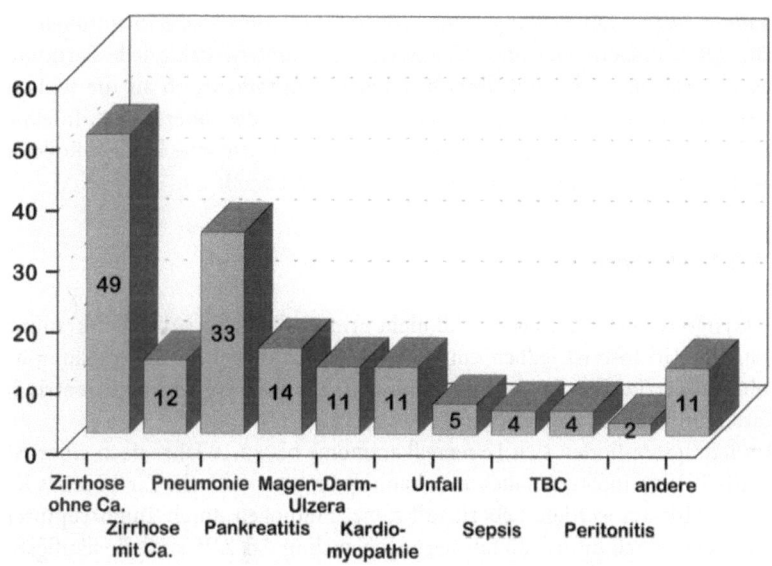

Abb. 5.31. Alkoholassoziierte Erkrankungen (n = 154)

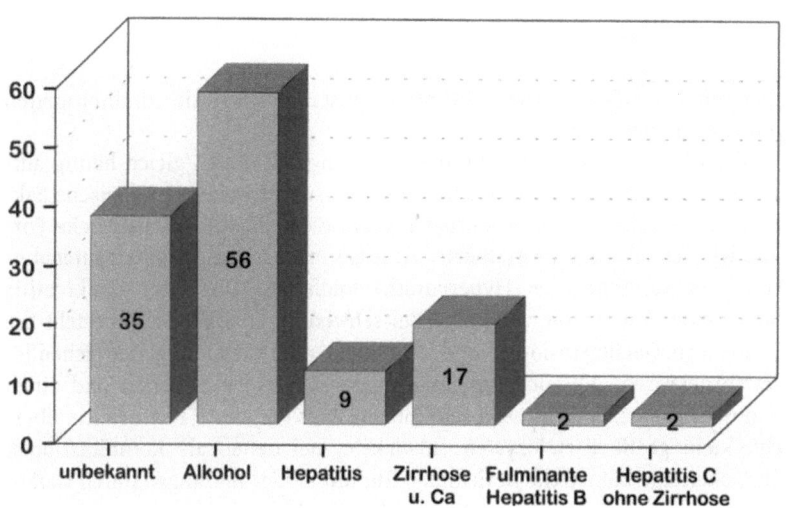

Abb. 5.32. Ursachen der Leberzirrhose (n = 121)

Weitere Folgen: Entwicklung eines Leberzellkarzinoms sowie Infektionen, am häufigsten Pneumonien und Peritonitis. Die spontane bakterielle Peritonitis bei Leberzirrhose verläuft klinisch weniger symptomenreich als die typische Peritonitis und wird deshalb oft erst spät erkannt oder unterschätzt. Infektionen spielen auch ohne Ausbildung einer Leberzirrhose eine häufige Rolle bei alkoholassoziierten Erkrankungen (Abb. 5.31 und 5.32).

5.3.2.2 Lebertumoren

Bösartige Tumoren der Leber sind nicht primär alkoholassoziierte Erkrankungen. Die Zirrhose ist jedoch ein wichtiger Kofaktor bei der Entwicklung des Leberzellkarzinoms. In der alkoholischen Zirrhose ist das multizentrische Karzinom häufiger nachweisbar.

Am häufigsten finden sich Leberzellkarzinome bis zu 10 Jahre nach einer Hepatitis-B-Virusinfektion; auch hier kann die posthepatitische Zirrhose als Kofaktor wirksam werden. Leberinsuffizienz, Blutungen durch Tumorrupturen, vor allem jedoch diffuse Metatasierungen auch in das ZNS sind die häufigsten Todesursachen durch das Leberzellkarzinom (Abb. 5.32).

Die in Abb. 5.31 aufgeführten weiteren alkoholassoziierten Erkrankungen wie Pneumonien, Sepsen, Peritonitiden und Tuberkulosen sind bereits abgehandelt (s. S. 54 ff.).

5.3.2.3 Pankreatitis

Eine weitere alkoholassoziierte Erkrankung ist die Pankreatitis in ihrer akuten und chronischen Form.

Bei der *akuten Pankreatitis*, die bei Männern und Frauen gleich häufig auftritt, sind neben dem chronischen Alkoholabusus als weitere ätiologische Faktoren zu berücksichtigen: Konkrementstenose der Papille, idiopathische Formen wie Schock nach protrahierter Kreislaufinsuffizienz, Medikamentenabusus, Hyperkalzämien bei Hyperparathyreoidismus. Die akute Pankreatitis kann milde und schwer verlaufen. Bei schweren Verlaufsformen besteht die Gefahr von Gefäßarrosionen und Blutungen mit Ausbildung tiefreichender Gewebsnekrosen, die auch das umgebende Fettgewebe betreffen und einen hämorrhagischen Aszites auslösen können. Wer die akute Pankreatitis überlebt, kann große Pseudozysten entwickeln, bei denen als Komplikationen eine sekundäre bakterielle Besiedlung, Rupturen oder Blutungen durch Gefäßarrosionen entstehen können. Nicht selten finden sich bei der akuten Pankreatitis keine auffälligen Fermentreaktionen, so daß die Diagnose dann erst nach der Obduktion gesichert wird.

Bei der *chronischen Pankreatitis* steht der chronische Alkoholismus an erster Stelle der Ätiologie. Pathogenetisch handelt es sich um rezidivierende akute Pankreatitiden. Anfänglich entwickeln sich Fettgewebsnekrosen und Pseudozysten. Zunehmend fibrosiert und sklerosiert das Parenchym. Im Endzustand sind zahlreiche Gangkonkremente nachweisbar. Pseudozysten sind dann nicht mehr vorhanden. Die Klinik ist durch Schmerzen sowie Insuffizienzen der exokrinen und endokrinen Pankreasfunktionen charakterisiert.

Pankreaskarzinome lassen sich nicht von der Pankreatitis ableiten. Da sie klinisch zumeist erst spät diagnostiziert werden, haben sie insgesamt eine schlechte Prognose. Am häufigsten handelt es sich um drüsenbildende Karzinome, selten liegen auch neuroendokrine Tumoren des Pankreas vor.

Magen- und Duodenalulzera können ebenfalls Folgen eines chronischen Alkoholabusus sein und sind nicht selten mit einer alkoholisch bedingten Leberzirrhose kombiniert. Wie bei den peptischen Ulzera besteht die Gefahr einer Gefäßarrosion mit Blutung.

Peritonitis bei bestehendem Aszites und Leberzirrhose, bei penetrierenden und perforierenden Ulzera und Pankreatitis ist eine weitere alkoholassoziierte Erkrankung.

FALLBEISPIELE

43jährige Frau

Klinische Diagnose: Langjähriger Alkoholabusus. Fettleber. Verdacht auf Hepatitis. Progrediente Leberinsuffizienz. Coma hepaticum.

Pathologisch-anatomische Diagnose: Floride alkoholische Hepatitis mit deutlicher Cholestase. Akute nekrotisierende Pankreatitis. Peritonitis. Massive gastrointestinale Blutung bei mehreren Magen- und Duodenalulzera. Zusätzlich chronische interstitielle Pneumonie.

Todesursache: Schock und Leberinsuffizienz.

65jähriger Mann

Klinische Diagnose: Chronischer Alkoholismus. Leberzirrhose und Ösophagusvarizen. Zustand nach portokavalem Shunt und Milzexstirpation. Jetzt Verdacht auf gastrointestinale Blutung und ischämischen Insult.

Pathologisch-anatomische Diagnose: Mikronoduläre, mäßig aktive Leberzirrhose. Chronisches-peptisches Ulcus duodeni mit frischem Schub und arrodiertem Gefäßstumpf. Rezidivierende Myokardinfarkte, akute Koronarinsuffizienz und stenosierende Koronarsklerose.

Todesursache: Akute Koronarinsuffizienz bei massiver intestinaler Blutung.

76jähriger Mann

Klinische Diagnose: Zustand nach Magenoperation wegen blutendem Ulcus duodeni. Dekompensierte Leberzirrhose bei chronischem Alkoholabusus.

Pathologisch-anatomische Diagnose: Mikronoduläre Leberzirrhose mit mäßiggradiger Aktivität. Zustand nach B-II-Resektion des Magens wegen Ulkusperforation. Subhepatisches Empyem. Diffuse hämorrhagische fibrinöse Peritonitis. Exzentrische Herzhypertrophie, Gewicht 670 g. Stenosierende Koronarsklerose mit kanalisiertem Thrombus im rechten Kranzgefäß.

Todesursache: Toxisches Herz- und Kreislaufversagen bei Peritonitis und Leberinsuffizienz.

67jähriger Mann

Klinische Diagnose: Chronischer Alkohol- und Nikotinabusus. Zungenkarzinom. Kachexie. Toxisches Nierenversagen.

Pathologisch-anatomische Diagnose: Mikronoduläre Leberzirrhose. Verhornendes Plattenepithelkarzinom am rechten Zungenrand. Eitrig-phlegmonöse Entzündung von Haut, Bauchdecke und Magenwand im Bereich einer PEG. Fibrinös-eitrige Peritonitis. Chronisch-sklerosierende Pankreatitis. Konfluierende Aspirationspneumonie.

Todesursache: Infektiös-toxisches Herz- und Kreislaufversagen.

50jähriger Mann

Klinische Diagnose: Jahrelanger ausgeprägter Alkoholabusus.

Pathologisch-anatomische Diagnose: Ausgeprägte allgemeine Kachexie mit Herzatrophie, Gewicht 170 g. Grobknotige Leberzirrhose.

Todesursache: Akutes Herzversagen bei Rhythmusstörung und Elektrolytentgleisung.

65jähriger Mann

Klinische Diagnose: Chronischer Alkoholabusus. Funktionelle Leberinsuffizienz. Gastrointestinale Blutung.

Pathologisch-anatomische Diagnose: Mikronoduläre Leberzirrhose. Hepatozelluläres Karzinom mit Einbruch in die V. cava inferior und Pfortader mit Thrombenbildung. Tumorthromben in den Lungenarterien. Multiple Lungenmetastasen sowie lymphangische Karzinose mit Gefäßeinbrüchen. Multiple Lymphknotenmetastasen im Bereich von Leberhilus, Pankreaskopf, Kardia des Magens, paraaortal und der Milz. Rupturierte Ösophagusvarizen. Sklerosierende Pankreatitis.

Todesursache: Herz- und Kreislaufversagen durch hypovolämischen Schock, 8000 ml Blut im Magen-Darm-Trakt, 8 l Aszites. Sklerosierende Pankreatitis.

82jähriger Mann

Klinische Diagnose: Langjähriger chronischer Alkoholabusus. Großer infiltrativer Tumor in der Leberpforte. Gastrointestinale Blutung. Arterielle Hypertension. Zerebrovaskuläre Insuffizienz.

Pathologisch-anatomische Diagnose: Polymorphzelliges undifferenziertes Sarkom im Gallenblasenbett der Leber mit Metastasen in hepatoportalen Lymphknoten. Infiltration in die Leber und Magenwand. Zusätzlich klarzellig kompaktes Nierenzellkarzinom rechts. Florides Ulcus duodeni. Divertikulose des Sigma. Allgemeine Arteriosklerose und Pneumonie.

Todesursache: Herz- und Kreislaufversagen mit Tumorintoxikation und Pneumonie. Kein Hinweis für Leberzirrhose.

FALLBEISPIELE

Differentialdiagnose zur Leberzirrhose

61jähriger Mann

Klinische Diagnose: Leberzellkarzinom mit Metastasen, aortokoronarer Bypass. Non-A-non-B-Hepatitis 18 Jahre vor dem Tod.

Pathologisch-anatomische Diagnose: Dekompensierte gemischtknotige Leberzirrhose mit hepatozellulärem Karzinom. Ausgeprägter Ikterus mit cholämischer Nephrose. Stenosierende Koronarsklerose mit Zustand nach Bypassoperation. Ösophagus- und Magenfundusvarizen mit gastrointestinaler Blutung. 400 ml flüssiges Blut im Magen sowie im gesamten Dünn- und Dickdarm mit Teerstuhl.

Todesursache: Leberinsuffizienz und hypovolämischer Schock. Terminale Aspiration.

81jährige Frau

Klinische Diagnose: Früher Diphtherie. Fragliche Gelbsucht und Tuberkulose. Seit 10-12 Jahren Lebererkrankung bekannt. Verdacht auf Leberzellkarzinom. Präfinal verwirrt, somnolent. Verdacht auf Lungenembolie bei plötzlichem Kollaps.

Pathologisch-anatomische Diagnose: Mikronoduläre Leberzirrhose mit cholangiozellulärem Karzinom und regionären und mediastinalen Lymphknotenmetastasen sowie peritonealer Karzinose. Anämischer Hirninfarkt rechts frontoparietal. Leukozytoklastische Vaskulitis der Haut (Paraneoplasie). Nephrolithiasis links.

Todesursache: Herz- und Kreislaufversagen durch Leberinsuffizienz und Tumorintoxikation.

55jähriger Mann

Klinische Diagnose: Alte Hepatitis B. Zustand nach Ulkusperforation im Jejunum. Pilzperitonitis. Jetzt frische Deltahepatitis. Leberausfall mit Enzephalopathie.

Pathologisch-anatomische Diagnose: Nekrotisierender cholestatischer hepatitischer Schub bei posthepatitischer Leberzirrhose mit Superinfektion durch Deltavirus. Hepatozelluläres Leberzellkarzinom im linken Leberlappen. Sklerosiertes kavernöses Hämangiom im rechten Leberlappen. Pseudodivertikel im Jejunum. Residuen einer abgelaufenen Peritonitis.

Todesursache: Leberinsuffizienz.

Pankreatitis

36jährige Frau

Klinische Diagnose: Seit 2 Monaten Einnahme von Medikamenten zur Entschlackungskur. Bis 6 Durchfälle pro Tag. Plötzliche Entwicklung eines Trommelbauches. Kreislaufschock.

Pathologisch-anatomische Diagnose: Akute Pseudoobstruktion des Kolons mit Wandperforation, 200 ml Darminhalt sowie freie Luft im Abdomen. Ausgedehnte fibrinöse Peritonitis. Pleuritis mit flüssigem Darminhalt in der Pleurahöhle und Pneumothorax rechts bei dysontogenetischer Zwerchfellfensterung rechts. Spaltung des Septum pellucidum.

Todesursache: Toxisches Herz- und Kreislaufversagen.

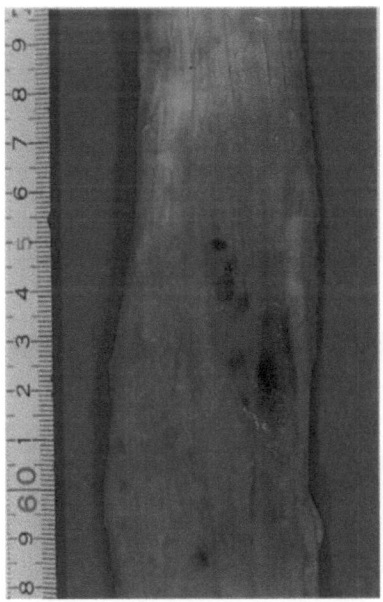
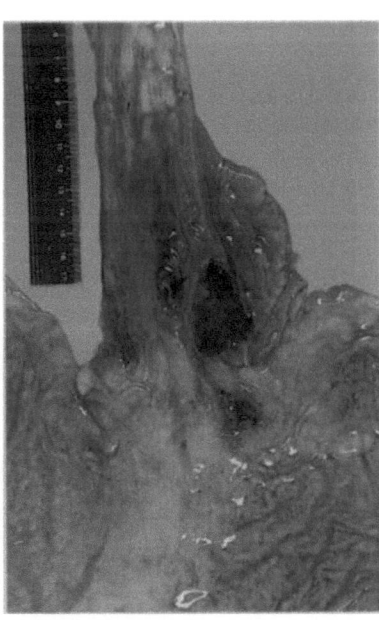

Abb. 5.33 a, b. Ösophagusvarizen bei Leberzirrhose. **a** Unbehandelt

Abb. 5.33. b Zustand nach Sklerosierung der Varizen am Übergang zur Kardia

Abb. 5.34
Chronisches hepatogenes Ulkus im Duodenum bei Leberzirrhose

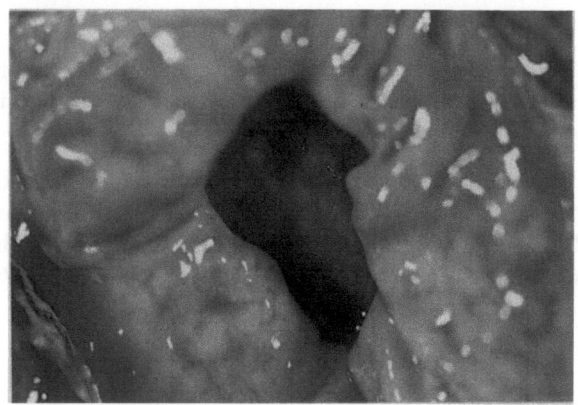

Abb. 5.35
Perisplenitis cartilaginea der portal gestauten Milz bei bestehender Leberzirrhose

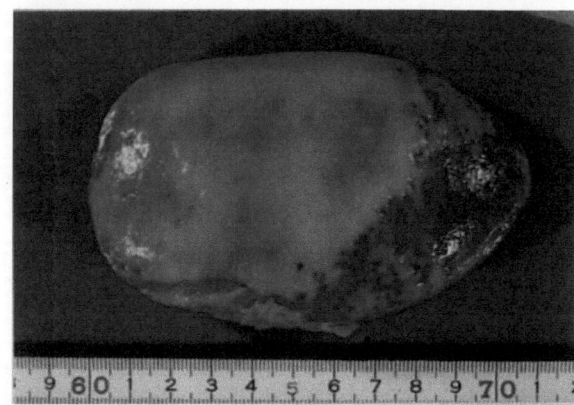

Abb. 5.36
Fettleber bei chronischem Alkoholismus

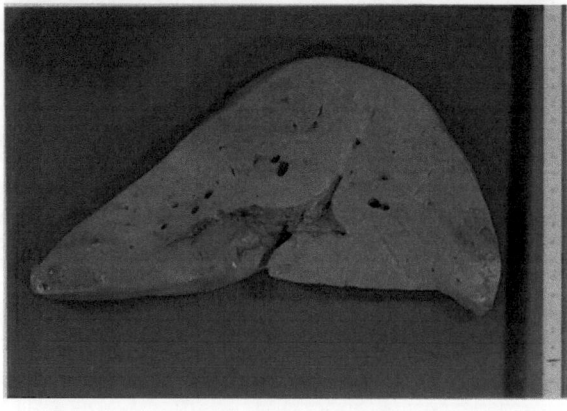

Pankreatitis 147

Abb. 5.37
Fettleberzirrhose bei chronischem Alkoholismus

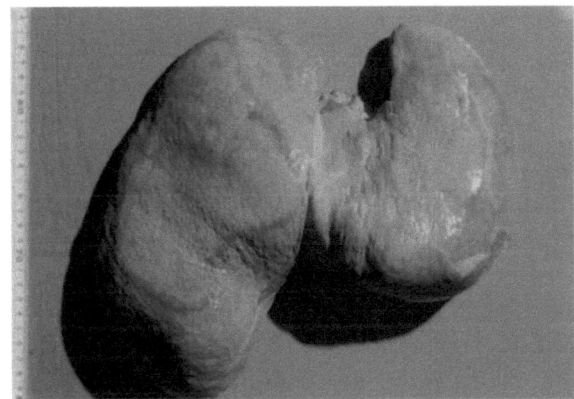

Abb. 5.38
Feinknotige Leberzirrhose bei chronischem Alkoholismus

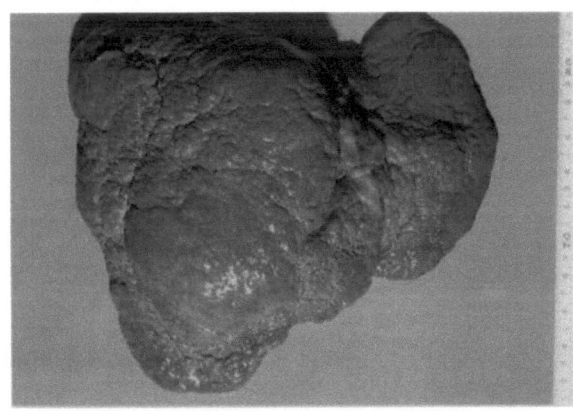

Abb. 5.39
Gemischtknotige Leberzirrhose

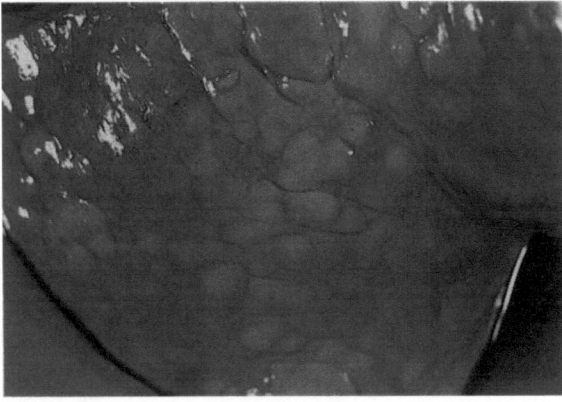

Abb. 5.40
Grobknotige (postnekrotische) Leberzirrhose

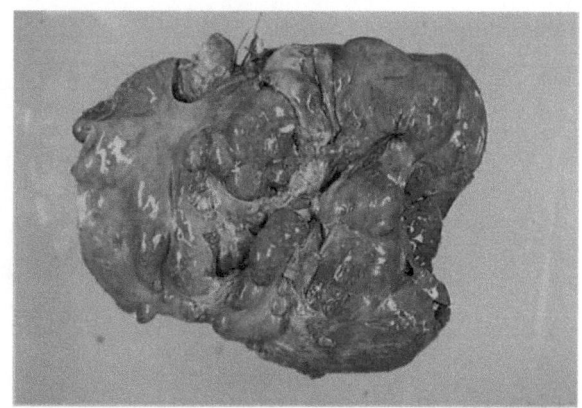

Abb. 5.41
Leberzirrhose mit Leberzellkarzinom

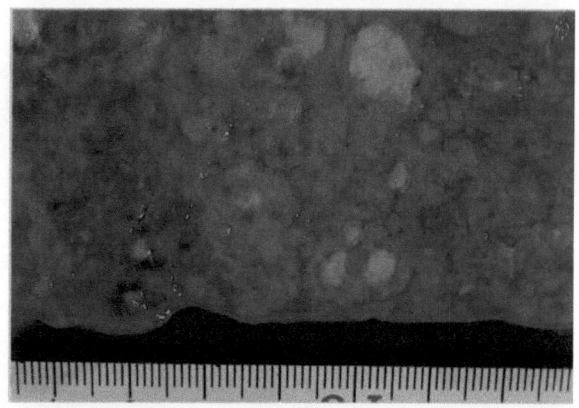

Abb. 5.42
Fokale noduläre Hyperplasie der Leber

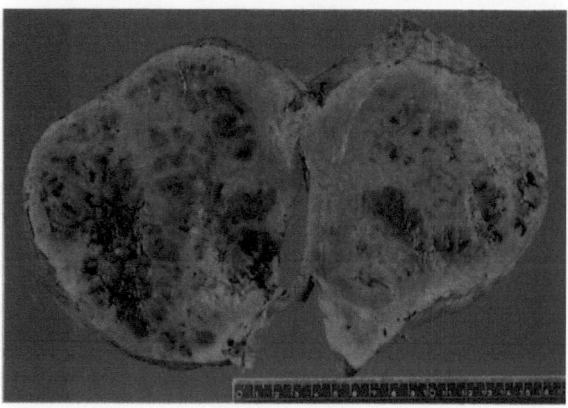

Pankreatitis 149

Abb. 5.43 a, b
Grobknotige Metastasen in der Leber

a Aufsicht

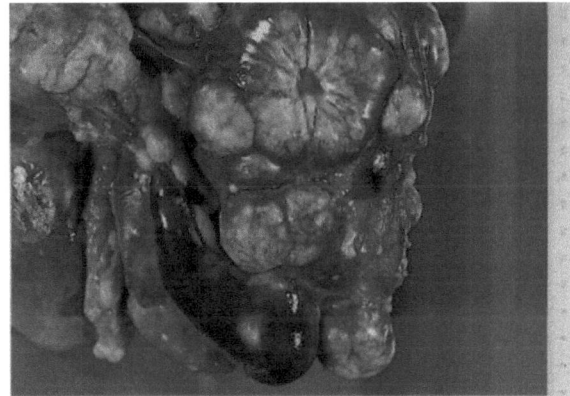

Abb. 5.43
b Schnittfläche

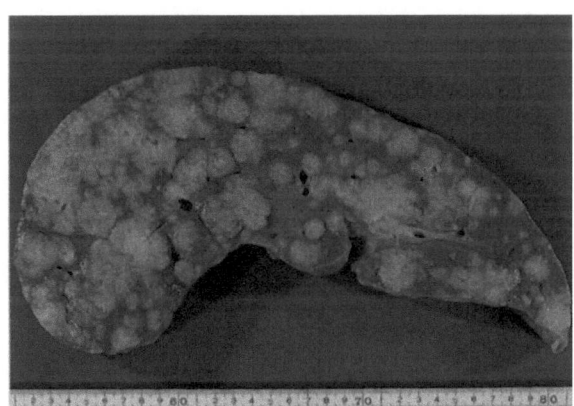

Abb. 5.44
Chronische, z. T. sklerosierende Pankreatitis mit Pseudozystenbildungen

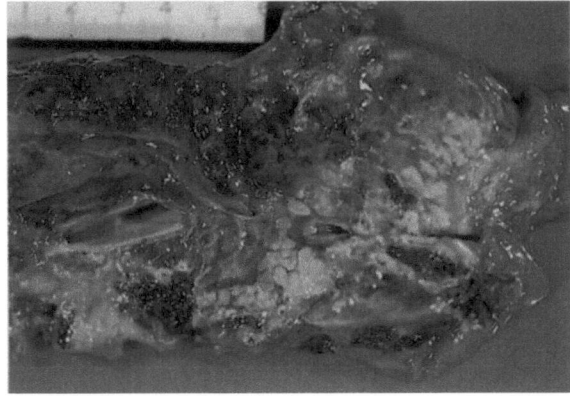

Abb. 5.45
Chronische sklerosierende Pankreatitis mit großen Konkrementbildungen im Ductus pancreaticus

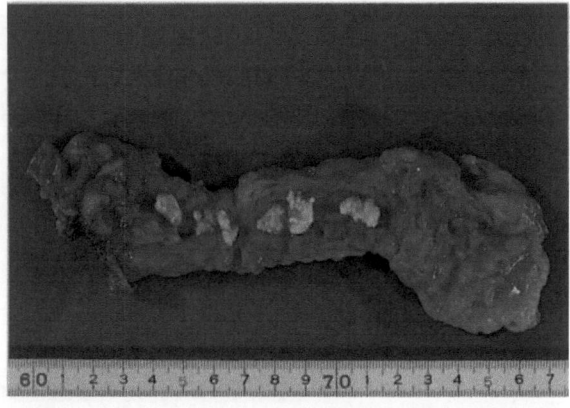

Abb. 5.46
Große hämorrhagische Pseudozyste bei rezidivierender chronischer Pankreatitis und chronischem Alkoholabusus

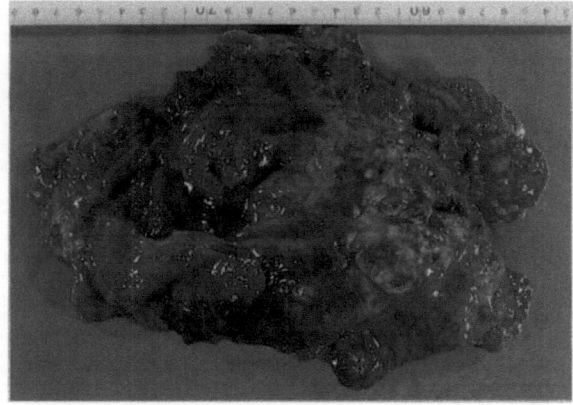

Pankreatitis 151

Abb. 5.47
a Pseudoobstruktion des Kolons mit Wandperforation

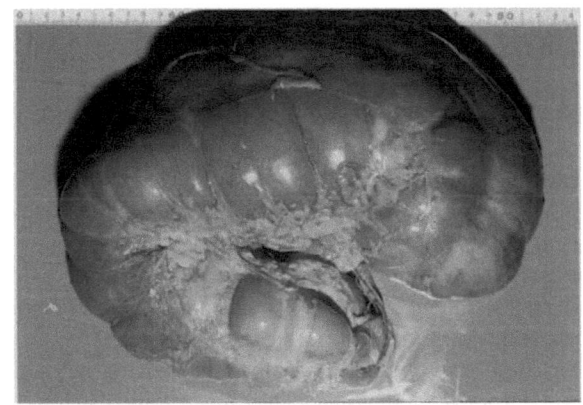

Abb. 5.47
b Wandperforation

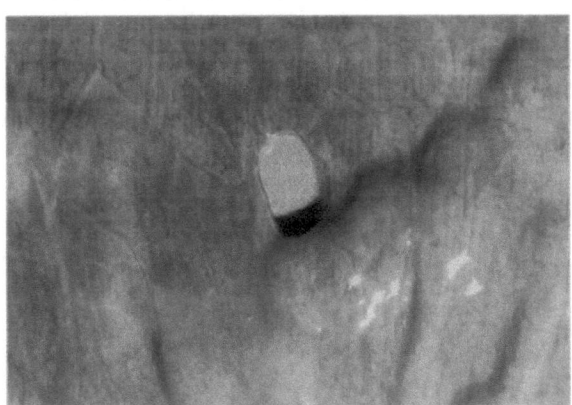

5.3.3
Gicht

Bei der Gicht liegt entweder eine primäre oder eine sekundäre Hyperurikämie vor. Bei der *primären Hyperurikämie* besteht eine gestörte Harnsäureausscheidung oder eine erhöhte Harnsäureproduktion. Die *sekundäre Hyperurikämie* findet sich als Komplikation bei anderen Stoffwechselerkrankungen. Vor allem tritt sie auf bei einem gesteigerten Nukleinsäureumsatz, z. B. bei Gewebsnekrosen durch Radiochemotherapie maligner Tumoren mit Tumorzerfall, bei Anämien, Leukosen, vor allem aber auch bei chronischer Niereninsuffizienz mit verminderter Harnsäureausscheidung.

Die Uratkristalle werden an den verschiedensten Stellen des Organismus abgelagert. Knotige Uratkristallablagerungen finden sich in Ohrknorpel, Trachea, Bronchien, sehr selten auch in der Herzmuskulatur. Um die Uratkristallablagerungen entwickelt sich eine Fremdkörperreaktion mit mehrkernigen Riesenzellen. Am häufigsten ist die Gichtsynovialitis oder Arthritis urica. Bei schwerer Hyperurikämie sind auch die Nieren befallen. Es kommt zur Nephritis chronica urica. Auch hier findet sich eine destruierende riesenzellhaltige Entzündung.

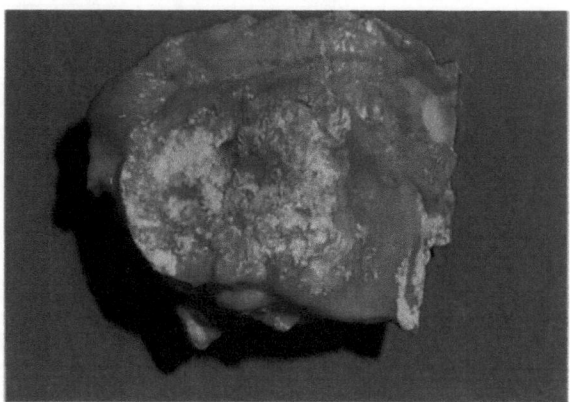

Abb. 5.48
Destruierende Synovialitis und Arthritis im Bereich der Patella bei Hyperurikämie

Gicht 153

Abb. 5.49 a, b
Uratkristallablagerungen im Kleinzehengelenk

a Längsschnitt

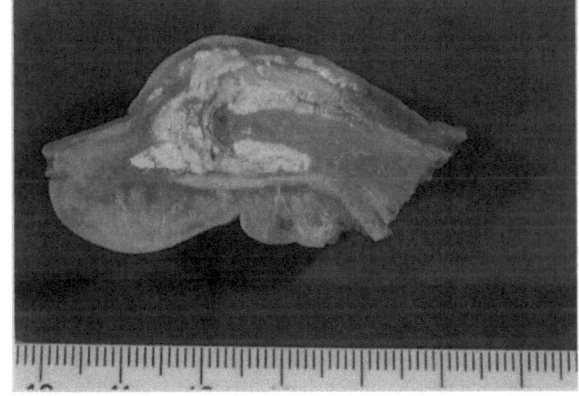

Abb. 5.49
b Querschnitt

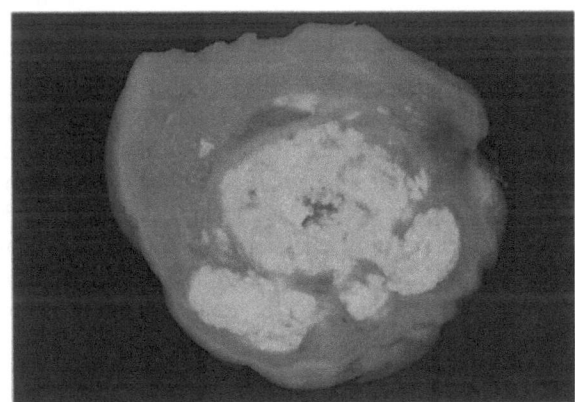

Abb. 5.50
Polarisationsoptischer Nachweis von Uratkristallablagerungen in einem Gichttophus

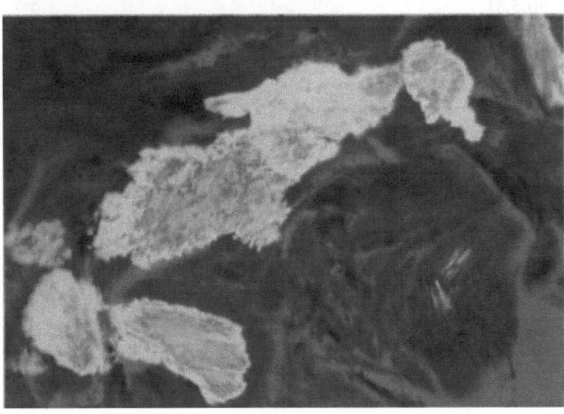

5.3.4
Degenerative Gelenk- und Knochenerkrankungen

Degenerative Gelenkerkrankungen haben eine große klinische und sozialmedizinische Bedeutung. Es gibt primäre und sekundäre Arthrosen. Die primäre Arthrosis deformans ist die häufigste Erkrankung der großen Gelenke (Hüfte und Kniegelenke). Ätiologisch werden Fehlbelastung und Überbelastung der Gelenke, genetische Faktoren und altersphysiologische Störungen diskutiert. Die primäre Knorpelschädigung führt zu Deckplatteneinbrüchen und zu Spongiosanekrosen mit Ausbildung von Geröllzysten. Es entwickelt sich ein reaktives Granulationsgewebe, das die Geröllzysten umschließt und pilzförmig bis zur Gelenkoberfläche vordringt. Die Folge ist eine Detritussynovialitis. Die Gelenkoberfläche ist schwerstens geschädigt. Nur unter erheblichen Schmerzen können die Patienten ihre Gelenke bewegen.
Der Fortschritt in der Chirurgie hat dazu geführt, daß heutzutage mit relativ unblutigen Eingriffen Hüft- und Kniegelenke ersetzt werden. Die eingebrachten Prothesen können sich selten durch Fortschreiten entzündlicher und degenerativer Schäden lockern. Im Rahmen der Arthrose kann es jedoch auch zu eitrigen Gelenkentzündungen kommen, die die Gefahr einer Streuung mit Ausbildung einer Septikämie und Septikopyämie in sich bergen.
Degenerative Schäden des Gelenkmeniskus werden in der Regel zu Lebzeiten des Patienten operativ korrigiert. Chronische Meniskopathien werden jedoch nicht selten bei der Obduktion entdeckt. Sie sind allerdings Nebenbefunde. Weitere häufige Nebenbefunde bei der Obduktion sind Kyphoskoliosen der Wirbelsäule und Osteoporosen.

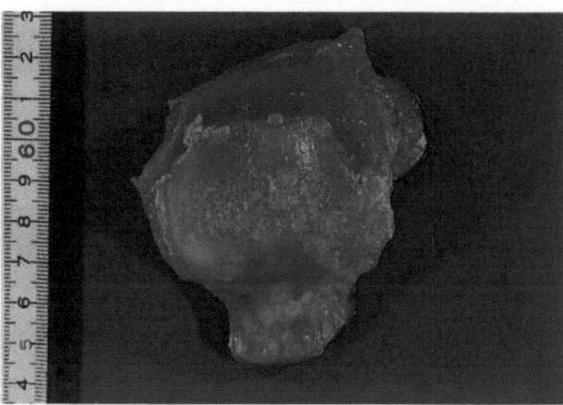

Abb. 5.51
Gonarthrose und
Chondrokalzinose
der Patella

Degenerative Gelenk- und Knochenerkrankungen 155

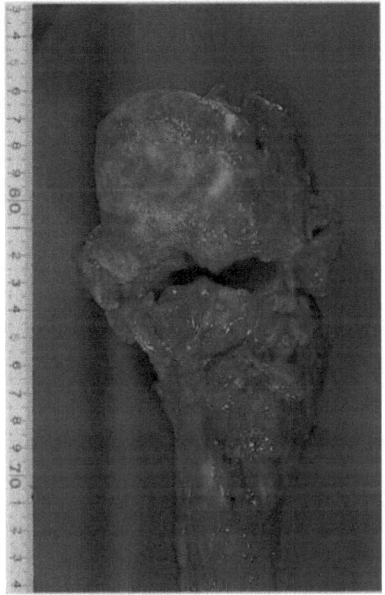

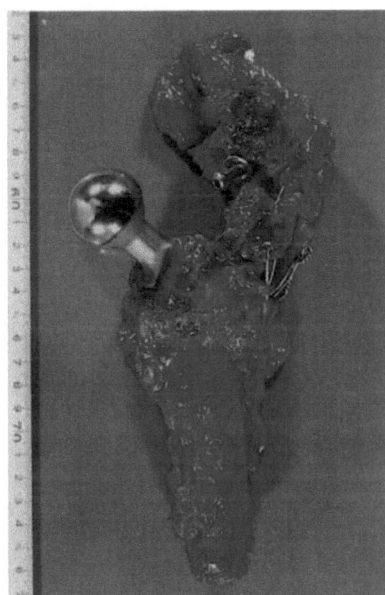

Abb. 5.52 *(oben links).* Schwere Koxarthrose des Hüftkopfes

Abb. 5.53 *(oben rechts).* Totalendoprothese des Hüftkopfes mit Fraktur des Trochanter major

Abb. 5.54 *(rechts).* Ersatz des Kniegelenks

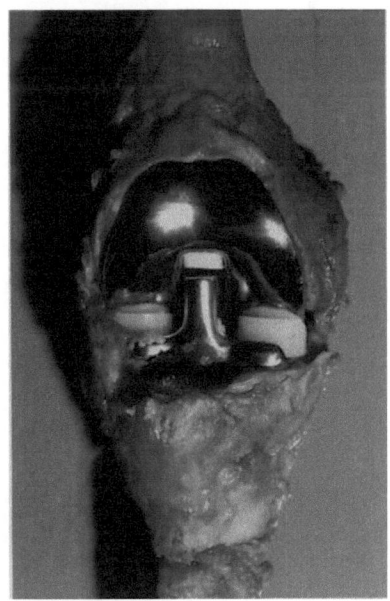

Abb. 5.55
Spondylophyten der
Wirbelsäule

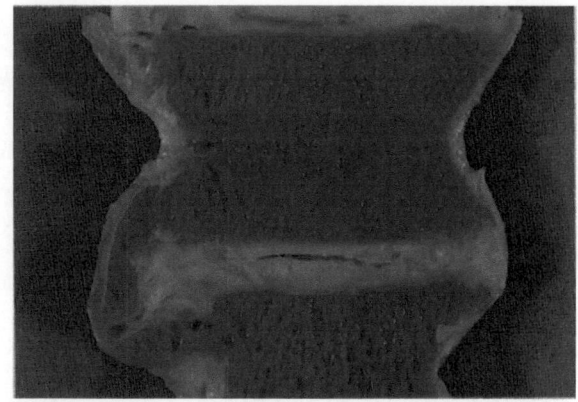

Abb. 5.56
Osteoporose der
Wirbelsäule

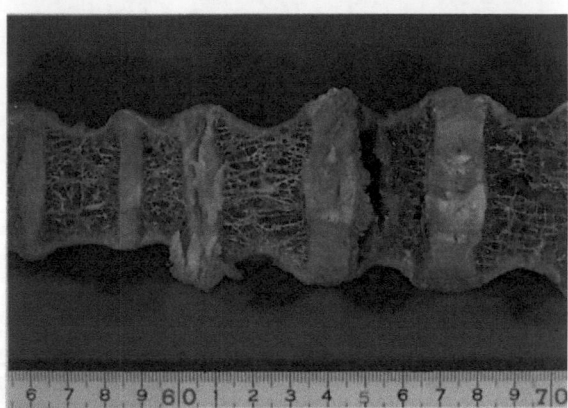

Abb. 5.57
Pigmentierte villo-
noduläre Synovialitis
(Zufallsbefund bei der
Obduktion)

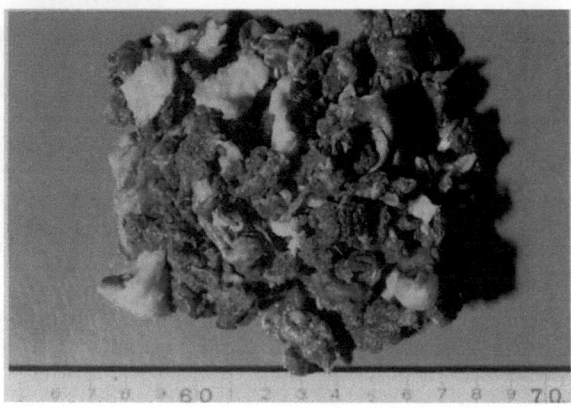

Degenerative Gelenk- und Knochenerkrankungen 157

Abb. 5.58
Bakerzyste im rechten Knie (Zufallsbefund bei der Obduktion)

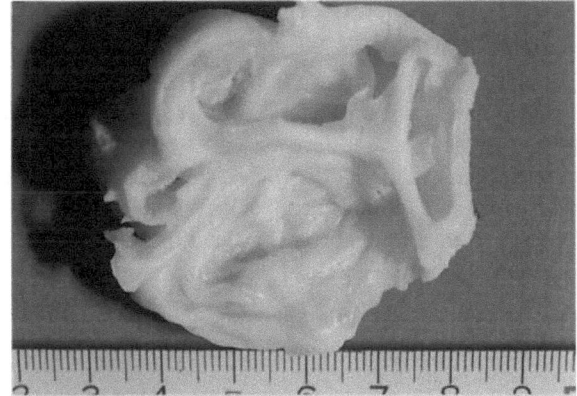

Abb. 5.59
Polyzystisches Ganglion im rechten Handgelenk (Zufallsbefund bei der Obduktion)

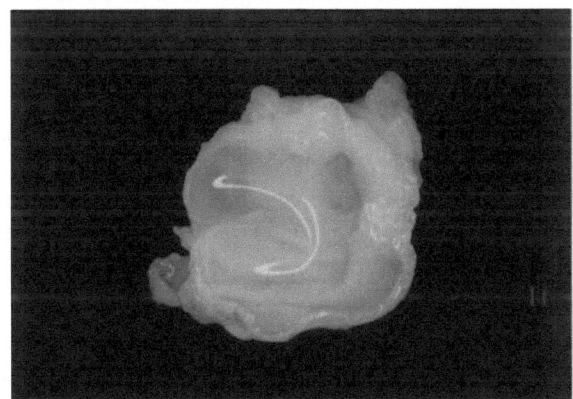

Abb. 5.60
Corpora libera im Kniegelenk (Zufallsbefund bei der Obduktion)

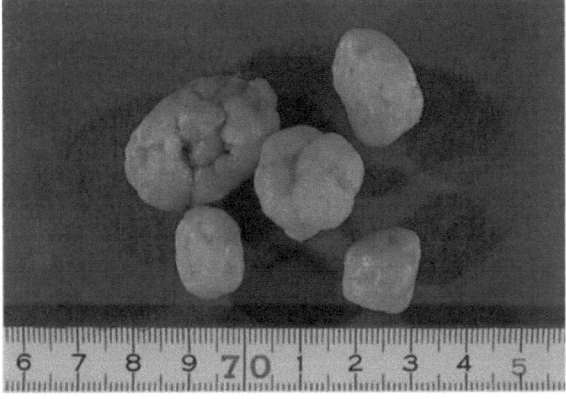

5.4
Entzündungen

Eine Entzündung ist die Reaktion des Organismus auf eine Gewebsschädigung mit der Aufgabe, das auslösende Agens zu neutralisieren, den Schaden selbst zu reparieren und damit den Defekt zu egalisieren. Die klassischen Kardinalsymptome sind Rötung (Rubor), Wärme (Calor), Schwellung (Tumor), Schmerz (Dolor) und Störung der Funktion (Functio laesa).
Entzündungen sind zurückzuführen auf:

- Belebte Ursachen: Viren, Bakterien, Pilze, Parasiten, Protozoen u.a.
- Unbelebte Ursachen: Chemische und physikalische Noxen.

Der zeitliche Ablauf wird in eine akute und eine chronische Entzündung unterteilt. Chronische Entzündungen können durch akute Schübe rezidivieren.
Morphologisch sind 4 Typen zu unterscheiden:

- Seröse exsudative Entzündung.
- Eitrige leukozytenreiche Entzündung (Abszeß, Phlegmone, Empyem).
- Pseudomembranös-nekrotisierende Entzündung.
- Granulomatöse Entzündung. Granulome sind eine Ansammlung von Lymphozyten, Makrophagen und mehrkernigen Riesenzellen mit oder ohne zentrale Nekrosen.

Eine eitrige Entzündung kann lokal begrenzt sein, z.B. als Abszeß, sich aber auch fortgeleitet ausbreiten. Die Ausbreitung per continuitatem besagt, daß die Entzündung innerhalb eines Gewebes besteht und der entzündliche Prozeß auf benachbarte Gewebe und Organe übergreift.
Eine Ausbreitung per continuitatem besteht, wenn z.B. ein subphrenischer Abszeß mit Entwicklung eines Pleuraempyems einhergeht. Für die kanalikuläre Ausbreitung ist die auf- oder absteigende Cholangitis oder Pyelitis ein Beispiel. Die Entzündung kann sich über die Blutbahn hämatogen oder über die Lymphbahn, lymphogen, aber auch entlang der Nervenscheiden perineural ausbreiten.
Das *Zellbild* der Entzündung hängt von dem entzündungsbestimmenden Agens ab. Bakterielle Entzündungen sind überwiegend leukozytär, virale Entzündungen immunologisch lmyphozytär-plasmazellulär geprägt. Monozyten, Histiozyten und Makrophagen sowie deren Transformationsprodukte wie Epitheloidzellen oder mehrkernige Riesenzellen spielen in allen Entzündungen eine Rolle. Eingeschlossen sind in den chronischen Prozessen die Fibroblasten.

Am Anfang eines entzündlichen Geschehens kommt es über die Wirkung vasoaktiver Amine zur Engstellung der Arteriolen und zur Erweiterung der Venolen. Im Rahmen der Weitstellung des Gefäßsystems mit einer gesteigerten Permeabilität der Kapillarwand treten Ödeme auf. Durch die erhöhte Durchströmung der Kapillaren kann der Abtransport entzündungsprägender Agenzien begünstigt bzw. beschleunigt werden, ein sog. Wegspüleffekt. Sobald es jedoch zum Stadium der fibrinösen Exsudation kommt, erfolgt der Übergang ins zelluläre Stadium der Entzündung. Chemotaktische Faktoren bewirken hier das Einwandern von Blutzellen. Das Kaskadenprinzip des Komplementsystems (C-System) und freigesetzte zelluläre Produkte wie Leukotriene, Prostaglandine und Interleukine fördern das zelluläre Stadium der Entzündung.

Je nach Überwiegen der einzelnen Entzündungszellen und dem Ausmaß von Ein- und Austritt von Flüssigkeiten werden unterschieden:

- Die seröse Entzündung.
- Die exsudative Entzündung ist in Höhlensystemen wie Pleura, Perikard, Peritoneum anzutreffen.
- Die katarrhalische Entzündung ist geprägt durch eine verstärkte Sekretproduktion, z.T. im Nasenrachenraum, Respirations- oder Gastrointestinaltrakt (z.B. Rhinitis oder Enteritis).
- Die fibrinöse Entzündung führt über die verstärkte Fibrinabscheidung zu Pseudomembranbildungen an Schleimhäuten. Die verstärkte Fibrinabscheidung ist durch eine verstärkte Permeabilitätssteigerung durch die Aktivierung von Gerinnungsfaktoren bedingt. Vornehmlich bakteriell bedingte Entzündungen führen zu dieser Form, z.B. die Pneumokokkenpneumonie mit fibrinöser Pleuritis oder Perikarditis. Bei der Diphtherie sind ausgedehnte Pseudomembranen bekannt. Entzündungen in der Dickdarmschleimhaut können zu einer pseudomembranösen Kolitis führen.

Die *eitrige Entzündung* durch Ansammlungen von Granulozyten ist bei Abszeßbildungen, Phlegmonen oder Empyem vorhanden. Ein Abszeß liegt vor, wenn es zu einer Gewebseinschmelzung mit Granulozytenansammlung kommt. Eine bakterielle Entzündung, aber auch Pilzinfektionen können zu Abszeßbildungen führen.

Eine Phlegmone ist eine Gewebsentzündung durch Bakterien insbesondere durch Streptokokken. Die diffuse Ausbreitung wird in den Weichteilgeweben durch die Hyaluronidaseabgabe der Bakterien begünstigt.

Eine eitrige Entzündung in einem vorgebildeten Hohlraum ist definitionsgemäß ein Empyem. Pyogene Erreger können zu Empyemen in Pleura, Peritonealhöhle und im Herzbeutel führen, aber auch in der Gallenblase oder in Gelenken.

Werden schwere Alterationen der Gefäßwände innerhalb einer Entzündung verursacht, so kann es zur *hämorrhagischen Entzündung* mit massenhaftem Austritt von Erythrozyten kommen. Bei der echten, durch Influenzaviren hervorgerufenen Grippe sind hämorrhagische Tracheobronchitiden typisch, aber auch bei Scharlach und Milzbrand kann eine hämorrhagische Komponente vorhanden sein.

Bei Abwehrschwächen des Organismus treten auch *nekrotisierende Entzündungen* auf. Typische Beispiele dafür sind die Agranulozytose und die HIV-Immunschwäche (Aids). Vor allem Anaerobier können eine Entzündungsform hervorrufen, die durch eine Kolliquationsnekrose charakterisiert ist. Lungengangrän bei Pneumonie oder bei Lungeninfarkten kommt durch Aufnahme von Fäulnisbakterien zustande.

Bei *chronischen Entzündungen* bildet sich ein resorptives Granulationsgewebe, in dem monozytoide Zellen wie Makrophagen, Fibroblasten oder Transformationsprodukte wie Epitheloidzellen und Riesenzellen eine Rolle spielen. Je nach Ausmaß der Resorption ist der granulierende und/oder granulomatöse Prozeß mehr oder weniger stark ausgeprägt. Nach Beseitigung des schädigenden Agens erfolgt im Endstadium der Übergang von einer granulierenden fibroblastenreichen Entzündung in ein fibrozytenarmes Narbengewebe.

Besonderheit der *proliferativen Entzündung* ist die Ausbildung spezieller Granulomtypen. Es werden unterschieden: Granulome vom Sarkoidose-, Tuberkulose- oder Pseudotuberkulose-Typ. Aufgrund dieser Granulome können morphologisch die genannten Entzündungsformen klassifiziert werden (sog. spezifische Entzündung). Die Granulome vom Sarkoidose- und Tuberkulosetyp besitzen mehrkernige Riesenzellen vom geordneten Typ. Bei den Pseudotuberkulosegranulomen sind Riesenzellen die Ausnahme. Hier herrschen im Gegensatz zur Sarkoidose und Tuberkulose Granulozyten sowie Makrophagen/Histiozyten vor. Ein Beispiel ist die abszedierende retrikulohistiozytäre Lymphadenitis.

Die Granulome beim akuten rheumatischen Fieber weisen eine fibrinoide Verquellung mit Monozyten und speziellen Makrophagentransformaten, den Aschoff- und Anitschkow-Zellen, auf. Hier handelt es sich um Makrophagen, teils mit nierenförmigen Zellkernen, teils mit großen hellen Zellformen. Die relativ häufigen Granulome bei rheumatoider Arthritis im periartikulären Bindegewebe zeigen im Zentrum Kollagenfaserfragmente mit Kerntrümmern und Fibrinabscheidungen. An der Außenseite sind Makrophagen und z.T. auch mehrkernige Riesenzellen aufgereiht.

Das Fremdkörpergranulom ist der Ausdruck eines persistierenden resorptivgranulomatösen Prozesses. Um das offenbar nicht zu beseitigende Fremdmaterial lagern sich mehrkernige Riesenzellen vom ungeordneten Typ an. Sie werden auch als Riesenzellen vom Fremdkörpertyp bezeichnet. Fremdkörper-

granulome können jahrelang bestehen, schließlich auch in ein Narbengewebe übergehen, z.B. bei schwer resorbierbarem Nahtmaterial.
Bindegewebige Narben können bei besonderer Lokalisation zu funktionellen Einbußen führen. Das Narbengewebe kann jedoch nach bestimmten Entzündungen, z.B. Tuberkulose, aber auch nach resorbierten Fettgewebsnekrosen zu Verkalkungen führen, die wiederum zu lokalen Beschwerden und Funktionsstörungen führen können.
In den folgenden Fallbeispielen sind zum Tode führende Entzündungen aufgeführt, die allesamt die prinzipiellen Entzündungsabläufe in dem einen oder anderen Stadium aufgewiesen haben.

5.4.1
Unspezifische Entzündungen

FALLBEISPIELE

66jähriger Mann

Klinische Diagnose: Verbrauchskoagulopathie bei septischer Cholangitis. Toxisches Herz- und Kreislaufversagen.

Pathologisch-anatomische Diagnose: Cholezystolithiasis mit Cholestase und intrahepatischer Cholangitis mit Mikroabszessen. Ischämische, offenbar schockbedingte Ileitis und Kolitis. Schleimig-eitrige Tracheobronchitis. Residuen einer abgelaufenen Pleuritis rechts. Narbenzustand nach B-II-Operation.

Todesursache: Infektiös-toxisches Herz- und Kreislaufversagen.

83jähriger Mann

Klinische Diagnose: Protrahierter Schock.

Pathologisch-anatomische Diagnose: Choledocholithiasis mit eitrig-abszedierender Cholangitis und Septikopyämie. Eitrige interstitielle Nephritis. Meningeom. Zustand nach Oberschenkelfraktur. Koxarthrose und Gonarthrose beiderseits. Ulkusnarben im Duodenum.

Todesursache: Infektiös-toxisches Herz- und Kreislaufversagen.

44jähriger Mann

Klinische Diagnose: Pneumokokkenpneumonie. Chronischer Alkoholabusus.

Pathologisch-anatomische Diagnose: Lobäre nekrotisierende Pneumonie. Hämorrhagische Pankreatitis. Schocknieren. Alkoholtoxisch bedingte Fettleber.

Todesursache: Infektiös-toxisches Herz- und Kreislaufversagen bei Lobärpneumonie.

90jährige Frau

Klinische Diagnose: Cholelithiasis seit 10 Jahren. Divertikel im Duodenum. Verdacht auf kardiopulmonales Versagen.

Pathologisch-anatomische Diagnose: Cholezysto- und Cholangiolithiasis mit abszedierender Cholangitis und Cholangiolitis. Peripapilläres Duodenaldivertikel. Hämangiom und kleine subkapsuläre Zysten in der Leber. Stenosierende Koronarsklerose mit Myokardfibrose. Schleimig-eitrige Bronchitis. Zylindrische Bronchiektasen. Klarzelltumor im linken Lungenunterlappen medial. Schrumpfnieren. Sigmadivertikulose.

Todesursache: Infektiös-toxisches Herz- und Kreislaufversagen. Akute Koronarinsuffizienz.

71jährige Frau

Klinische Diagnose: Arterielle Hypertonie. Perniziöse Anämie bei atrophischer Gastritis. Cholezystolithiasis. Jetzt reduzierter Allgemeinzustand. Exsikkose. Sepsisverdacht. Abszeß im rechten Leberlappen. Verbrauchskoagulopathie.

Pathologisch-anatomische Diagnose: Cholezystolithiasis. Eitrig exazerbierte nekrotisierende chronische Cholezystitis mit Schocknekrose in der Leber. Fistelbildung und Leberabszeß. Diffuser Alveolarschaden. Chronisch-atrophische Korpusgastritis. Perniziöse Anämie. Floride Urozystitis. Vaskuläre Schrumpfnieren. Multilokuläres Ovarialkystom links.

Todesursache: Septisch-toxisches Herz- und Kreislaufversagen.

70jähriger Mann

Klinische Diagnose: Nikotinabusus. Pneumonie. Chronisch-obstruktive Lungenerkrankung. Cholezystolithiasis. Abszeß in der rechten Lunge mit Bülau-Drainage. Tod im akuten Nierenversagen.

Pathologisch-anatomische Diagnose: Chronische Bronchitis. Bronchiektasien. Lungenemphysem. Biventrikuläre Herzhypertrophie und in Organisation befindliche Lungenembolien. Abszedierender hämorrhagischer Lungeninfarkt. Mikroabszedierte Nephritis. Minimale marantische Aortenklappenendokarditis. Chronisch-sklerosierende Pankreatitis. Okzipitales Meningeom.

Todesursache: Infektiös-toxisches Herz- und Kreislaufversagen.

78jährige Frau

Klinische Diagnose: Rheumatoide Arthritis, mikrozytäre Anämie. Dekubitalulzera. Hyperthyreose.

Pathologisch-anatomische Diagnose: Lungenabszeß der Lingula links mit abgekapseltem Pleuraempyem basal. Eitrige Fistelung ins Perikard mit fibrinös-eitriger Entzündung daselbst und Perikardempyem. Kachexie. Zusätzlich rheumatoide Arthritis. Chronische Bronchitis.

Todesursache: Infektös-toxisches Herz- und Kreislaufversagen.

80jähriger Mann

Klinische Diagnose: Chronisch rezidivierende Emphysembronchitis mit massiver Hämoptoe. Chronisches Vorhofflimmern. Unklarer linksseitiger pneumonischer Lungenbefund.

Pathologisch-anatomische Diagnose: Floride eitrige Bronchitis und konfluierende und abszedierende nekrotisierende hämorrhagische Bronchopneumonie links, offenbar primär viral mit sekundärer bakterieller Komponente. Alter verkalkter tuberkulöser Prozeß in einem Lymphknoten pulmohilär links. Myokardinfarktnarben. Cholezystolithiasis. Struma nodosa.

Todesursache: Respiratorische Insuffizienz.

31jähriger Mann

Klinische Diagnose: Hemipankreatektomie wegen akuter hämorrhagisch-nekrotisierender Pankreatitis. Anlage einer Zökalfistel. Abdomendrainage. Tracheotomie bei ARDS. Pulmonale Insuffizienz. Septische Temperaturen.

Pathologisch-anatomische Diagnose: Zustand nach Hemipankreatektomie, jetzt fokal paragastrale eitrige, sonst resorptiv granulierende diffuse Peritonitis mit tryptischen Nekrosen und ausgeprägten peritonealen Verwachsungen. Dystelektasen der Lungen und Residuen eines diffusen Alveolarschadens. Fibrinöse und granulierende Perikarditis mit Erguß (300 ml). Kalzifizierte Myokardnarbe. Exzentrische Herzhypertrophie, Gewicht 450 g. Schleimig-eitrige Tracheobronchitis.

Todesursache: Herz- und Kreislaufversagen durch kardiorespiratorische Insuffizienz.

70jährige Frau

Klinische Diagnose: Myokardinfarkt. Diabetes. Peritonitis bei destruierendem Tumor im kleinen Becken. Unklarer Lungenprozeß.

Pathologisch-anatomische Diagnose: Adenokarzinom des Sigma mit Harnblaseneinbruch sowie phlegmonöser Enteritis und Kolitis und fibrinös-eitriger Durchwanderungsperitonitis. Floride Pilzendomyokarditis.

Todesursache: Toxisches Herz- und Kreislaufversagen bei Septikopyämie und Tumorkachexie.

78jährige Frau

Klinische Diagnose: Arterielle Hypertonie. Diabetes mellitus. Renale Insuffizienz. Perforierende eitrige Appendizitis und Periappendizitis mit schwerer diffuser Peritonitis und perityphlitischem Abszeß. Relaparatomie. Plötzlich polytope Extrasystolen postoperativ. Kreislaufversagen.

Pathologisch-anatomische Diagnose: Eitrige und granulierende Peritonitis mit perityphlitischem Abszeß. Zustand nach Appendektomie. Stenosierende Hirnbasisarteriensklerose mit anämischen Hirninfarkten sowie metastastisch eitriger Herdenzephalitis im Infarktbereich. Stenosierende Koronarsklerose mit frischem Thrombus im Ramus circumflexus. Vaskuläre Schrumpfnieren.

Todesursache: Herz- und Kreislaufversagen durch zentrale Dysregulation und akute Koronarinsuffizienz mit Thrombus.

52jähriger Mann

Klinische Diagnose: Hämorrhoiden, Analabszeß mit Spaltung. Verdacht auf Morbus Crohn. Hochfebriler Zustand mit 41 °C Temperaturanstieg. Plötzliche Ateminsuffizienz. Verdacht auf toxisches Lungenödem.

Pathologisch-anatomische Diagnose: Floride Colitis ulcerosa des gesamten Kolons mit Ausbildung von Pseudopolypen und Ulzerationen. Septikopyämie mit Mikroabszessen in der Leber. Glanduläres Prostatakarzinom. Nebennierenrindenadenom. Tubuläre Hodenatrophie.

Todesursache: Toxisches Herz- und Kreislaufversagen mit akuter bilateraler Nebennierenblutung.

89jährige Frau

Klinische Diagnose: Absolute Arrhythmie. Bei Aufnahme exsikkiert. Verdacht auf Aspirationspneumonie oder Sepsis. Verdacht auf Apoplex.

Pathologisch-anatomische Diagnose: Eitrige Pyelonephritis mit Uretero- und Nephrolithiasis. Papillenspitzennekrosen. Zustand nach Totalendoprothese des linken Hüftgelenks mit ausgeprägter Detritussynovialitis und Streuung von Fremdmaterial mit granulomatöser Reaktion in Leber, Lymphknoten, Lunge und Leberhilus. Speichergranulome der Milz.

Todesursache: Infektiös-toxisches Herz- und Kreislaufversagen.

72jährige Frau

Klinische Diagnose: Arterielle Hypertonie mit hypertensiver Herzerkrankung. Diabetes mellitus. Chronische Niereninsuffizienz. Blasendauerkatheter wegen Harninkontinenz. Rezidivierende Harnwegsinfekte. Cholezystolithiasis mit rezidivierender Verschlußsymptomatik. Jetzt Primärtumorsuche bei Hautmetastase. Tod durch Urämie.

Pathologisch-anatomische Diagnose: Vaskuläre Schrumpfniere mit florider chronischer mikroabszedierender interstitieller Nephritis. Eitrige Bronchitis und Bronchopneumonie. Ektopes Mammakarzinom. Muzinöses Zystadenom des Pankreas. Konzentrische Herzhypertrophie, 650 g. Stenosierende Koronarsklerose. Chronische Pankreatitis. Cholezystolithiasis.

Todesursache: Infektiös-toxisches Herz- und Kreislaufversagen.

70jährige Frau

Klinische Diagnose: Multiorganversagen bei hepatorenaler Insuffizienz mit disseminierter intravaskulärer Koagulopathie. Fragliche Meningoenzephalitis. Verdacht auf Leptospirose.

Pathologisch-anatomische Diagnose: Virusassoziiertes hämophagozytotisches Syndrom mit herdförmig ulzeröser Tracheitis und Pilzbesiedlung. Diffuser Alveolarschaden der Lunge (sog. Schocklunge). Ischämische Tubulopathie der Nieren. Diffuses Hirnödem.

Todesursache: Herz- und Kreislaufversagen durch Schock und Hirndruck.

5.4.2
Granulomatöse Entzündungen

FALLBEISPIELE

65jährige Frau

Klinische Diagnose: Diabetes mellitus. Hypertonie. Myokardinfarkt.

Pathologisch-anatomische Diagnose: Stenosierende Koronarsklerose bis zu 90 % mit rezidivierenden Myokardinfarkten. Herzgewicht 470 g. Allgemeine Arteriosklerose. Sarkoidosegranulome in Lunge, Leber, Milz und Lymphknoten.

Todesursache: Herz- und Kreislaufversagen durch akute Koronarinsuffizienz.

76jähriger Mann

Klinische Diagnose: Lungentuberkulose beiderseits im Krieg. Urotuberkulose. Chronisch-obstruktive Lungenerkrankungen. Cor pulmonale.

Pathologisch-anatomische Diagnose: Florider Schub einer Lungentuberkulose beiderseits. Chronische Bronchitis. Bronchiektasien. Irreguläres fein- und grobblasiges Emphysem. Cor pulmonale.

Todesursache: Akute Rechtsherzinsuffizienz.

44jähriger Mann

Klinische Diagnose: Verdacht auf Hirntumor rechts temporal. Ausgedehnte Pneumonie. Zunehmende Luftnot. Beinödeme. Hypoxiebedingter Herz- und Kreislaufstillstand.

Pathologisch-anatomische Diagnose: Adenokarzinom des linken Lungenoberlappens mit Lymphknoten- und Hirnmetastasen sowie sekundärer Candidamykose in der Lunge. Leydig-Zelltumor. Glossitis mit Candidabefall. Chronisch-peptische Ulzera. Magenschleimhauterosionen.

Todesursache: Respiratorische Insuffizienz und zentrale Dysregulation.

72jähriger Mann

Klinische Diagnose: Enterokokkenpneumonie bei Lungenfibrose. Cholezystolithiasis.

Pathologisch-anatomische Diagnose: Lungenfibrose. Idiopathische disseminierte pulmonale Ossifikation. Teils floride, teils chronisch-karnifizierende Pneumonie. Chronisch rezidivierende Bronchitis. Cor pulmonale, Gewicht 480 g.

Todesursache: Respiratorische Insuffizienz.

59jähriger Mann

Klinische Diagnose: Früher Lungentuberkulose. Alkoholabusus. 10 Tage vor dem Tode unklare Bewußtlosigkeit. Pneumonie. Asystolie. Reanimation. Beatmung. Eitriges Bronchialsekret mit Staphylococcus aureus und Sproßpilzen.

Pathologisch-anatomische Diagnose: Eitrig abszedierende fibrinöse Pneumonie mit Soormykose. Hypoxischer Hirnschaden. Inkomplette Leberzirrhose. Stenosierende Koronarsklerose. Lungenspitzennarbenemphysem. Rezidivierende periphere Lungenembolien.

Todesursache: Herz- und Kreislaufversagen. Kardiorespiratorische Insuffizienz.

52jähriger Mann

Klinische Diagnose: Chronisches Cor pulmonale bei chronisch-obstruktiver Atemwegserkrankung (globale respiratorische Insuffizienz).

Pathologisch-anatomische Diagnose: Asbestose mit geringer Lungenfibrose und hyalinen Pleuraplaques. Metastasierendes kleinzelliges Bronchialkarzinom im rechten Oberlappen. Karzinomeinbruch in den Herzbeutel.

Todesursache: Herz- und Kreislaufversagen bei Perikardtamponade.

60jähriger Mann

Klinische Diagnose: Früher offene Lungentuberkulose. Jetzt Lobärpneumonie. Verdacht auf Plasmozytom. Alkoholabusus mit Leberparenchymschaden. Obere Gastrointestinalblutung. Rechtsherzinsuffizienz.

Pathologisch-anatomische Diagnose: Chronisch karnifizierende Pneumonie. Ausgeprägte fibrinös-eitrige Pleuritis. Übergreifende Peri- und Epikarditis sowie Septikopyämie. Mikroabszesse in der Leber. Mikroabszedierende interstitielle Nephritis. Silikoanthrakose. Alte inaktive Lungentuberkulose.

Todesursache: Infektiös-toxisches Herz- und Kreislaufversagen bei Septikopyämie.

64jähriger Mann

Klinische Diagnose: Silikose. Chronisch-obstruktive Lungenerkrankung. Cor pulmonale.

Pathologisch-anatomische Diagnose: Floride schleimig-eitrige Bronchitis. Abszedierende Bronchopneumonie. Ausgeprägte Linksherzhypertrophie und konsekutive Rechtsherzhypertrophie. Gewicht 630 g. Ausgeprägte Anthrakose und geringe herdförmige Silikose. Mittel- bis grobvesikuläres Lungenemphysem. Kyphoskoliose der Brustwirbelsäule. Chronisches Ulcus ventriculi. Latentes Prostatakarzinom.

Todesursache: Infektiös-toxisches Linksherzversagen.

79jähriger Mann

Klinische Diagnose: Chronisch-obstruktive Lungenerkrankung. Verdacht auf Silikose. Seit 20 Jahren bekannter Lungenrundherd im linken Hilus. Totalatelektase der linken Lunge bei Verdacht auf zentrale Obstruktion des Hilus bei

Granulomatöse Entzündungen 169

Bronchialkarzinom. Verdacht auf zerebrovaskulären Insult. Sturzunfall 1 Tag vor dem Tode.

Pathologisch-anatomische Diagnose: Kleinzelliges Bronchuskarzinom vom intermediären Typ im Unterlappen mit Pleurakarzinose, regionären Lymphknotenmetastasen bronchopulmonal, paratracheal und bifurkal. Lebermetastasen. Mischstaubsilikose. Lungenemphysem. Mäßiggradige chronische Bronchitis. Retentionspneumonie und eitrige Herdpneumonie. Allgemeine Arteriosklerose. Alter Mikroinfarkt des Gehirns. Silikose. Osteoporose.

Todesursache: Respiratorische Insuffizienz mit akutem Rechtsherzversagen.

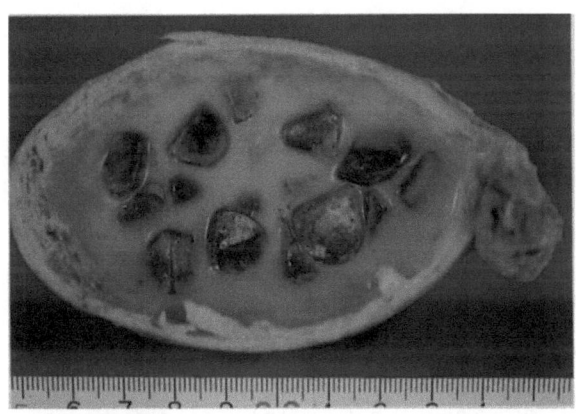

Abb. 5.61
Eitrig-destruktive Cholezystitis (Empyem) bei Cholezystolithiasis

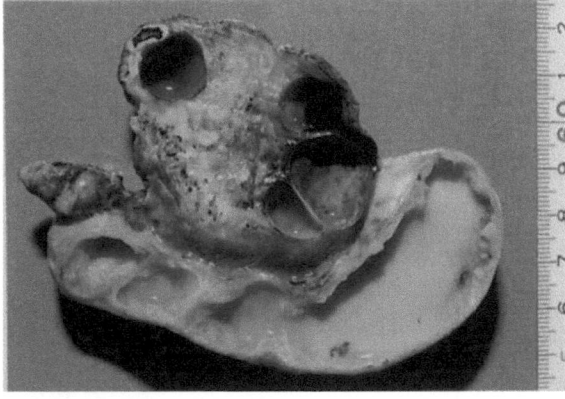

Abb. 5.62
Pyosalpinx (Empyem der Tube)

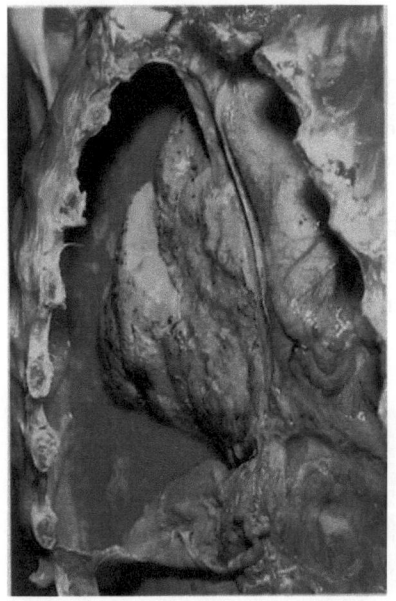
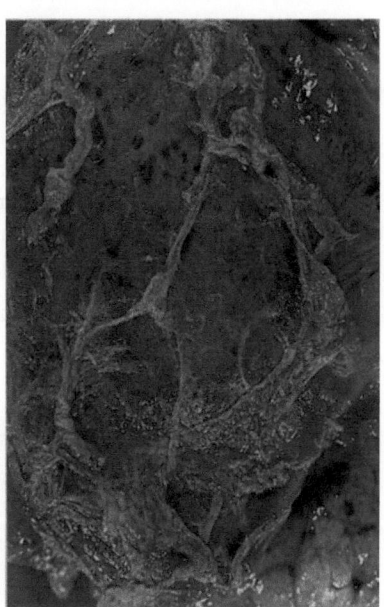

Abb. 5.63 *(oben links).* Hämorrhagisches Empyem der Pleurahöhle

Abb. 5.64 *(oben rechts).* Fibrinöse Pleuritis

Abb. 5.65 *(rechts).* Abgelaufene fibrinöse Pleuritis mit Empyem. Endzustand Schwartenbildung mit Verkalkungen (Pleuritis calcarea)

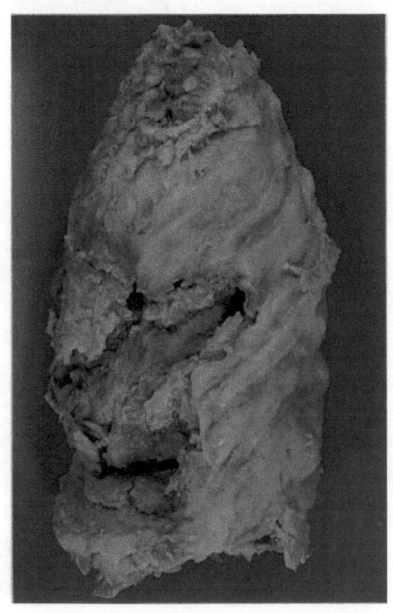

Granulomatöse Entzündungen 171

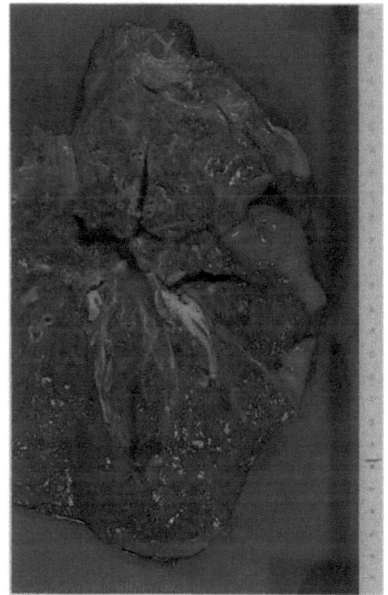

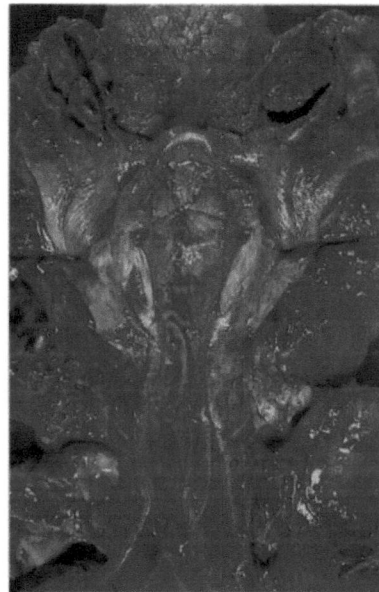

Abb. 5.66. Chronisch-resorptive karnifizierende Pneumonie

Abb. 5.67. Pseudomembranöse nekrotisierende Laryngitis und Tracheobronchitis bei Diphtherie

Abb. 5.68
Lymphknoten bei Sarkoidose (Morbus Boeck)

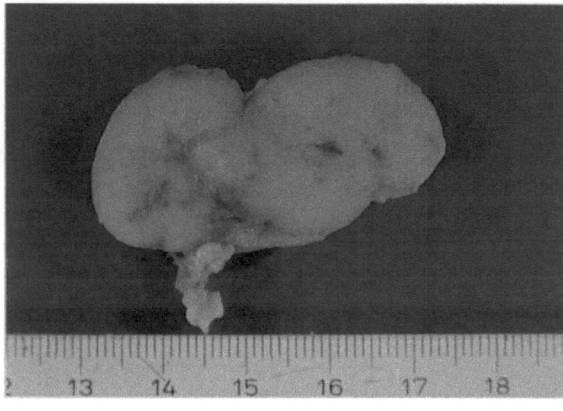

Abb. 5.69
Mehrere große Tuberkulome der Lunge

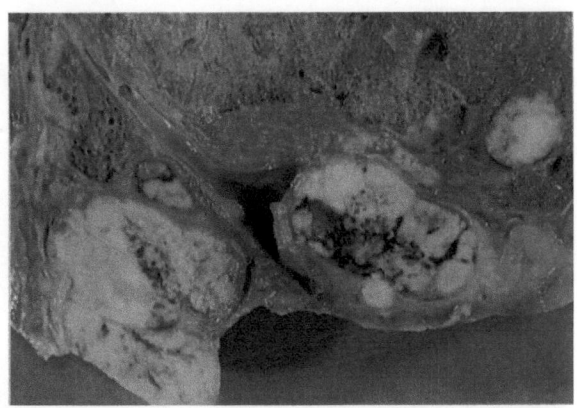

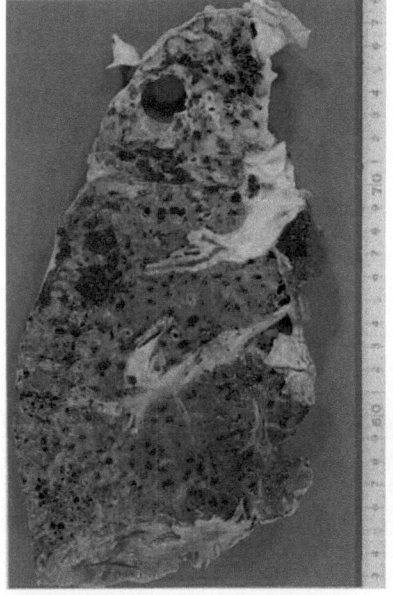

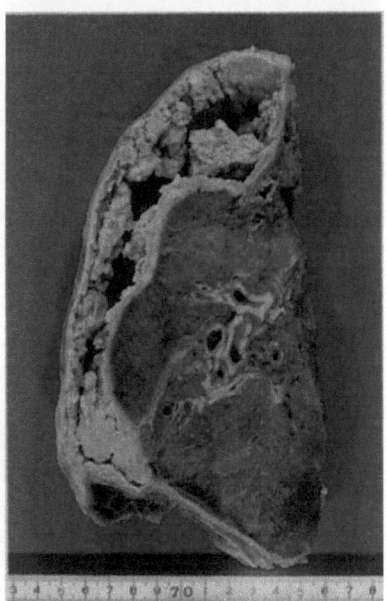

Abb. 5.70. a Silikose Stadium III mit kavernöser Tuberkulose

Abb. 5.70. b Zustand nach Pneumothoraxbehandlung einer Lungentuberkulose

Granulomatöse Entzündungen 173

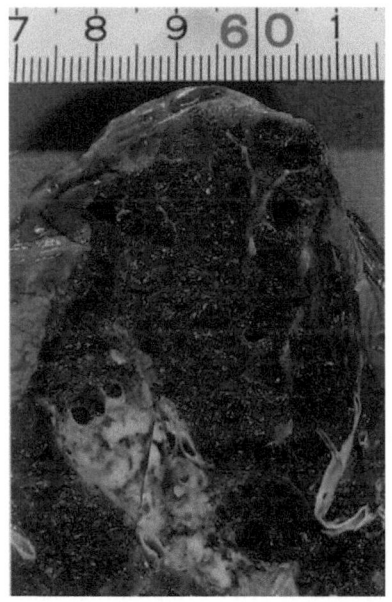

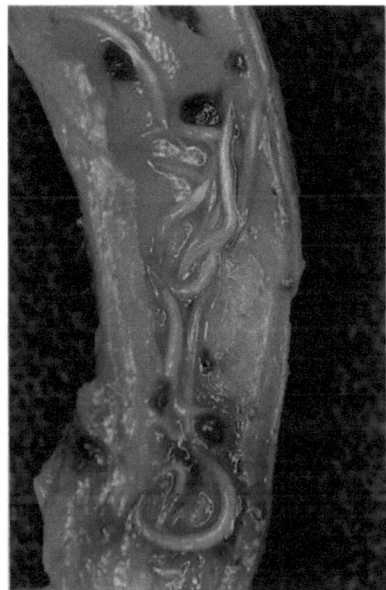

Abb. 5.71 *(oben links).* Anthrakose mit Tuberkulose

Abb. 5.72 *(oben rechts).* Chronische Appendizitis bei Wurmbefall

Abb. 5.73 *(rechts).* Große Echinokokkuszysten im Omentum majus

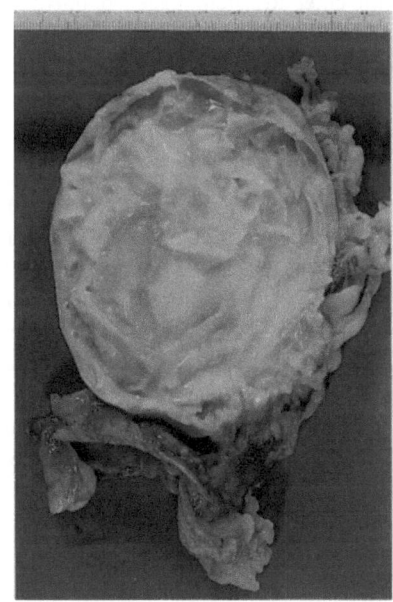

5.4.3
Infekte bei Immunschwäche (Aids)

Die Krankheit wird als erworbenes Immundefektsyndrom bezeichnet. Sie ist viral hervorgerufen und charakterisiert durch eine eingeschränkte zelluläre Immunität.

Durch diesen zellulären Immundefekt sind die Kranken besonders anfällig für opportunistische Infektionen, für die Entstehung maligner Non-Hodgkin-Lymphome und für die Entwicklung des Kaposi-Sarkoms. Der Erreger ist das lymphadenopathieassoziierte Virus (humanes Immundefektvirus, HIV).

Die HIV-Typen I und II lösen das infektiöse erworbene Immundefektsyndrom Aids beim Menschen aus. Die Infektion läuft überwiegend über Blutbestandteile ab, ähnlich wie bei Hepatitis B. Im Rahmen der Infektion werden besonders die T4-Helferzellen geschädigt. Dies äußert sich im peripheren Blut mit einem reduzierten T-Helfer/Suppressor-Zellverhältnis. Daraus folgt, daß das Immunsystem auf zellulärer Basis gegen bestimmte Antigene nicht vorgehen kann. Durch die Schädigung des T-Zellsystems wird das B-Zellsystem nur mäßig gereizt, was sich initial in einer Lymphknotenvergrößerung mit Follikelhyperplasie äußert. Der Zustand entspricht der HIV-Lymphadenopathie. Auch das B-Zellsystem nimmt Schaden, so daß auf Dauer der Organismus mit einer Resistenz gegen opportunistische Keime der verschiedensten Art, wie z.B. Pneumocystis carinii, Candida albicans, Mykobakterien, Streptokokken u.a. geschwächt ist. Dies gilt auch für virale Infektionen. Die Gefahr für den Patienten besteht in dem tödlichen Verlauf dieser opportunistischen Infektionen.

Verschiedene Stadien werden klinisch unterschieden:

- Fieber, Kopfschmerzen, allgemeine Erschöpfung.
- Lymphopenie mit T4/T8-Verschiebung.
- Aids oder HIV-Lymphadenopathie (generalisierte Lymphknotenschwellung). Dieses Stadium kann 3–5 Jahre andauern.
- Auftreten von Nachtschweiß, Diarrhö, Gewichtsverlust, deutlichem Leistungsabfall. Auftreten neurologischer Symptomatik, entsprechend der HIV-Enzephalopathie.
- Auftreten von opportunistischen Infektionen. Entwicklung des Kaposi-Sarkoms oder hochmaligner Non-Hodgkin-Lymphome.

FALLBEISPIELE

55jähriger Mann

Klinische Diagnose: HIV-Erkrankung. Sepsis bei Mykose. Respiratorische Insuffizienz.

Pathologisch-anatomische Diagnose: Aids im Stadium IV C mit ulzerierender Soorösophagitis und diffuser Pneumocystis-carinii-Pneumonie.

Todesursache: Herz- und Kreislaufversagen mit respiratorischer Insuffizienz.

33jähriger Mann

Klinische Diagnose: Aids im Stadium IV A. HIV-Demenz.

Pathologisch-anatomische Diagnose: Aids im Stadium III mit HIV-Enzephalopathie. Fokale noduläre Hyperplasie der Leber. Desquamative Pneumonie.

Todesursache: Toxisches Herz- und Kreislaufversagen.

26jährige Frau

Klinische Diagnose: HIV-Infektion im Stadium IV. Progrediente Leukenzephalopathie. Spastische Hemiparese links. Zunehmende Eintrübung. Krampfanfälle. Verdacht auf Pneumonie. Aspiration?

Pathologisch-anatomische Diagnose: Progressive multifokale Leukenzephalopathie bei Aids. Lymphadenopathie Phase IV. Eitrige Bronchitis. Bronchiolitis. Herdpneumonien. Fokale Lungengangrän nach Aspiration. Schockleber, Schocknieren.

Todesursache: Infektiös-toxischer Schock.

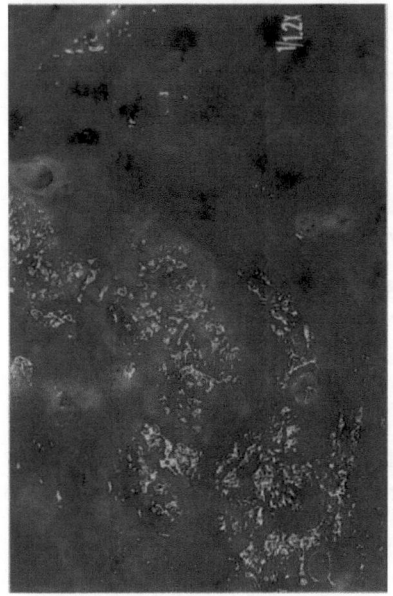 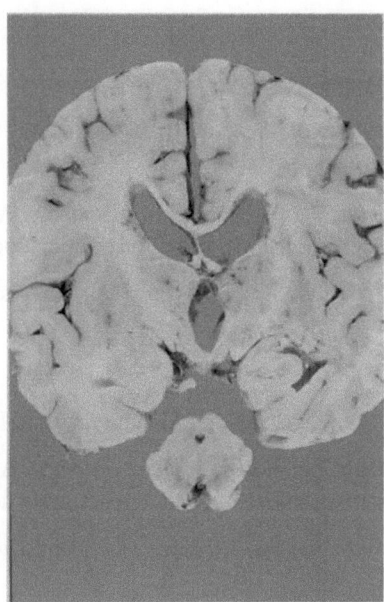

Abb. 5.74. Abszedierende Pneumonie bei Pneumocystis-carinii-Infektion (HIV-Patient)

Abb. 5.75. HIV-Enzephalopathie mit Marksubstanzschäden des Großhirns (HIV-Leukenzephalopathie)

5.5
Tumorerkrankungen

5.5.1
Allgemeines

Der Begriff „Tumor" beschreibt ganz allgemein eine lokalisierte Gewebsschwellung und ist eines der Kardinalsymptome bei der Entzündung. Tumor im Sinne von Neoplasie ist überschießendes und autonomes Wachstum. Differentialdiagnostisch sind dabei geordnetes Wachstum im Rahmen von Regeneration und Reparation sowie die Begriffe Hypertrophie und Hyperplasie streng von neoplastischem Wachstum zu trennen.

Mit der Neoplasie ist die Frage nach der Dignität, d.h. dem biologischen Verhalten des Tumors verbunden. Unterschieden wird hier gutartiges und bösartiges Wachstum. Tumoren mit unklarer Dignität werden auch als Borderline-Tumoren bezeichnet. Zur Dignität gehört auch die Prognose der Neoplasie. Sie bezieht sich auf das Schicksal des Patienten. Gutartige Tumoren können bei ungünstiger Lokalisation eine schlechte Prognose für den Patienten bedeuten. Bei bösartigen Tumoren werden Verläufe im Sinne von Überlebenszeiten von 1, 5 oder 10 Jahren unterschieden.

Aktuell ist die Bestimmung der verschiedensten prognostischen Faktoren von Tumoren, die sich auf Pathologie (Histologie und Zytologie), Wachstumsgeschwindigkeiten (Zellkinetik, Wachstumsfaktoren) sowie auf die Ausbreitung über Blut- und Lymphwege sowie Absiedlung in anderen Organen (Metastasierung) beziehen.

Im Rahmen der Tumorentstehung (Kanzerogenese) spielen die Onkogene, die in jüngster Zeit durch molekularbiologische Methoden faßbar gemacht worden sind, und die Zytogenetik eine entscheidende Rolle. Onkogene sind wachstuminduzierende Gene. Tumorsuppressorgene sind wachstumshemmende Gene. Die unkontrollierte Aktivierung der Onkogene und die Inaktivierung bzw. der Verlust der Suppressorgene sind neben anderen Proliferationsregulatoren wichtige Faktoren in der kausalen Tumorigenese.

5.5.1.1 Gutartige Tumoren

Gutartige Tumoren sind morphologisch charakterisiert durch ein hochdifferenziertes Zell- und Gewebsbild, d.h., sie haben große Ähnlichkeit mit den Ausgangsgeweben. Sie wachsen langsam und verdrängen das umgebende Gewebe. Dadurch werden manchmal sog. Tumorkapseln gebildet. Zellkinetisch sind nur geringe Aktivitäten vorhanden. Die Lokalisation und die eventuelle funktionelle Aktivität gutartiger Tumoren können jedoch für den Patienten lebensbedrohlich werden. So kann es zu Hirndrucksteigerungen auch bei gutartigen Hirntumoren oder zu schwerwiegenden Kreislaufstörungen durch Hormonüberproduktionen von Tumoren des neuroendokrinen Systems kommen.

5.5.1.2 Bösartige Tumoren

Bösartige Tumoren sind durch ein destruierendes und infiltrierendes Wachstum ohne Kapselbildung und bei schnellem Wachstum durch Metastasenbildung charakterisiert. Bei einem Mißverhältnis von schnell wachsendem Tumorgewebe und dem zur Versorgung notwendigen Gefäßsystem kann es zu Nekrosen kommen. Werden Gefäße arrodiert, so treten Blutungen auf. Die Makroskopie solcher Tumoren zeigt eine bunte Schnittfläche, im Gegensatz zur einheitlichen Schnittfläche gutartiger Tumoren.
Zytologisch weisen bösartige Tumoren eine teilweise ausgeprägte Kernpolymorphie mit Verschiebung der Kern-Plasma-Relation zugunsten des Kernes und eine gesteigerte Mitoserate mit Ausbildung atypischer Mitosen auf. Die Zellkinetik ist gesteigert. Die Ähnlichkeit des Tumorgewebes mit dem Ausgangsgewebe nimmt mit zunehmender Malignität bis zur Unkenntlichkeit ab. Histologische und zytologische Differenzierungsgrade gehen in das Grading bösartiger Tumoren ein. Es werden hoch, mäßig, schlecht und undifferenzierte Tumoren in die Gradinggruppen I bis IV unterteilt. *Entscheidend für Prognose und Therapie ist eine Gruppierung der bösartigen Tumoren in niedrig- und hochmaligne Formen.* Für die exakte Abgrenzung dieser Unterteilungen werden zusätzlich neben histologischen und zytologischen Untersuchungen DNA-Messungen sowie molekularbiologische Analysen eingesetzt.
Das biologische Verhalten der Tumorzellen ist anders als das normaler Zellen. Tumorzellen können umgebende Strukturen enzymatisch zerstören und zytotoxische Substanzen bilden, die bremsend auf das umgebende Gewebe einwirken. Vor allem unterliegen sie keiner Wachstumskontrolle, sondern vermehren sich und wachsen autonom. Durch klonale Selektionen können verschiedenste Varianten bösartiger Tumoren entstehen, die z.B. bei Radio- oder Chemotherapie sehr unterschiedlich reagieren können und für die unterschiedlich schnell auftretenden Rezidive verantwortlich sind.

Die *Metastasierung* verläuft phasenartig:

- In der Invasionsphase erreichen die Tumorzellen einen Zugang zu einem Gefäß.
- In der Embolisationsphase werden Tumorzellen durch die Blutbahn in andere Organe und Systeme verschleppt.
- In der 3. Phase der Tumorimplantation wachsen die embolisierten Tumorzellen durch Adhäsion im Bereich von Gefäßendothelien heran. Gerinnungsstörungen fördern derartige Vorgänge.
- In der 4. Phase dringen die Tumorzellen durch das Endothel in die Basalmembranstrukturen und in die äußeren Gefäßwandschichten und das umgebende Gewebe ein.

Das Gewebemuster in einer Metastase kann dem Primärtumor ähnlich sein. Es kann sich von diesem jedoch auch völlig unterscheiden. Mit immunhistochemischen bzw. molekularbiologischen Techniken sind die zellulären Ursprünge jedoch charakterisierbar und stützen die Ansicht einer klonalen Selektion von Tumorzellen des Primärtumors.

Im wesentlichen erfolgt die Metastasierung lymphogen und hämatogen. Vor allem für die chirurgischen Interventionen ist die Kenntnis der verschiedenen hämatogenen Metastasierungswege von Bedeutung. Es kann ein Hohlvenentyp, bei dem Lungenmetastasen entstehen, oder ein Pfortadertyp vorliegen. Hier kommt es zu Absiedlungen in die Leber. Der arterielle und venöse Metastasierungstyp führen zu Tumorabsiedlungen im Gehirn. Über das Pulmonalvenensystem und bei Anschluß an den arteriellen Körperkreislauf kommt es zur Tumorausbreitung über paravertebrale Venengeflechte mit Ausbildung von systemischen Organmetastasen, z.B. Skelettmetastasen. Ferner sind zusätzlich Implantations- und Impfmetastasen sowie eine intrakanalikuläre Ausbreitung möglich.

Chirurgische und konservative Maßnahmen in der Onkologie basieren auf der Größe und dem Verhalten des Primärtumors sowie der Ausbildung von regionären Lymphknotenmetastasen oder Fernmetastasen im TNM-System: T – Primärtumor, N – regionäre Metastasen, M – Fernmetastasen. Generell unterschieden werden hier Tumoren, die auf den Ursprungsort beschränkt sind, die Organgrenzen überschritten haben und in umgebendes Gewebe infiltrieren (T1 bis T4) oder als nichtinvasiver Tumor vorliegen, z.B. Tis, entsprechend dem Carcinoma in situ.

Für die Onkologie bedeutsam ist das Wiederauftreten von Tumoren nach Entfernung, d.h. das Rezidiv. Die *Tumorregression* beinhaltet unter einer medikamentösen Behandlung den Rückgang von Krankheitssymptomen bis hin zur vollständigen Tumorzerstörung. *Tumorregressionen* können spontan durch das bereits angesprochene Gefäß-Tumor-Mißverhältnis, das zur Ernährungsstörung führen kann, oder therapeutisch bedingt sein. Aber auch durch eine starke immunologische Gegenreaktion kann es zu Tumorregressionen kommen.

Die Therapieerfolge, chirurgisch oder konservativ, werden üblicherweise an der 5-Jahres-Überlebensrate gemessen. Manchmal wird auch die 10-Jahres-Überlebensrate verwendet.

Abwehrmechanismen des Körpers gegen Tumorzellen beruhen vor allem auf immunologischen Aktivitäten. Tumorzellen, die geänderte Antigeneigenschaften haben, werden durch das Immunsystem als fremd erkannt und werden über das T-Zellsystem zerstört. Radioonkologie und Chemotherapie machen sich die Anfälligkeit der Tumorzellen in der Wachstumsphase ebenfalls zu Nutzen. Da sich jedoch ein Teil bösartiger Tumorzellen in der Ruhephase befindet (G0-Phase), kann trotz einer weitgehenden radiogenen Zerstörung wachsender Tumorzellen durch den Eintritt dieser ruhenden Tumorzellen in den Wachstumspool ein erneutes Tumorwachstum auftreten.

Da unterschiedlich strukturierte Tumoren auch unterschiedlich auf therapeutische Maßnahmen ansprechen, ist die Tumorsystematik von Wichtigkeit.

5.5.2
Tumorsystematik

Unterschieden werden *epitheliale* und *mesenchymale* Tumoren. Aus sämtlichen Grundgeweben des Mesenchyms können sich gut- und bösartige Tumoren (Sarkome) entwickeln mit sehr unterschiedlichem Verlauf bzw. Prognose. Tumoren des lymphatischen Systems werden durch immunologische Differenzierung, vor allem in T- und B-Zelltypen, unterschieden. Sie haben sehr unterschiedliche Prognosen und Therapien. Ähnliches gilt auch für die Leukämien. Bei dem malignen Melanom der Haut ist die Tiefenausdehnung bzw. Tumordicke der entscheidende Prognosefaktor. Bis auf wenige Ausnahmen sind die bösartigen mesenchymalen Tumoren (Sarkome) in ihrer Prognose ungünstig.

Epitheliale Tumoren gehen von einem Ursprungsgewebe wie Plattenepithel, Urothel oder Drüsenepithel aus. Sie können exophytische, endophytische und zystische Wachstumsformen zeigen. Besonders im Magen-Darm-Trakt entwickeln sich Karzinome überwiegend aus zunächst gutartigen Adenomen. Aus diesem Grunde müssen auch gutartige Tumoren sehr genau untersucht werden, um Initialherde einer malignen Entartung auszuschließen.

Aufgrund amerikanischer Statistiken ergibt sich derzeit folgende Karzinominzidenz und Mortalität, wobei die Werte aus den USA auf die Bundesrepublik in etwa übertragbar sind. Die häufigsten Tumoren beim *Mann* sind Karzinome der Prostata, der Lunge, des Dickdarms, der Blase. Es folgen Lymphome, Leukämien und Tumoren der Mundhöhle. Bei der *Mortalität* stehen die Lungenkarzinome an erster Stelle, gefolgt von Prostata, Dickdarm, Pankreas sowie Lymphomen und Leukämien.

Bei *Frauen* steht bei der *Inzidenz* das Mammakarzinom an erster Stelle, gefolgt von Dickdarmtumoren, Lungentumoren, Tumoren des Genitalsystems (Uterus/Ovar). Es folgen dann die Lymphome und das Pankreaskarzinom. Bei der *Mortalitätsstatistik* stehen die Lungentumoren an erster Stelle, gefolgt von Tumoren in der Mamma, im Dickdarm, Pankreas, Ovar und Uterus. Auch die malignen Melanome sind noch unter den 10 häufigsten Tumoren hinsichtlich Inzidenz und Mortalität anzutreffen. Sarkome spielen im Gegensatz zu Karzinomen hinsichtlich Inzidenz und Mortalität beim Erwachsenen eine untergeordnete Rolle. Im Kindesalter ist dies umgekehrt.

Wie bereits erwähnt, kommen zur Obduktion nur Fälle von bösartigen Tumoren, die entweder durch raschen Verlauf und damit verbundener stationärer Behandlung zu einem unerwarteten (plötzlichen) Tod führten, oder zu Lebzeiten nicht eindeutig differenzierte Tumoren, ferner Fälle von Tumoren, insbesondere Leukämien und maligne Lymphome, bei denen Behandlungserfolge überprüft werden sollen.

Tumorpatienten mit langen Verläufen, die z.B. zur Linderung und Behandlung von Schmerzen zu Hause gepflegt werden und schließlich an Kachexie in den Armen der Familie sterben, kommen in der Regel nicht zur Obduktion. Aus diesem Grunde sind die zu demonstrierenden Fälle in einer klinisch-pathologischen Konferenz auf maligne Tumoren des Respirationstrakts, vor allem Bronchialkarzinome, Karzinome des Dickdarms sowie maligne Lymphome und Leukämie, beschränkt. Dazu gehörten auch Gehirntumoren, die in der Statistik an einer nachgeordneten Stelle rangieren. Mammakarzinome oder Prostatakarzinome, die zu den häufigsten, auch zum Tode führenden Tumoren gehören, werden – von Zufallsbefunden abgesehen – nicht primär durch die Obduktion analysiert.

5.5.2.1 Haut

FALLBEISPIELE

30jähriger Mann

Klinische Diagnose: 1983 Operation eines malignen Melanoms im Bereich der linken Schulter. 1984 Lymphknotenmetastasenentfernung. 1995 Auftreten von Leber- und Hirnmetastasen.

Pathologisch-anatomische Diagnose: Malignes noduläres Melanom, primär im Bereich der linken Schulter. Metastasen in Pankreas, Dünndarm, großem Netz, Musculus psoas major links, ZNS links parietal, paraventrikulär und im Marklager. Begleitmeningitis.

Todesursache: Herz- und Kreislaufversagen durch zentrale Dysregulation.

42jährige Frau

Klinische Diagnose: Enukleation des rechten Auges wegen eines malignen Melanoms. 5 Monate vor dem Tode Feststellung einer Metastasenleber.

Pathologisch-anatomische Diagnose: Malignes Melanom des rechten Auges bei Zustand nach Enukleation 17 Jahre vor dem Tode. Jetzt Leber-, Wirbelsäulen- und Lymphknotenmetastasen. Zusätzlich Wirbelkörperhämangiom.

Todesursache: Herz- und Kreislaufversagen durch Tumorintoxikation.

82jähriger Mann

Klinische Diagnose: Stationäre Aufnahme wegen heftiger Oberbauchbeschwerden. Ikterus. Diarrhö. Zustand nach transurethraler Prostataresektion, Strumaresektion und Varizenoperation.

Pathologisch-anatomische Diagnose: Klinisch unbekanntes metastasierendes pigmentiertes malignes Melanom mit Metastasen in Leber, Milz, Pankreas und Lymphknoten sowie Wirbelsäulenmetastasen und akute Pankreatitis. Lebernekrosen. Cholämische Nephrose.

Todesursache: Tumorintoxikation.

43jähriger Mann

Klinische Diagnose: Unklare respiratorische Beschwerden. Rezidivierender Pleuraerguß rechts. Pleurapunktat. Verdacht auf Tumorzellen. Pleuraschwartenresektion.

Pathologisch-anatomische Diagnose: Malignes metastasierendes pigmentiertes Melanom in der Pleura mit unbekanntem Primärtumor. Vor 2 Jahren Verkehrsunfall. Unterkieferfraktur rechts. Spätere Granulombildung, Exzision durch Zahnarzt. Feststellung eines eigentümlichen Granulationsgewebe. Rezidiv. Immunhistochemische Bestätigung eines malignen Melanoms.

Todesursache: Malignes Melanom

Differentialdiagnose von malignen Melanomen: Von malignen Melanomen und Plattenepithelkarzinomen einmal abgesehen, sind die zahlreichen Hauttumoren als Nebenbefunde einzustufen, z.T. sind sie gerade beim malignen Melanom jedoch eine wichtige Differentialdiagnose. So werden die verschiedensten Formen von pigmentierten Nävuszellnävi, blauen Nävi, pigmentierten seborrhoischen Hautwarzen und pigmentierten Basaliomen häufig unter der klinischen Diagnose malignes Melanom chirurgisch entfernt. Auch Präkanzerosen wie die solare Keratose, das Xeroderma pigmentosum und der Morbus Bowen spielen bei der Differentialdiagnose der sicheren Hautmalignome eine wichtige Rolle. Hinsichtlich der Systematik der Hauttumoren sei auf die einschlägigen pathologisch-anatomischen und dermatohistologischen Handbücher und Monographien verwiesen.

Einige der bei den Obduktionen häufiger anzutreffenden Hauttumoren zeigen die Abbildungen 5.76–5.96.

Abb. 5.76
Condylomata acuminata

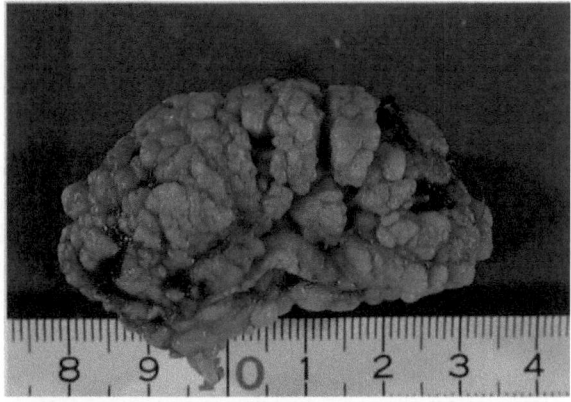

Abb. 5.77
Infiziertes Molluscum contagiosum

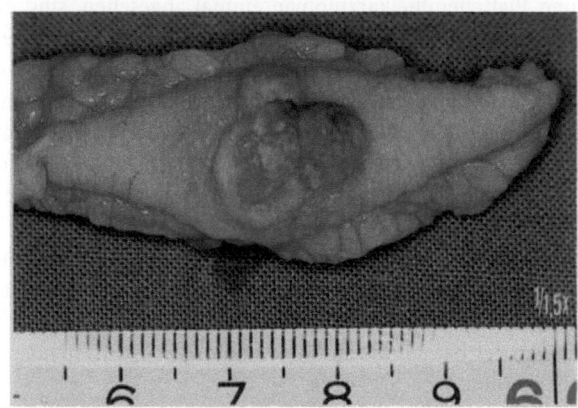

Abb. 5.78
Seborrhoische Keratose

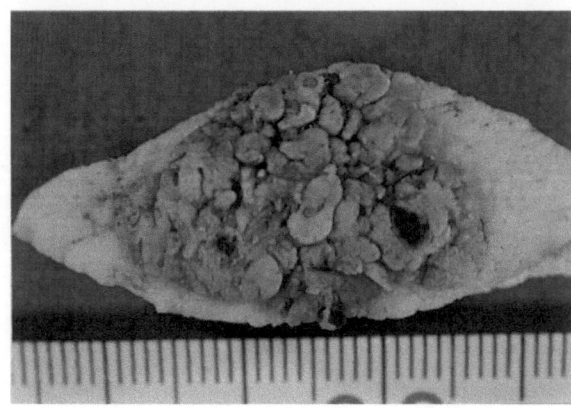

Haut 185

Abb. 5.79
Spitze Hyperkeratose
(Cornum cutaneum)

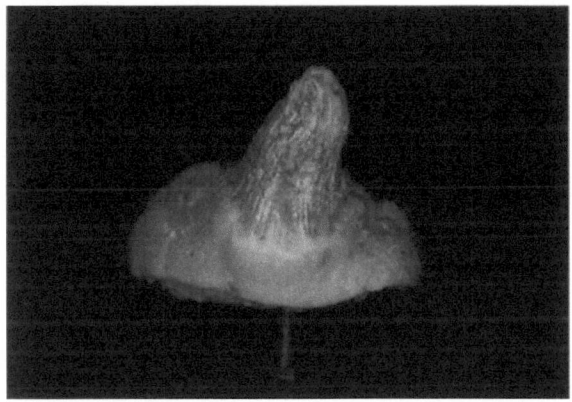

Abb. 5.80
Flächenhaftes
Basaliom

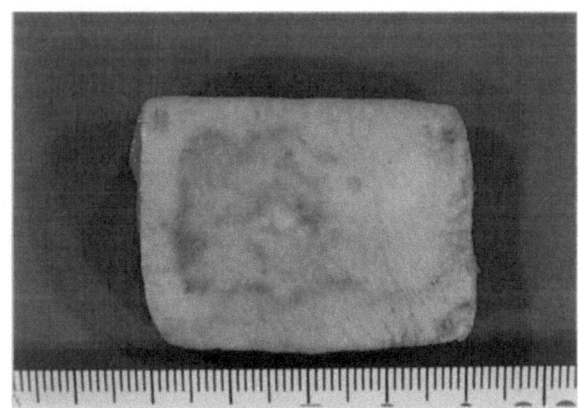

Abb. 5.81
Tief ulzeriertes Basaliom

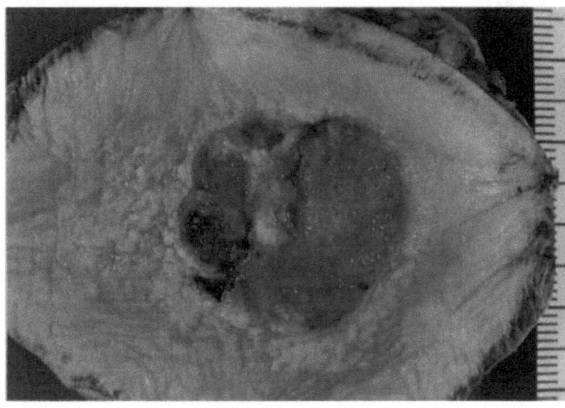

Abb. 5.82
Keratoakanthom

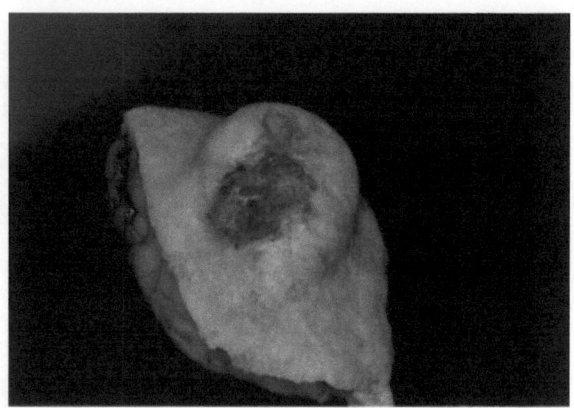

Abb. 5.83
Tief ulzeriertes verhornendes Plattenepithelkarzinom

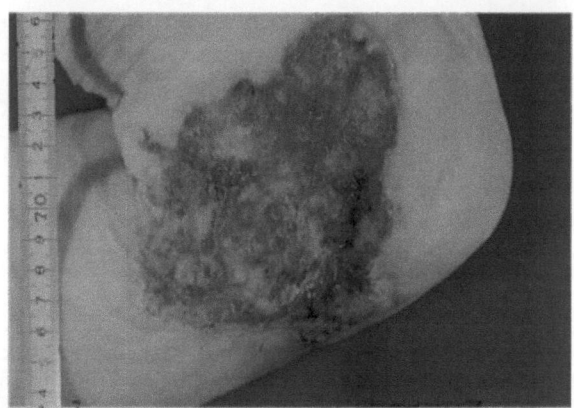

Abb. 5.84
Ausgedehntes Plattenepithelkarzinom vom Handrücken

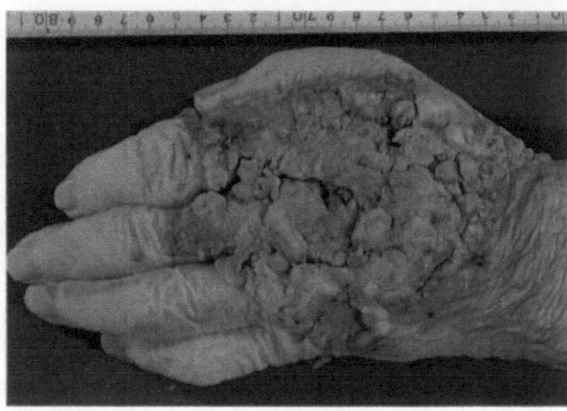

Haut 187

Abb. 5.85 a, b
Kavernöses Hämangiom

a Aufsicht

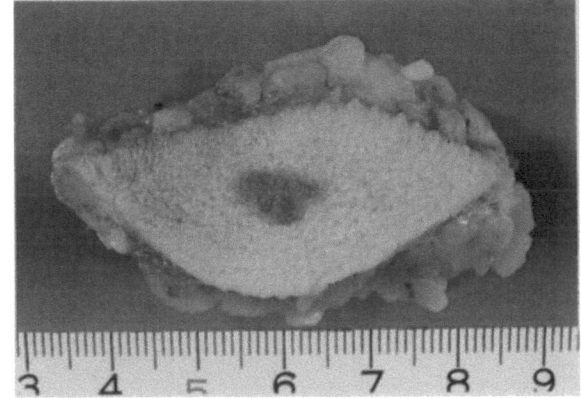

Abb. 5.85
b Histologisches Schnittpräparat

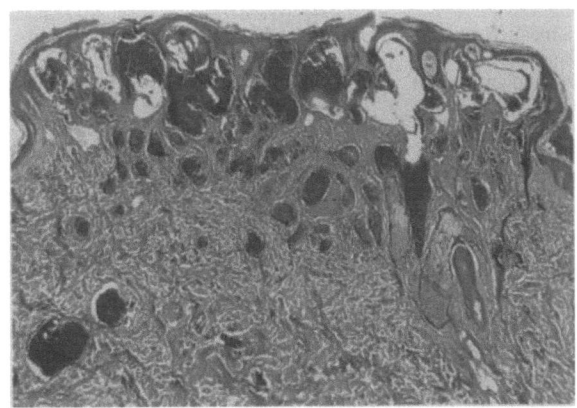

Abb. 5.86
Superfiziell spreitendes malignes Melanom

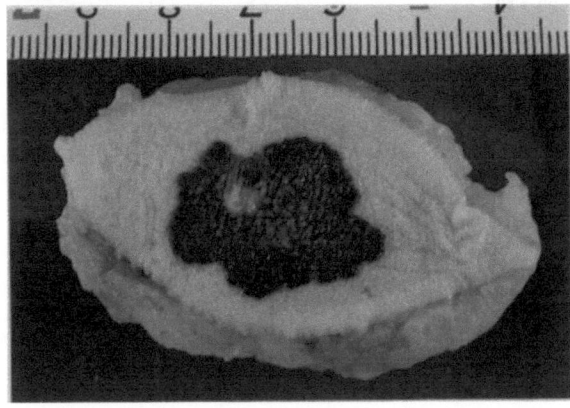

Abb. 5.87
Noduläres malignes Melanom

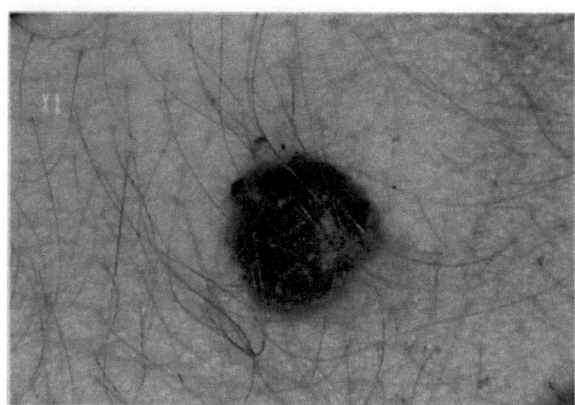

Abb. 5.88
Pigmentierte seborrhoische Keratose.
DD: Malignes Melanom

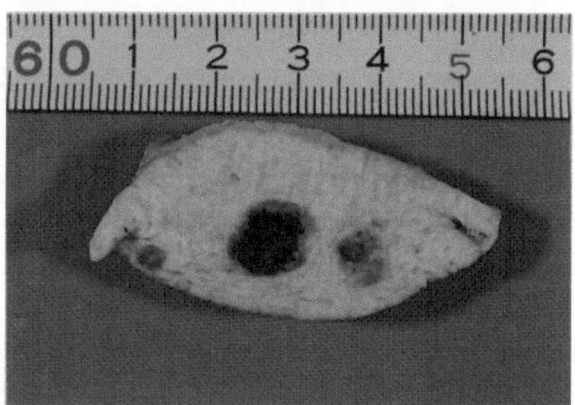

Abb. 5.89
Metastase eines malignen Melanoms

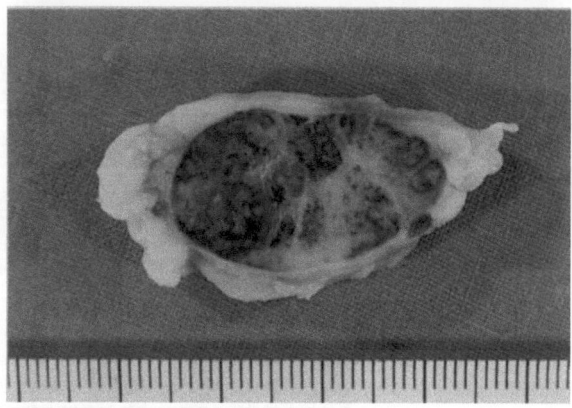

Abb. 5.90
Ekkrines Porom, maligne Entartung

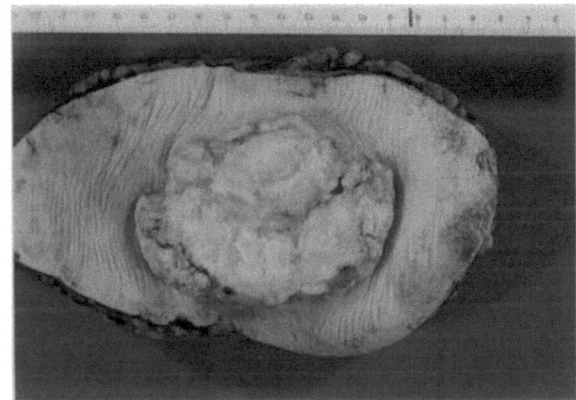

Abb. 5.91
Chondroides Syringom

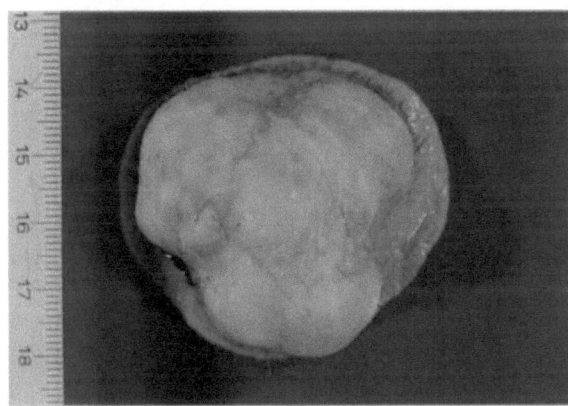

Abb. 5.92
Malignes fibröses Histiozytom

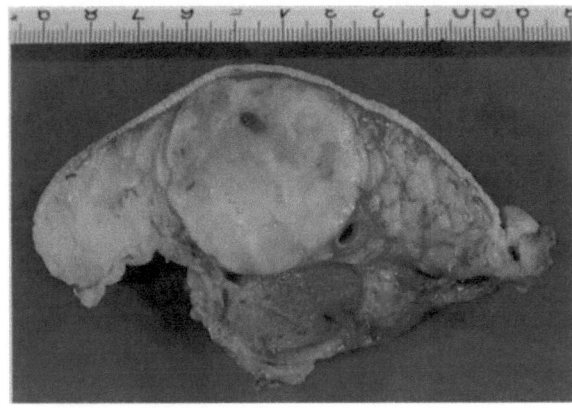

Abb. 5.93
Liposarkom

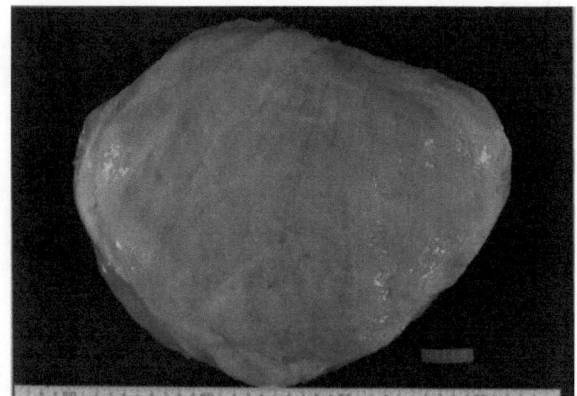

Abb. 5.94
Myxom

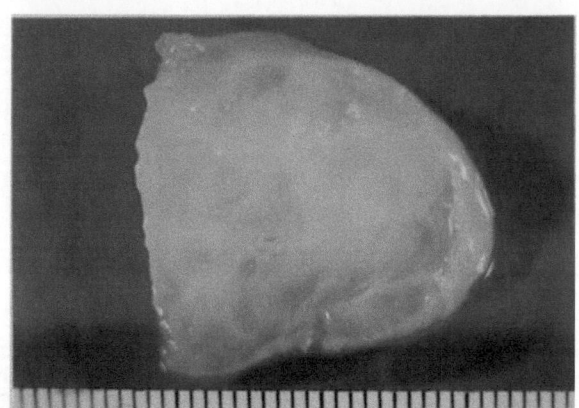

Abb. 5.95
Pleomorphes Weichteilsarkom

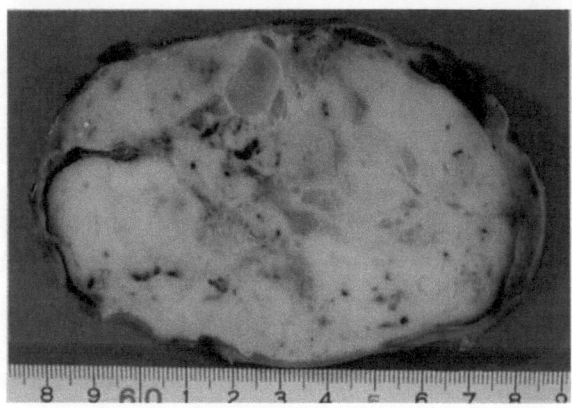

Abb. 5.96
Niedrigmalignes neurogenes Sarkom (Nervenscheidentumor)

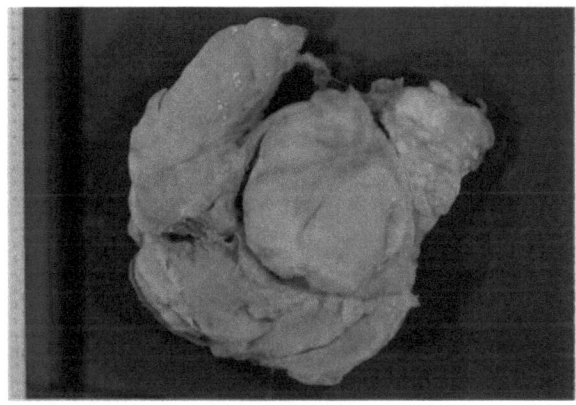

5.5.2.2 Knochen

Knochentumoren werden in der Regel intra vitam diagnostiziert und entsprechend therapiert. Bei der Obduktion finden sich sehr selten Skelettumoren als Nebenbefunde. Die Systematik der Knochentumoren ist den entsprechenden Lehr- und Handbüchern zu entnehmen.

FALLBEISPIELE

78jährige Mann

Klinische Diagnose: Myokardinfarkt. Seit längerem bestehender Rippentumor ohne klinische Beschwerden.

Pathologisch-anatomische Diagnose: Frischer, 3 Tage alter Myokardinfarkt, stenosierende Koronarsklerose mit peripherem Thrombus im Ramus interventricularis anterior. Lungenemphysem. Leberzirrhose. Chondrosarkom der 7. Rippe rechts.

Todesursache: Frischer, 3 Tage alter Myokardinfarkt.

48jähriger Mann

Klinische Diagnose: PKW-Verkehrsunfall mit multiplen Extremitätenfrakturen. Beckenringfraktur.

Pathologisch-anatomische Diagnose: Schwere Hirnkontusion mit Subarachnoidalblutung. Schockorgane mit frischem diffusem Alveolarschaden in der Lunge (ARDS). Osteochondrom rechte Tibia.

Todesursache: Schock und zentrale Dysregulation.

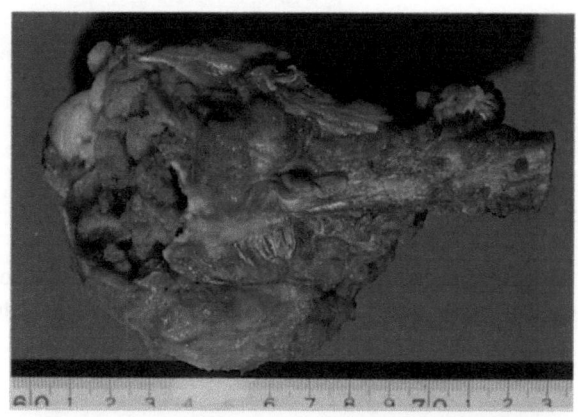

Abb. 5.97
Chondrosarkom der Rippe

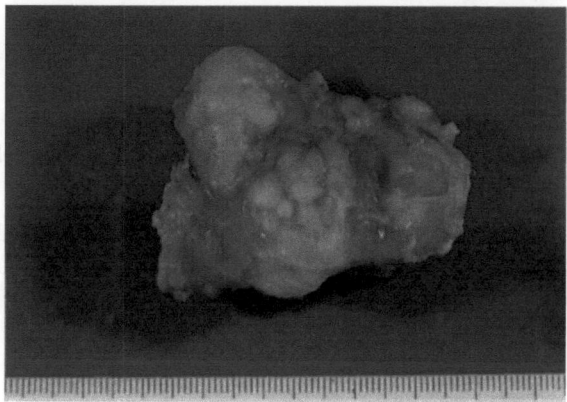

Abb. 5.98
Osteochondrom der Tibia

5.5.2.3 Gehirn

Die ZNS-Tumoren werden unterteilt in primäre Tumoren des neuroepithelialen Gewebes, der Nervenscheiden, der Meningen und des Gefäßsystems. Daneben können maligne Lymphome und dysontogenetische Tumoren auftreten. Metastasen, leukämische Infiltrate und extrakranial einwachsende Neoplasmen gehören zu den Sekundärtumoren des ZNS.
Hirntumoren sind folgendermaßen lokalisiert:

- Supratentoriell: Astrozytome, Glioblastome, Oligodendrogliome, Meningeome, Ependymome, Plexuspapillome, Kraniopharyngeome.
- Infratentoriell im Kleinhirnbrückenwinkel: Akustikusneurinome, Meningeome sowie im Kleinhirn Astrozytome, Medulloblastome.
- Im Spinalkanal: Neurinome, Meningeome, Astrozytome, Metastasen von Glioblastomen.

Auch histologisch gutartige ZNS-Tumoren können durch intrakranielle Drucksteigerung lebensbedrohend für den Patienten sein. Durch funktionelle Störungen wie Seh- und Hörverlust, durch Schwindelanfälle, Epilepsie und hormonelle Aktivitäten können benigne Hirntumoren klinisch zu erheblichen Beeinträchtigungen bei den Patienten führen. Vier Gradingstufen werden unterschieden. Die Differenzierung zwischen GII- und GIII-Tumoren ist wichtig, da ab GIII-Tumoren in der Regel eine postoperative Strahlen- oder Chemobehandlung vorgenommen wird. Trotz exakter radiologischer Darstellung der Hirntumoren lassen sich die ZNS-Geschwülste erst histologisch sicher einordnen.

FALLBEISPIELE

71jährige Frau

Klinische Diagnose: Hemiparese rechts bei Verdacht auf Meningeom. Unklare septische Temperaturen bei zentraler Atemlähmung und Hirndruck.

Pathologisch-anatomische Diagnose: Gefäßreiches malignes Astrozytom Grad III links frontal. Phlebothrombose der V. iliaca und femoralis rechts.

Todesursache: Zentrale Dysregulation. Rechtsherzversagen bei Lungenembolie mit hämorrhagischem Lungeninfarkt.

59jähriger Mann

Klinische Diagnose: Polyradikulitis, Guillain-Barré-Syndrom. Kleinhirnbrückenwinkeltumor links.

Pathologisch-anatomische Diagnose: Idiopathische Polyneuroradikulitis Guillain-Barré. Akustikusneurinom links. Venenthromben der Iliakal- und Femoralvenen beiderseits. Exzentrische Herzhypertrophie, Gewicht 430 g. Mäßiggradige Koronarsklerose.

Todesursache: Rechtsherzversagen bei fulminanter Lungenembolie.

66jährige Frau

Klinische Diagnose: Arterielle Hypertonie. 1 Monat vor dem Tode Diagnose eines Glioblastoma multiforme mit Zustand nach Operation. Hemiplegie rechts. Psychosyndrom. Tod durch Mittelhirneinklemmung. Hirnödem und Tumorprogression.

Pathologisch-anatomische Diagnose: Multifokales Glioblastoma multiforme frontoparietal beiderseits.

Todesursache: Zentrale Dysregulation.

41jähriger Mann

Klinische Diagnose: Rezidiv eines Glioblastoma rechts frontal. Unklare Querschnittssymptomatik.

Pathologisch-anatomische Diagnose: Rezidiv eines Glioblastoms rechts frontal mit sarkomatöser Komponente und multiplen Rückenmarkmetastasen. Venenthromben iliakal beiderseits mit Pulmonalarterienembolien rechts. Konfluierende Bronchopneumonie beiderseits.

Todesursache: Respiratorische Insuffizienz und Rechtsherzversagen.

55jährige Frau

Klinische Diagnose: Langjähriger Alkoholabusus. Polytoxikomanie. Verdacht auf Leberparenchymschaden. 3 Monate vor dem Tode Verdacht auf Hirntumor. Histologische Diagnose eines malignen Lymphoms. Einleitung einer kombinierten Chemoradiotherapie.

Pathologisch-anatomische Diagnose: Komplette posttherapeutische Remission eines bioptisch vordiagnostizierten zerebralen Lymphoms. Fibrinös-resorptive Pneumonie. Rezidivierende Lungenembolien. Fettleberzirrhose. Cushingoide Adiopositas. Papilläres Fibroelastom im rechten Vorhof. Linksherzhypertrophie, Gewicht 450 g.

Todesursache: Akutes Rechtsherzversagen durch fulminante Lungenembolie.

52jährige Frau

Klinische Diagnose: Lobektomie des linken Lungenoberlappens wegen Bronchialkarzinoms. Multiple Hirnmetastasen.

Pathologisch anatomische Diagnose: Gehirn- und Durametastasen eines Adenokarzinoms der Lunge. Zustand nach Resektion des linken Oberlappens. Kyphoskoliose. Chronische Bronchitis.

Todesursache: Zentrale Dysregulation.

40jährige Frau

Klinische Diagnose: Alkoholabusus. Dekompensierte Leberzirrhose. Nierenversagen.

Pathologisch-anatomische Diagnose: Dekompensierte mikronoduläre Leberzirrhose. Zustand nach Ösophagusvarizenblutung nach Sklerosierung. 6 l Aszites. Bronchopneumonie. Kavernöses Hämangiom im Kleinhirn. Ischämische Tubulopathie.

Todesursache: Herz- und Kreislaufversagen durch kombinierte Leber- und Niereninsuffizienz.

66jährige Frau

Klinische Diagnose: Chronische Polyarthritis. Chronische Anämie. Hirnstamminsulte und Blutung.

Pathologisch-anatomische Diagnose: Metastasierendes Adenokarzinom des linken Lungenoberlappens mit disseminierten Hirnmetastasen. Lymphknotenmetastasen laterobronchial und paratracheal. Chronische Polyarthritis. Cholezystolithiasis.

Todesursache: Zentrale Dysregulation.

196 Der nicht unerwartete Tod

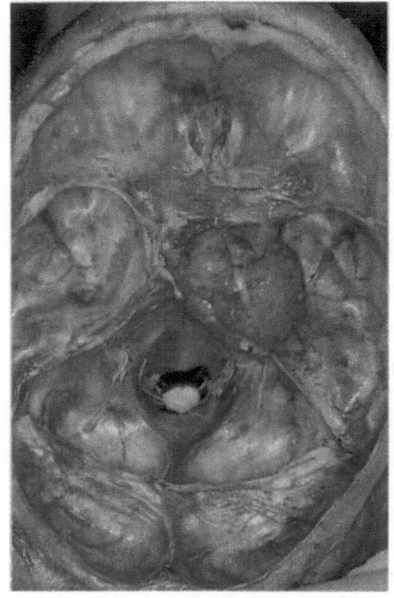

Abb. 5.99. Keilbeinmeningeom

Abb. 5.100 a, b. Großes Durameningeom.
a Duraaufsicht

Abb. 5.100
b Einwachsen in die Schädelkalotte

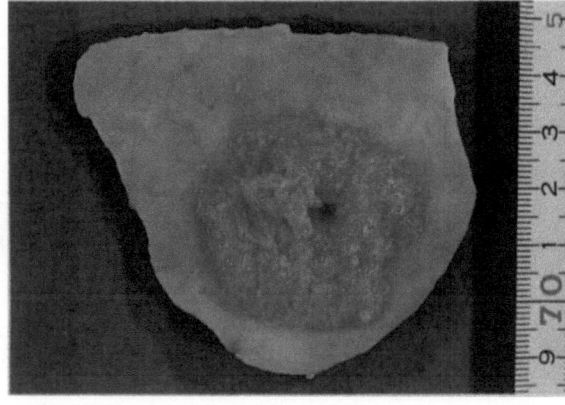

Abb. 5.101
Akustikusneurinom

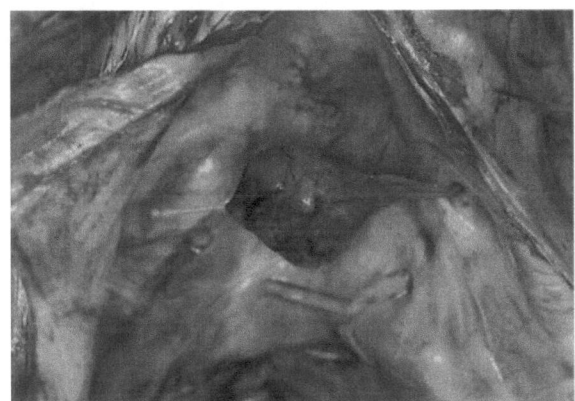

Abb. 5.102
Kavernöses Hämangiom im Großhirn

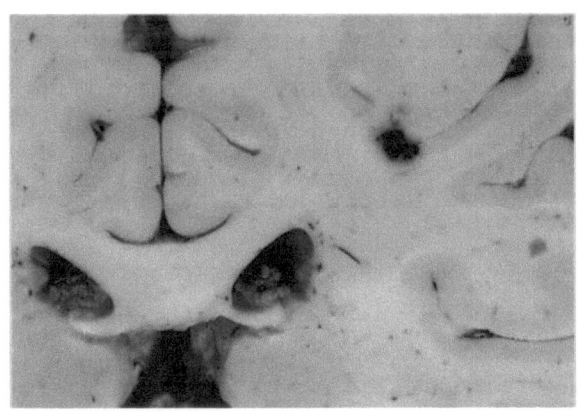

Abb. 5.103
Großes Astrozytom

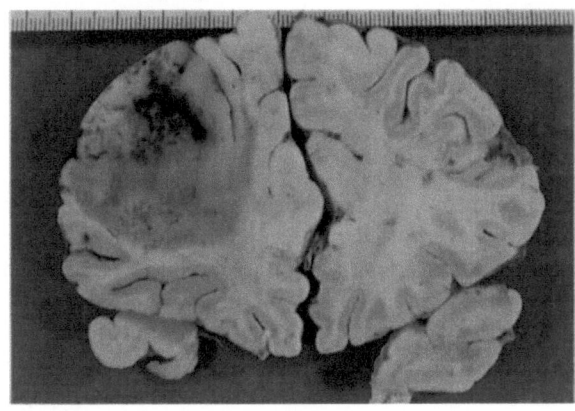

Abb. 5.104
Rückenmarkmetastasen eines Glioblastoms

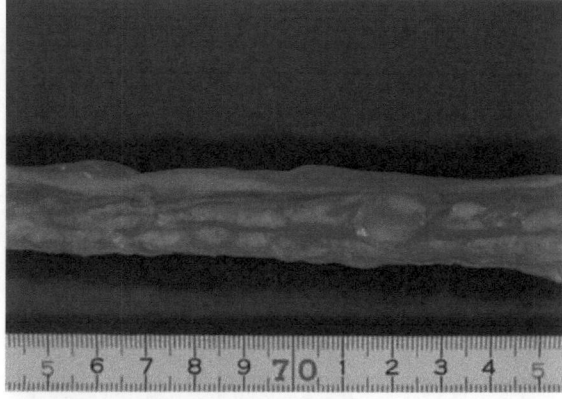

Abb. 5.105
Kleinhirnmetastase eines Mammakarzinoms

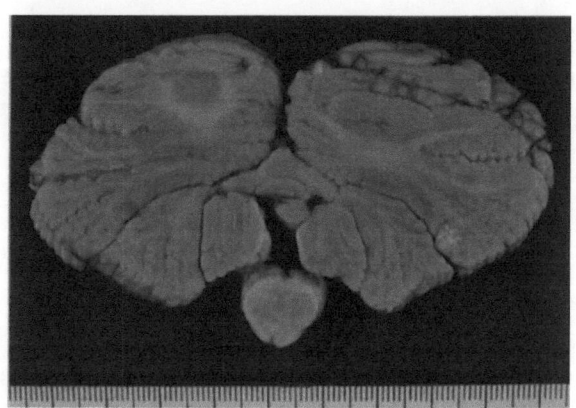

5.5.2.4 Kopf-Hals-Nasen-Ohren-Bereich

Primäre, zum Tode führende Tumoren im Kopf-Hals-Nasen-Ohren-Bereich sind selten. Im Abschnitt „Alkoholassoziierte Erkrankungen" (5.3.2) sind die oralen Karzinome mit angeführt, die im fortgeschrittenen Stadium zumeist nach ausgedehnter operativer Entfernung über regionäre Metastasen durch Arrosion größerer arterieller Blutgefäße zum Tode führen. Tumoren aus dem Speicheldrüsengebiet sind in der Regel Nebenbefunde, vor allem das pleomorphe Adenom der Speicheldrüse wird relativ häufig diagnostiziert.

Differentialdiagnosen gegenüber regionären Lymphknotenmetastasen von Karzinomen aus dem Kopf-Hals-Nasen-Ohren-Bereich sind die tuberkulöse Lymphadenitis, aber auch die laterale und mediane Halszyste. Radikuläre (odontogene) Zysten oder apikale Granulome sind ein häufiger Befund in der Zahnheilkunde. Sie sollten entfernt werden, da sie Streuherde für eine Sepsis sein können.

Eine histologische Untersuchung ist in jedem Fall erforderlich, da, wenn auch selten, sich hinter dem Granulationsgewebe Plattenepithel- oder Adenokarzinome verbergen können. Diese Karzinome zeigen ein sehr aggressives Verhalten und führen trotz chirurgischer, Strahlen- und Chemotherapie in der Regel innerhalb von 1 bis $1^1/_2$ Jahren zum Tode.

FALLBEISPIELE

46jähriger Mann

Klinische Diagnose: Schwerer Alkohol- und Nikotinabusus. Verdacht auf Larynxkarzinom. Schock bei Unterkühlung und Tumorkachexie.

Pathologisch-anatomische Diagnose: Plattenepithelkarzinom am Zungengrund mit Destruktion der Epiglottis. Akute Bronchopneumonie. Nekrotisierende pseudomembranöse Proktitis. Magenerosionen.

Todesursache: Herz- und Kreislaufversagen durch respiratorische Insuffizienz und Tumorkachexie.

55jähriger Mann

Klinische Diagnose: Chronischer Alkoholabusus. Nikotinabusus. Kehlkopfkarzinom seit einem Jahr bekannt. Laryngektomie und Anlage eines Tracheostomas. Tumorkachexie.

Pathologisch-anatomische Diagnose: Rezidiv eines Plattenepithelkarzinoms im Kehlkopf mit ausgedehnter Infiltration der Halsweichteile beiderseits und Lungenmetastasen. Pyloruserosionen.

Todesursache: Herz- und Kreislaufversagen durch Tumorkachexie und obere gastrointestinale Blutung (600 ml Blut im Magen/Duodenum).

75jähriger Mann

Klinische Diagnose: Ossäre Metastasierung der Halswirbelsäule bei unbekanntem Primärtumor.

Pathologisch-anatomische Diagnose: Nicht verhornendes Plattenepithelkarzinom im Retropharynx rechts mit Karzinomeinbruch in den 3. HWK unter Ausbildung von Osteolysen. Schleimig-eitrige Bronchitis und Bronchopneumonie. Zystadenolymphom der rechten Glandula parotis (Warthin-Tumor). Stauungsprostatitis.

Todesursache: Respiratorische Insuffizienz. Tumorkachexie.

60jähriger Mann

Klinische Diagnose: Seit 9 Jahren bekannte Leberzirrhose. Wangenkarzinom. Strahlentherapie. Ulcus duodeni. Rezidivblutung. Exitus.

Pathologisch-anatomische Diagnose: Perforiertes Plattenepithelkarzinom der Wange rechts mit Knochendestruktionen im harten Gaumen. Infiltration des Zungengrundes und pathologische Fraktur der Mandibula rechts. Dekompensierte Leberzirrhose. Chronisches Ulcus duodeni mit Blutung. 10 l Aszites. Schleimig-eitrige Bronchitis und ausgedehnte, z. T. eitrige Aspirationspneumonie.

Todesursache: Tumorkachexie und respiratorische Insuffizienz.

Abb. 5.106. Radikuläre (odontogene) Zyste

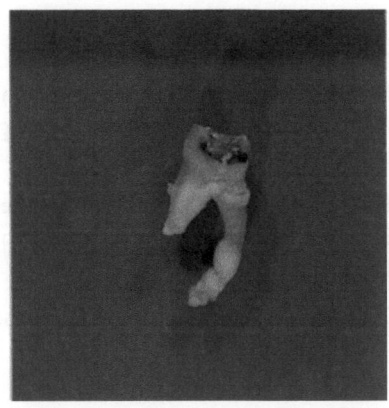

Kopf-Hals-Nasen-Ohren-Bereich 201

Abb. 5.107
Odontom

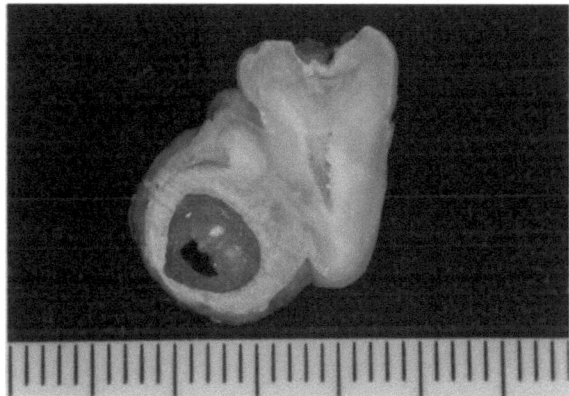

Abb. 5.108
Pleomorphes Adenom der Glandula submandibularis

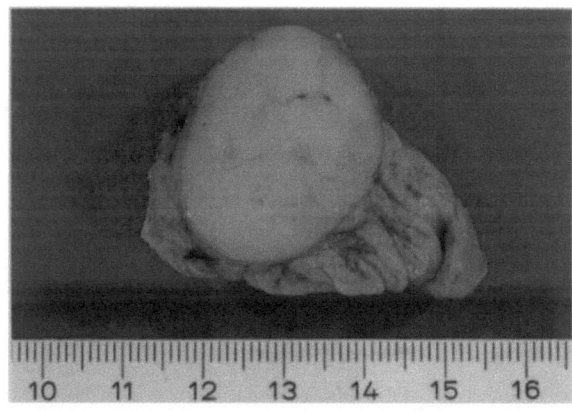

Abb. 5.109
Monomorphes Adenom der Glandula parotis

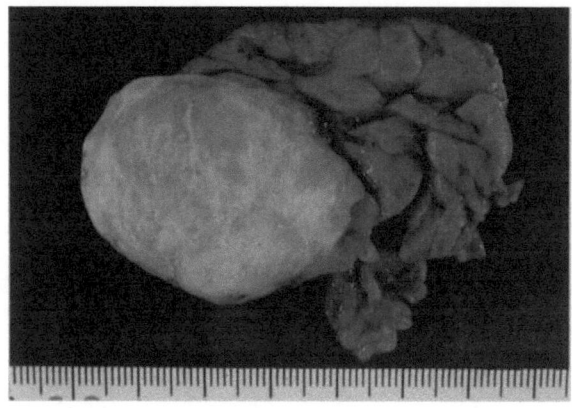

202 Der nicht unerwartete Tod

Abb. 5.110 a, b
Käsig nekrotisierende Lymphadenitis (Tuberkulose)

a Aufsicht

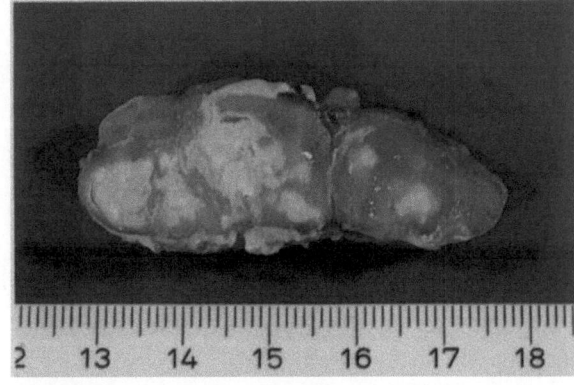

Abb. 5.110
b Fluoreszenzmikroskopischer Nachweis von Tuberkelbakterien

Abb. 5.111
Laterale Halszyste

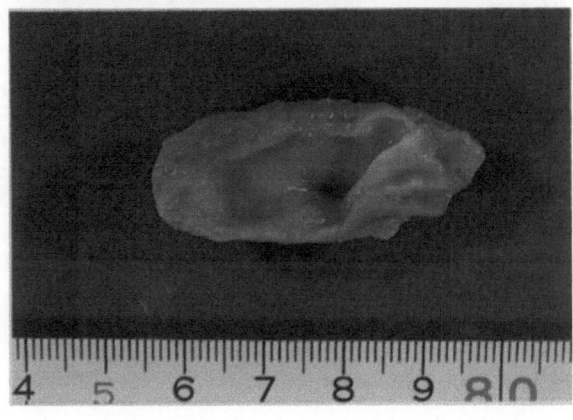

Kopf-Hals-Nasen-Ohren-Bereich

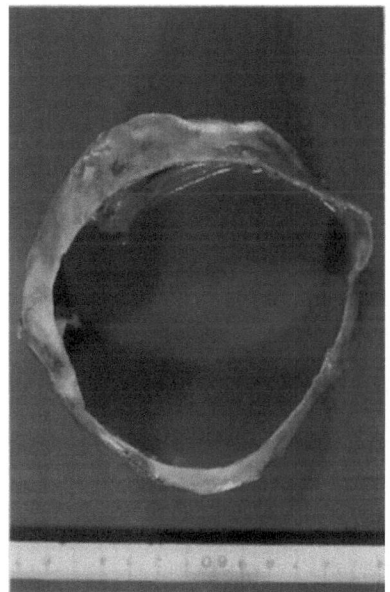

Abb. 5.112. Mediastinale Zyste mit eingeblutetem Inhalt

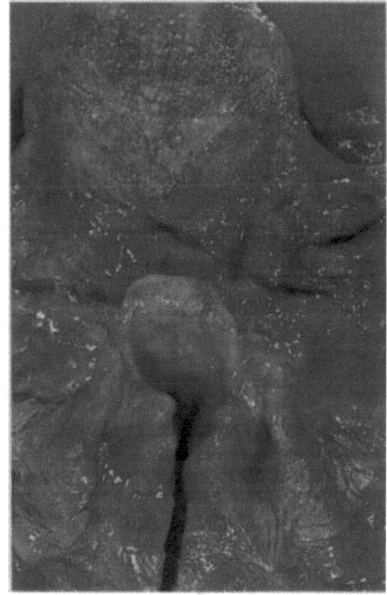

Abb. 5.113. Plattenepithelkarzinom der Zunge mit Lymphknotenmetastasen

Abb. 5.114
Choanalpolyp (chronisch-polypöse hyperplastische Sinusitis mit Eosinophilie)

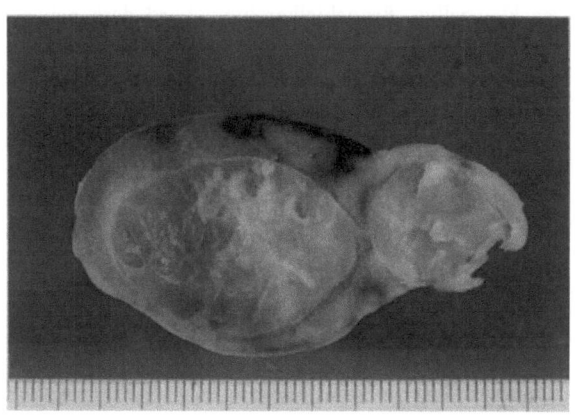

5.5.2.5 Lunge

Das Bronchialkarzinom ist hinsichtlich der Inzidenz wie der Mortalität seit Jahrzehnten der häufigste Tumor bei Männern. Inzwischen hat die Mortalität des Bronchialkarzinoms auch bei der Frau die erste Stelle eingenommen. Der Nikotinabusus ist der bedeutendste Risikofaktor. Nur wenige Fälle von Bronchialkarzinomen werden nicht auf diesen Risikofaktor zurückgeführt. Alle anderen Tumoren des Bronchialtrakts spielen nur eine untergeordnete Rolle. Patienten mit ausgeprägtem Nikotinabusus weisen nicht selten im Bronchialtrakt Präneoplasien auf. Dabei kann es aus einer Basalzellenhyperplasie über Plattenepithelmetaplasien zu einer Dysplasie bis hin zum präinvasiven Karzinom (Carcinoma in situ) kommen.

Es werden nach der Lokalisation *zentrale* und *periphere Karzinome* unterschieden. Die meisten Karzinome entwickeln sich im Zentrum des Bronchialtrakts bzw. der Lungen.

Nach der WHO-Klassifikation werden 4 Hauptformen unterschieden, die subdifferenziert werden können:

- *Plattenepithelkarzinome* hoher bis niedriger Differenzierung.
- Hoch- bis wenig differenzierte *Adenokarzinome,* in der Sonderform bronchioloalveoläre Karzinome mit der Subunterteilung in den pneumonischen und knotigen Typ.
- *Großzellige Karzinome* sowie Kombinationen von Platten- und Adenokarzinomen (adenosquamöse Karzinome).
  Diese Karzinome werden auch als „Nicht-Kleinzeller" bezeichnet.
- Demgegenüber stehen *kleinzellige Karzinome* vom lymphozytoiden (oat cell) oder vom intermediären Typ sowie Kombinationsformen.

Das kleinzellige Bronchialkarzinom wird dem neuroendokrinen Zellsystem zugeordnet und exprimiert entsprechende Markersubstanzen. Die Metastasierung erfolgt lymphogen und hämatogen. Häufig (in über 50% der Fälle) werden diese Karzinome primär durch ihre Metastasen diagnostiziert. Die Prognose des kleinzelligen Bronchialkarzinoms ist nach wie vor schlecht. Dies gilt auch für die Nicht-Kleinzeller.

Lunge 205

FALLBEISPIELE

45jähriger Mann

Klinische Diagnose: Prostatakarzinom. Verdacht auf Bronchialkarzinom. Chronisch-obstruktive Lungenerkrankung. Akute Bronchopneumonie. Rechtsherzversagen.

Pathologisch-anatomische Diagnose: Verhornendes Plattenepithelkarzinom des linken Oberlappenbronchus mit kleinknotiger Perikardkarzinose. Wandinfiltration des Ösophagus. Lymphknotenmetastasen bronchopulmonal, paratracheal und mediastinal. Hirnatrophie und Kleinhirninfarkt links. Thromboembolien in kleine und mittelgroße Pulmonalarterienäste.

Todesursache: Herz- und Kreislaufversagen durch Tumorintoxikation.

65jähriger Mann

Klinische Diagnose: Zentrale Dysregulation bei Hirnmetastasen. Verdacht auf Bronchialkarzinom.

Pathologisch-anatomische Diagnose: Metastasierendes pleomorphes Riesenzellkarzinom im linken Bronchusoberlappen mit Leber-, Nieren- und Nebennierenmetastasen. Hirnmetastase rechts parietal.

Todesursache: Zentrale Dysregulation mit Tumorintoxikation.

60jähriger Mann

Klinische Diagnose: Lungenrundherde, Knochenschmerzen, Anämie und Thrombopenie.

Pathologisch-anatomische Diagnose: Schleimbildendes Adenokarzinom des rechten Lungenoberlappens mit Lungen-, Pleura-, Herz-, Knochen- und Lymphknotenmetastasen. Tumorbedingte Knochenmarksdepression. Extramedulläre Blutbildung in Milz und Leber. Demarkierte hämorrhagische Nebennierennekrose rechts.

Todesursache: Tumortoxisches Herz- und Kreislaufversagen.

59jähriger Mann

Klinische Diagnose: Chronische Bronchitis bei massivem Nikotinabusus. Multiple Hirnmetastasen bei kleinzelligem Bronchuskarzinom. Chemotherapie. Radiatio des Schädels. Epileptische Anfälle. Progredienz der Hirnmetastasen mit Paresen. Progrediente Hiluslymphknotenmetastasen. Pneumonie.

Pathologisch-anatomische Diagnose: Zentrales kleinzelliges Bronchialkarzinom mit ausgedehnten Metastasen in pulmohiläre und paratracheale Lymphknoten sowie hepatoportal. Metastasen in beiden Nebennieren sowie in Groß- und Kleinhirn. Wirbelsäulenmetastasen. Diffuse kleinknotige Metastasierung in der Leber. Fokale eitrige Retentionspneumonie.

Todesursache: Herz- und Kreislaufversagen durch zentrale Dysregulation und Tumorintoxikation.

51jähriger Mann

Klinische Diagnose: Bronchialkarzinom peripher im rechten Lungenunterlappen. Poststenotische Pneumonie. 2 Jahre vor dem Tode Verkehrsunfall. Frontale Hirnblutung links. Kompressionsfraktur LWK IV. Grand-mal-Anfälle.

Pathologisch-anatomische Diagnose: Metastasierendes großzelliges Bronchialkarzinom peripher im rechten Lungenunterlappen. Lymphknotenmetastasen pulmohilär rechts und links paraaortal. Lymphangiosis carcinomatosa in beiden Lungen. Lumenstenosierender Koronarthrombus. Exzentrische Herzhypertrophie. Gewicht 440 g. Zystischer Hirndefekt linksfrontal. Kontusionsherde temporobasal beiderseits.

Todesursache: Akute Koronar- und respiratorische Insuffizienz.

64jähriger Mann

Klinische Diagnose: Bronchialkarzinom mit Leber- und Hirnmetastasen.

Pathologisch-anatomische Diagnose: Narbenkarzinom der rechten Lunge. Kombiniertes Adeno- und Plattenepithelkarzinom mit Pleurakarzinose links. Metastasen in Leber, pulmohilären Lymphknoten und Nebennierenmark rechts, ferner im 10. BWK. Stenosierende Koronarsklerose mit Koronarthrombus im Bereich der rechten Kranzarterie. In Schüben verlaufender, zuletzt frischer transmuraler Myokardinfarkt antero- und posterolateral links. Herzgewicht 420 g.

Todesursache: Linksherzversagen mit frischem Myokardinfarkt und respiratorischer Insuffizienz. Metastasierendes Bronchialkarzinom.

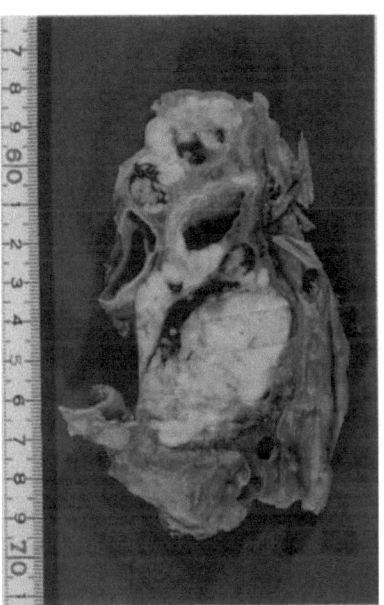
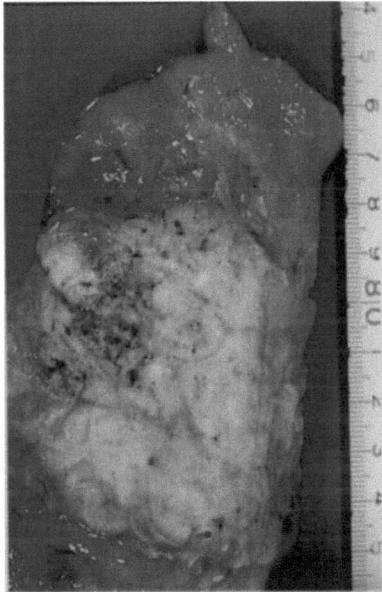

Abb. 5.115 *(oben links).* Zentrales kleinzelliges Bronchialkarzinom mit leichter Silikose Grad I

Abb. 5.116 *(oben rechts).* Großzelliges, ehemals zentrales Bronchialkarzinom vom undifferenzierten Typ

Abb. 5.117 *(rechts).* Großzelliges adenosquamöses zentrales Brochialkarzinom mit Pleurabeteiligung

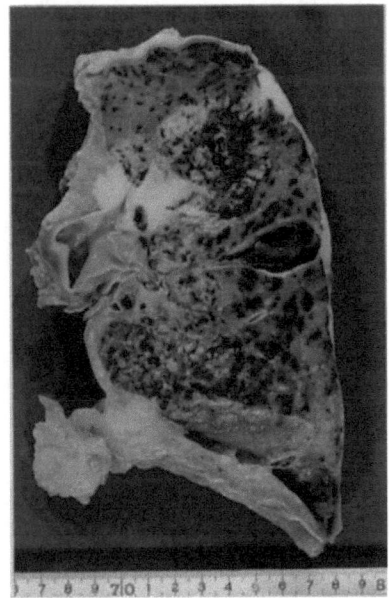

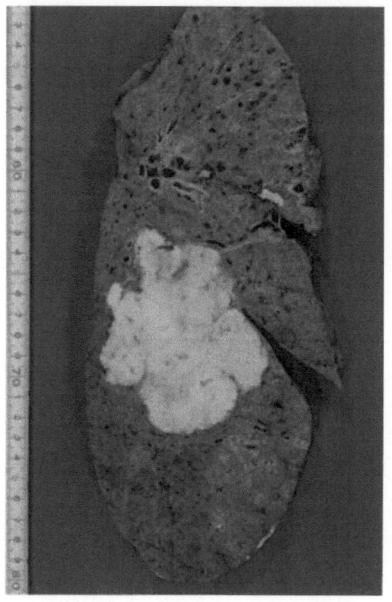
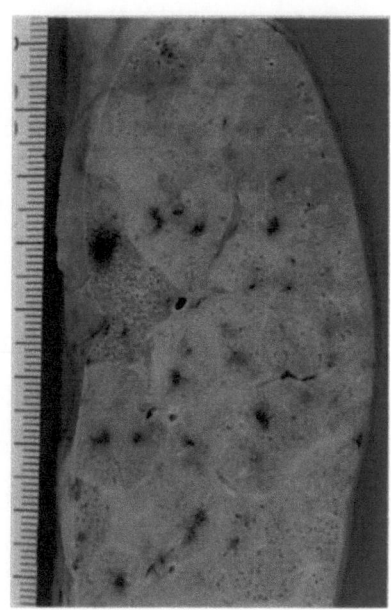

Abb. 5.118. Verhornendes Plattenepithelkarzinom

Abb. 5.119. Pneumonischer Typ eines bronchioloalveolären Adenokarzinoms der Lunge

Abb. 5.120
Wirbelkörpermetastase eines glandulären Bronchialkarzinoms

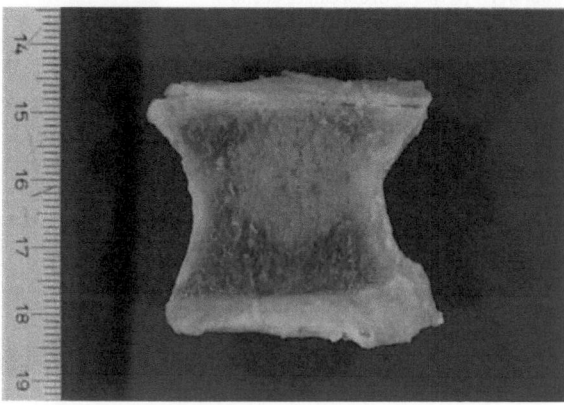

Lunge 209

Abb. 5.121
Schädelmetastase eines Adenokarzinoms des Bronchialtrakts

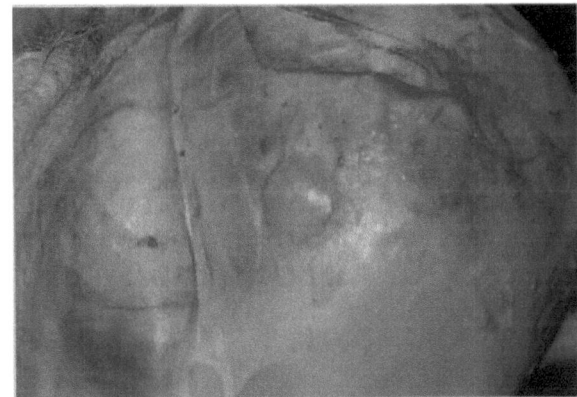

Abb. 5.122
Grobknotige Lungenmetastasen bei pluriformem Hodenkarzinom

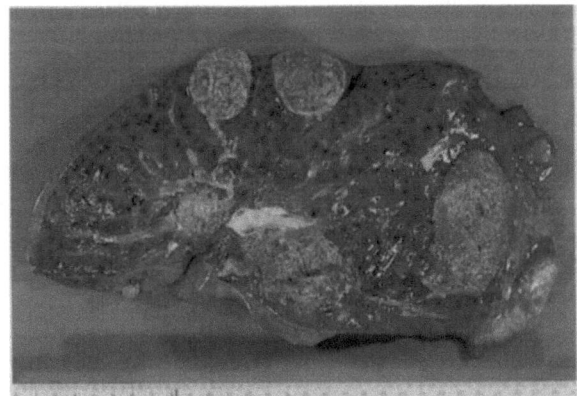

Abb. 5.123
Chondrohamartom der Lunge (Zufallsbefund)

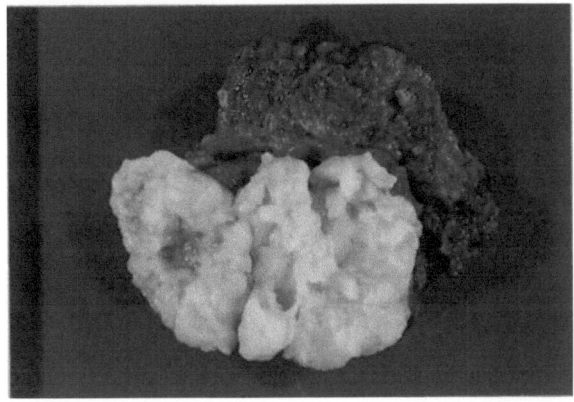

5.5.2.6 Pleura, Peritoneum

Pleura- und Peritonealtumoren sind Mesotheliome, die in benigner und maligner Form vorliegen können. Sie gehen von der viszeralen Pleura bzw. vom Peritoneum aus. Die proliferierten Mesothelzellkomplexe können glanduläre Formationen bilden. In den meisten Mesotheliomen, ob von der Pleura oder vom Peritoneum ausgehend, ist eine Asbeststaubexposition nachweisbar. Neben der Mesothelzellkomponente findet sich auch eine bindegewebige Komponente, die im Einzelfall sehr variieren kann. Insofern kann bei Biopsien die Klassifikation der Mesotheliome in die fibröse oder epitheliale oder biphasische Form schwierig sein.

Immunhistochemisch sind epitheliale wie mesenchymale Marker positiv. Das karzinoembryonale Antigen (CEA) ist negativ. Es hilft bei der Differentialdiagnose gegenüber metastatischen Adenokarzinomen. Makroskopisch sind knotige und diffuse Pleura- bzw. Peritonealkarzinosen abzugrenzen (Abb. 5.127–5.129).

FALLBEISPIELE

39jähriger Mann

Klinische Diagnose: Dringender Verdacht auf Mesenterialvenenthrombose mit Ileus. Chronische Hepatopathie. Ösophagusvarizen. Kachexie.

Pathologisch-anatomische Diagnose: Diffuses epitheliales peritoneales Mesotheliom mit 6000 ml Aszites. Frischer Iliakalvenenthrombus links mit frischen und älteren Thrombembolien in größeren Ästen der A. pulmonalis links. Alter Thrombus der V. portae. Frische fibrinöse Pleuritis beiderseits. Leichte Ösophagusvarizen.

Todesursache: Herz- und Kreislaufversagen durch Tumorkachexie und Lungenembolie.

Pleura, Peritoneum 211

70jähriger Mann

Klinische Diagnose: Pleuraempyem rechts. Malignomverdacht. Respiratorische Insuffizienz. Pneumonie. Tumorkachexie. Verdacht auf Hirnabszeß links.

Pathologisch-anatomische Diagnose: Metastasierendes, diffuses, gemischtes epitheliales und fibröses Pleuramesotheliom rechts mit Metastasen in beiden Lungen, Leber, Pankreasschwanz, terminalem Ileum, rechter Niere, Brust- und Lendenwirbelsäule sowie rechts dorsal in der Pons cerebri. Ulcus duodeni.

Todesursache: Respiratorische Insuffizienz und Tumorkachexie.

65jährige Frau

Klinische Diagnose: Arterielle Hypertonie. Herzinsuffizienz. Adipositas. Zustand nach abdomineller Hysterektomie. Ein Jahr vor dem Tode Diagnose einer Peritonealkarzinose mit Verdacht auf Ovarialkarzinom. Netzteilresektion. Resektion des Colon transversum, der linken Flexur und proximalen Drittel des Colon descendens mit terminaler Transversodeszendostomie. Zustand nach Neck-dissection. Lymphödem des linken Beines mit Tumorausbreitung in das kleine Becken.

Pathologisch-anatomische Diagnose: Lymphogen-hämatogen metastasiertes papilläres epitheliales Mesotheliom des Peritoneums. Hydroureteren und Hydronephrose. Mikroinfarkte im Gehirn. Siderose von Milz und Leber.

Todesursache: Herz- und Kreislaufversagen durch Nierenversagen und Tumorintoxikation.

Abb. 5.124
Benignes Pleuramesotheliom mit knotiger Form

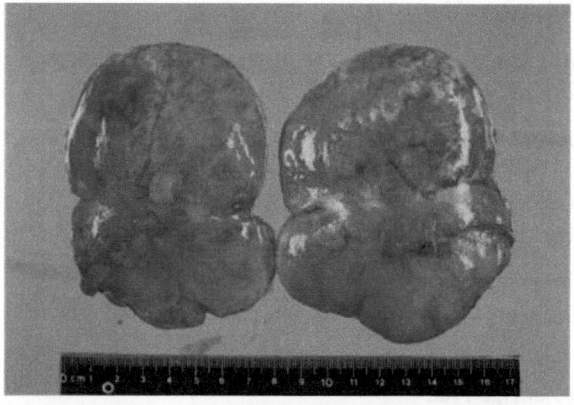

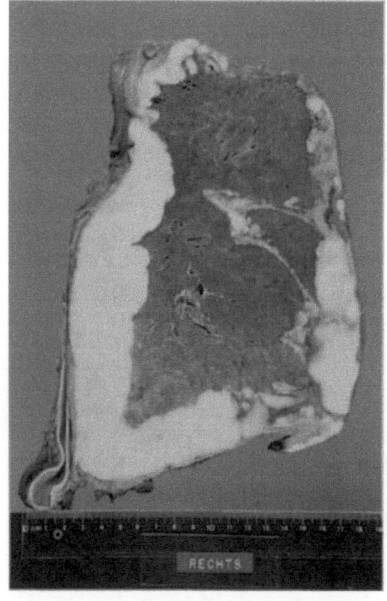

Abb. 5.125. Ausgedehntes Pleuramesotheliom vom biphasischen Typ

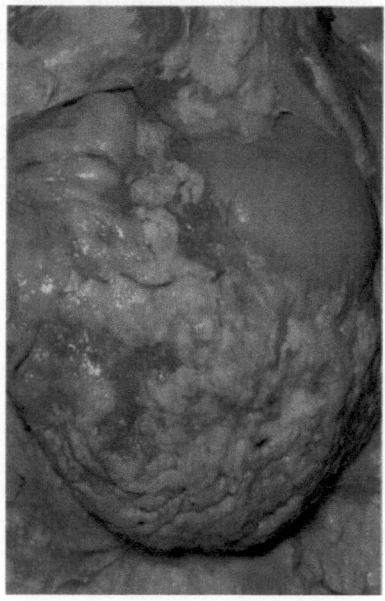

Abb. 5.126. Gemischtes peritoneales Mesotheliom

Pleura, Peritoneum 213

Abb. 5.127
Knotige Pleurakarzinose. DD: Mesotheliom

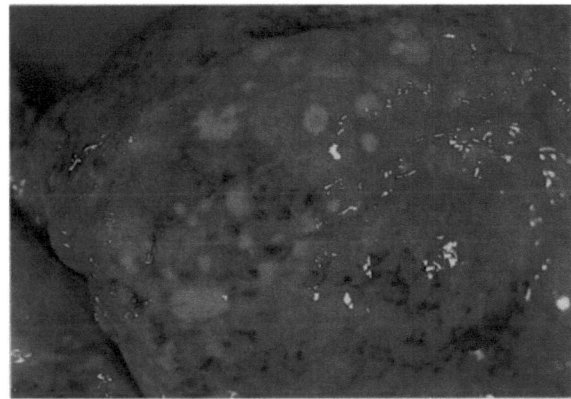

Abb. 5.128
Knotige Netzmetastasen. DD: Mesotheliom

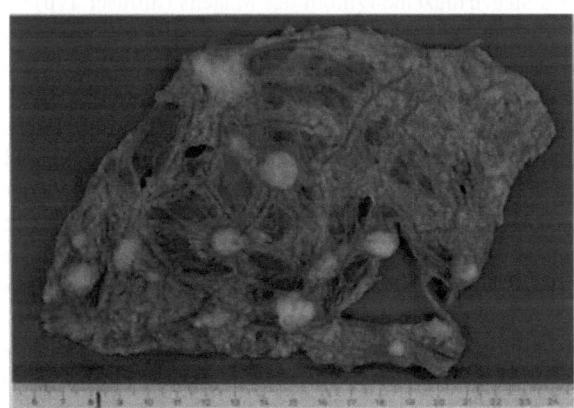

Abb. 5.129
Zystisches retroperitoneales Lymphangiom. DD: Mesotheliom

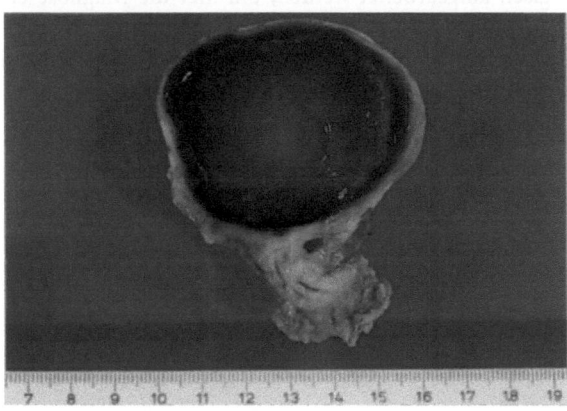

5.5.2.7 Gastrointestinaltrakt

Gut- und bösartige Tumoren im Gastrointestinaltrakt werden zumeist zu Lebzeiten des Patienten klinisch diagnostiziert und in der Regel operativ entfernt. Zur Obduktion gelangen die Fälle, die entweder nicht mehr operabel gewesen sind oder bei denen nach erfolgreicher operativer Entfernung Rezidive aufgetreten sind. In beiden Fällen haben in der Regel exorbitante Metastasierungen zum Tode geführt. Überwiegend handelt es sich bei solchen Fällen um Karzinome aus dem Ösophagus, dem Magen, selten dem Dünndarm, häufig aus dem Dickdarm.

Die prognostische Bedeutung der Magentumoren vom intestinalen oder diffusen Typ wird in der Literatur sehr unterschiedlich diskutiert. Derzeit ist die ungünstigere Prognose bei den Karzinomen vom intestinalen Typ zu suchen. Das Siegelringzellkarzinom des Magens (diffuser Typ) wird nicht selten durch seine Metastasen primär diagnostiziert. Diese können z. B. als Harnblasenkarzinome, Analkarzinome oder als Ovarialkarzinome (Krukenberg-Tumor) imponieren.

Die meisten Ösophaguskarzinome entstehen als Plattenepithelkarzinom kurz oberhalb der Kardia. Die Dickdarmkarzinome unter den Obduktionsfällen werden im Zökum-, Sigma- und Rektumbereich gefunden mit entsprechenden lokalen Rezidiven. Lymphknoten- und Lebermetastasierungen sind die häufigsten Absiedlungen. Im fortgeschrittenen Stadium kann hämatogen der gesamte Organismus befallen sein. Anastomosenkarzinome, besonders nach BII-Magenresektionen, haben zumeist eine schlechte Prognose.

Sowohl im Magen wie im Dickdarm, sehr selten auch im Dünndarm spielen als Präkanzerosen Adenome mit schweren Atypien eine wichtige Rolle. Überhaupt sollte jeder Schleimhautpolyp im Gastrointestinaltrakt sehr exakt histologisch aufgearbeitet werden, um hier die Diagnose eines Karzinoms innerhalb eines Adenoms frühzeitig zu stellen. Äußerst selten kommen auch Frühkarzinome des Magens zur Obduktion, die dann aber in der Regel zufällige Nebenbefunde darstellen.

FALLBEISPIELE

72jähriger Mann

Klinische Diagnose: Struma nodosa. Karzinom des Ösophagus mit Infiltration des Aortenbogens.

Pathologisch-anatomische Diagnose: Ulzeriertes lumenstenosierendes, wenig differenziertes Plattenepithelkarzinom des distalen Ösophagus mit ausgedehnter pulmonaler Metastasierung. Lymphknoten-, Nebennieren-, Lungen-, Pankreas- und Schilddrüsenmetastasen. Abszedierende Retentionspneumonie. Ösophagobronchiale Fistel. Inaktive Lungentuberkulose mit Pleuraschwarte links. Chronische Bronchitis und Bronchiektasen. Tryptische Pankreatitis. Ischämische ulzeröse Proktitis. Inkomplette Leberzirrhose.

Todesursache: Infektiös- und tumortoxisches Herz- und Kreislaufversagen.

66jähriger Mann

Klinische Diagnose: Karzinom im Bereich der Kardia. Zustand nach Ösophagektomie. Subkutanes Koloninterponat. Rezidivtumor. Terminale Aspiration.

Pathologisch-anatomische Diagnose: Siegelringzellkarzinom des Magens (diffuser Typ) mit ulzeriertem und stenosierendem Rezidiv. Narbenzustand nach Ösophagektomie und Magenhochzug. Subkutanes Koloninterponat mit Seitzu-End-Pharyngokolostomie. Paratracheale und pulmohiläre Lymphknotenmetastasen. Aspirationspneumonie. Geringe interstitielle Myokarditis. Malakoplakie der Prostata.

Todesursache: Infektiös-toxisches Herz- und Kreislaufversagen. Tumorkachexie.

54jähriger Mann

Klinische Diagnose: Anastomosenkarzinom bei Zustand nach B-II-Resektion. Tumorkachexie.

Pathologisch-anatomische Diagnose: Metastasierendes Anastomosenkarzinom mit Angiosis und Lymphangiosis carcinomatosa der Lungen und Lymphknotenmetastasen hepatoportal. Tumorkachexie und Anämie. Alte Hirnrindenkontusion.

Todesursache: Tumorintoxikation. Akute relative Koronarinsuffizienz.

83jähriger Mann

Klinische Diagnose: Magenkarzinom. Tumorintoxikation und Eisenmangelanämie.

Pathologisch-anatomische Diagnose: Wenig differenziertes Adenokarzinom des Magens vom intestinalen Typ mit Infiltration in die Leber sowie Mikrometastasen in Lymphknoten der kleinen Kurvatur. Konfluierende Pneumonie. Eitrige Bronchitis. Terminale Aspiration. Alte Hirnrindenkontusion rechts okzipitolateral. Stenosierende Koronarsklerose.

Todesursache: Infektiös-toxisches Herz- und Kreislaufversagen.

65jähriger Mann

Klinische Diagnose: Zustand nach Gastrektomie. Netzresektion. Jejunoösophagostomie und Roux-Anastomose wegen Magenkarzinoms. Zustand nach Hepatitis. Lungenembolie.

Pathologisch-anatomische Diagnose: Zustand nach Gastrektomie wegen zwei polypösen Magenfrühkarzinomen. Milzextirpation und Cholezystektomie. Jejunoösophagostomie. Frische Unterschenkelvenenthrombose bei mäßiger Varicosis. Fulminante Lungenembolie.

Todesursache: Akutes Rechtsherzversagen.

55jährige Frau

Klinische Diagnose: Lebermetastasierung bei unklarem Primärtumor. Massive Darmblutung.

Pathologisch-anatomische Diagnose: Klinisch nicht erkanntes metastasierendes Adenokarzinom im Sigma. Karzinommetastasen in der Leber sowie in mesenterialen, paraaortalen, zökalen und hepatoportalen Lymphknoten. Großes Myolipom in der linken Niere.

Todesursache: Massive Tumorblutung. Hypovolämischer Schock. Tumorkachexie.

78jähriger Mann

Klinische Diagnose: Phlebothrombose des linken Ober- und Unterschenkels. Apoplektischer Insult linksseitig. Pneumonie. Nierenversagen.

Pathologisch-anatomische Diagnose: Tubuläres Adenokarzinom im Anastomosenbereich mit Fettgewebsinfiltration (Zustand nach retrokolischer posteriorer Gastrojejunostomie 50 Jahre vor dem Tode). Jetzt tubulopapilläres Adenokarzinom im Kolon descendens mit kompletter Wandinfiltration (GII, pT3 NO). Beinvenenthrombose sowie frische Pulmonalarterienembolien. Koronarsklerose. Herzhypertrophie, Gewicht 560 g. Rezidiv. Hirninfarkte links frontal im Marklager und Thalamus. Floride eitrige Tracheitis.

Todesursache: Akutes Rechts- und Linksherzversagen.

89jähriger Mann

Klinische Diagnose: Tumorkachexie bei metastasierendem Rektumkarzinom. Pyelonephritis. Tumoranämie.

Pathologisch-anatomische Diagnose: Metastasierendes Rektumkarzinom mit Metastasen im linken Leberlappen und in pararektalen Lymphknoten sowie in der Lunge links basal. Tumoröser Ureterverschluß. Hydronephrose links. Pyelonephritis. Koronarsklerose mit organisiertem Thrombus im Ramus circumflexus. Frischer Myokardinfarkt und Narbenfelder. Hypertrophes Herz, Gewicht 440 g. Aortenklappenverkalkung. Bronchopneumonie, Harnblasendivertikel.

Todesursache: Infektiös-toxisches Herz- und Kreislaufversagen.

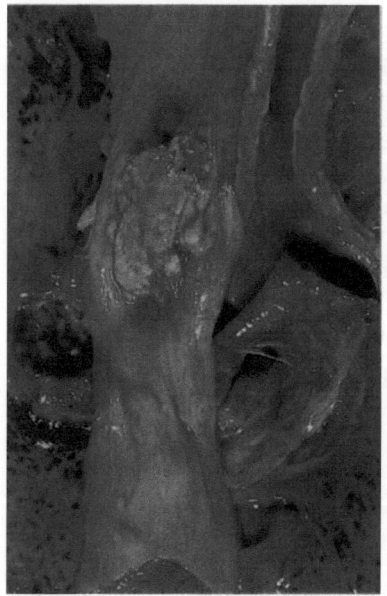
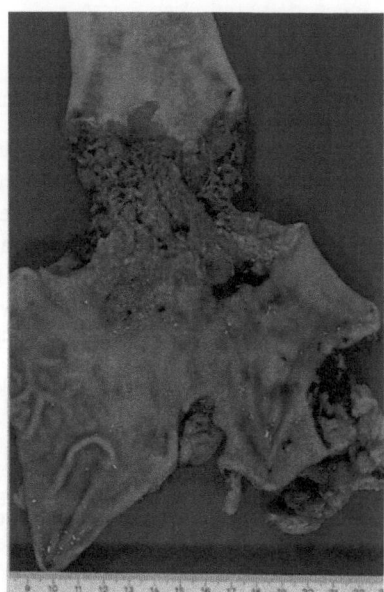

Abb. 5.130. Ulzeriertes, verhornendes Plattenepithelkarzinom im mittleren Ösophagus

Abb. 5.131. Polypöses Adenokarzinom der Kardia

Abb. 5.132
Polypöse Magenschleimhaut bei Drüsenkörperzysten

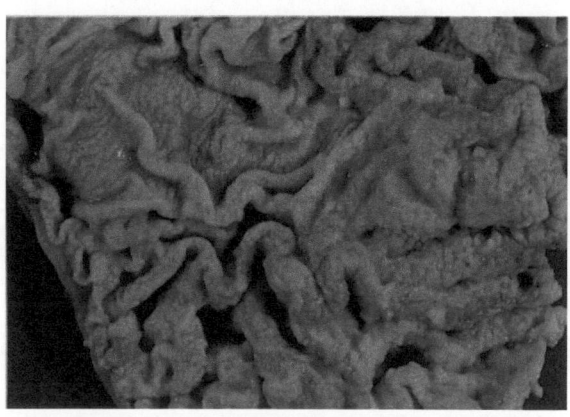

Gastrointestinaltrakt 219

Abb. 5.133
Hyperplastischer
Magenpolyp

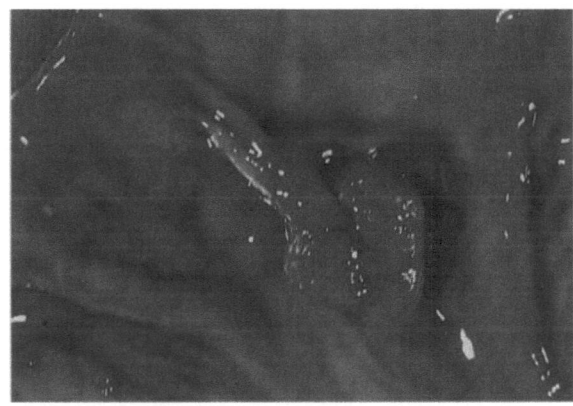

Abb. 5.134
Magenfrühkarzinom
vom polypösen Typ I

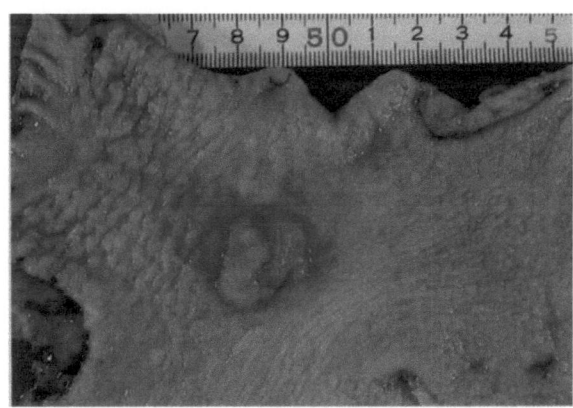

Abb. 5.135
Polypöses, oberflächlich ulzeriertes
Magenkarzinom im
distalen Drittel
(Antrum)

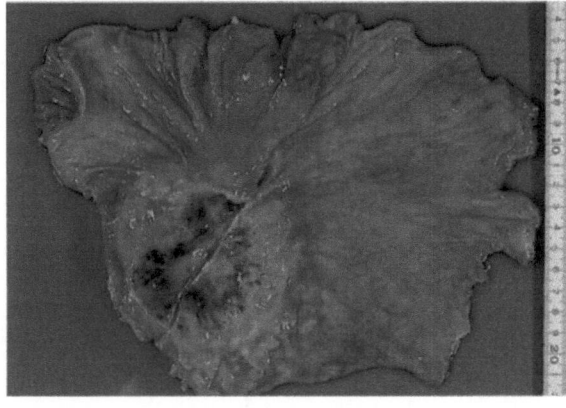

Abb. 5.136
Gallertkarzinom des Magens (Siegelringkarzinom). Längsschnitt durch die Magenwand mit diffuser Wandverbreiterung

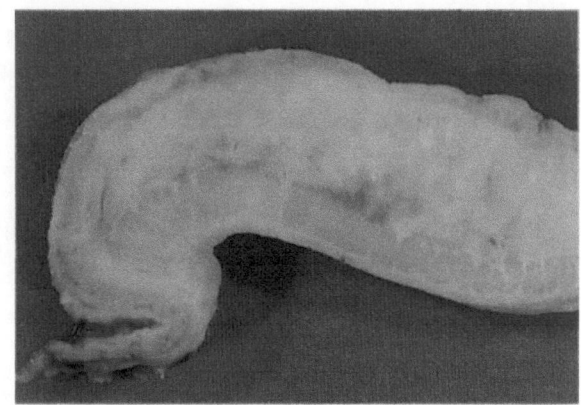

Abb. 5.137
Anastomosenkarzinom vom intestinalen Typ, B-I-Resektion 10 Jahre zuvor

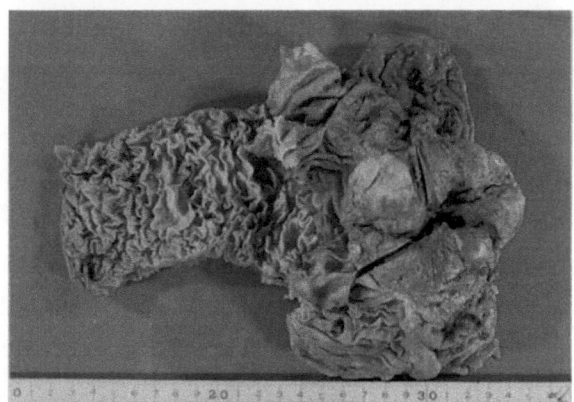

Abb. 5.138
Malignes Lymphom des Magens

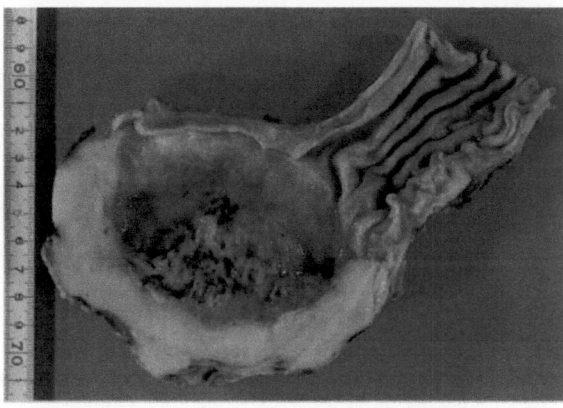

Gastrointestinaltrakt 221

Abb. 5.139
Leiomyom des
Magens

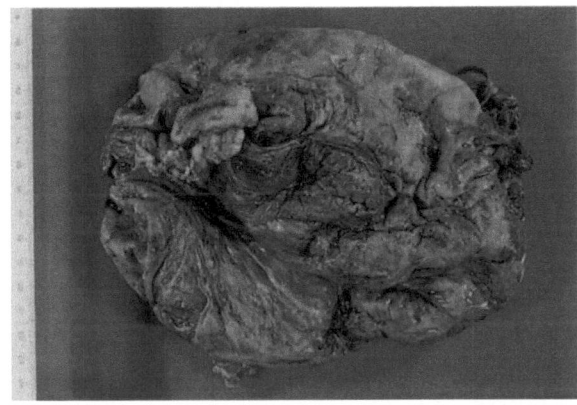

Abb. 5.140
Dünndarmdivertikel
und Lipom

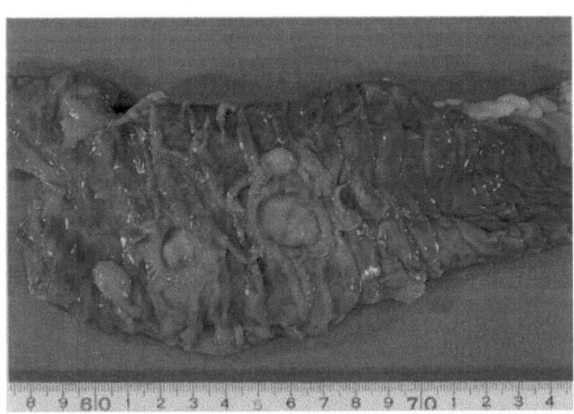

Abb. 5.141
Malignes Lymphom
des Dünndarms

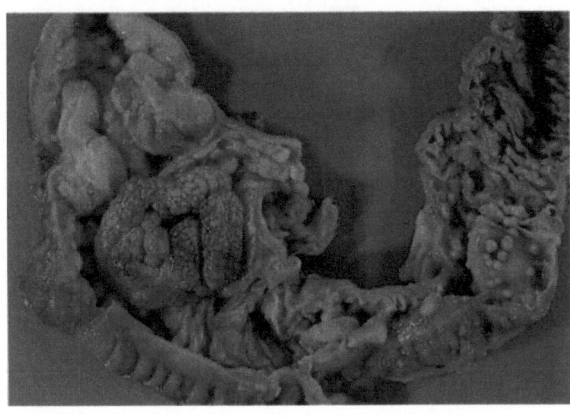

Abb. 5.142
Seltener Fall eines primären Adenokarzinoms des Dünndarms

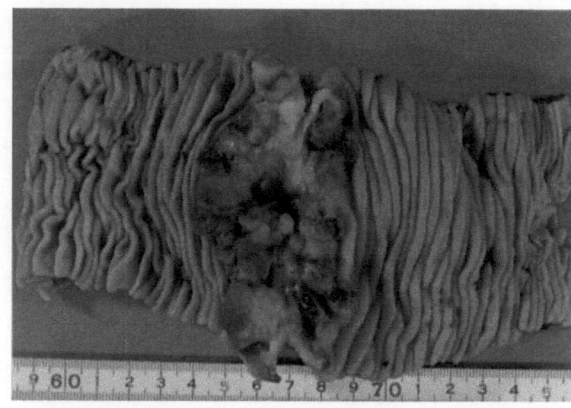

Abb. 5.143
Dünndarmadenomatose

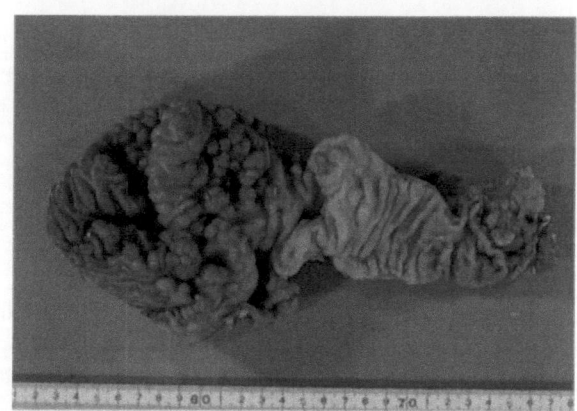

Abb. 5.144
Kolonpolyposis

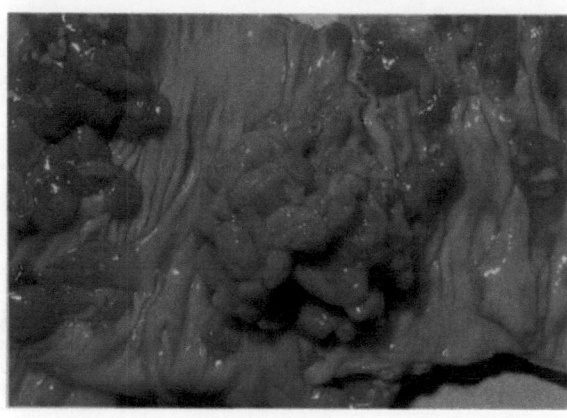

Gastrointestinaltrakt 223

Abb. 5.145
Polypöses Dickdarmkarzinom

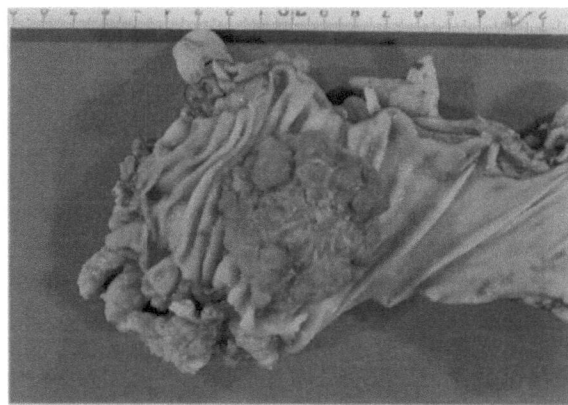

Abb. 5.146
Kloakogenes Karzinom

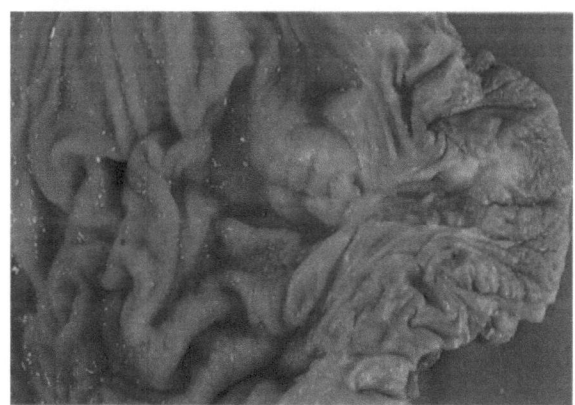

Abb. 5.147
Mukozele der Appendix. DD: Karzinoid

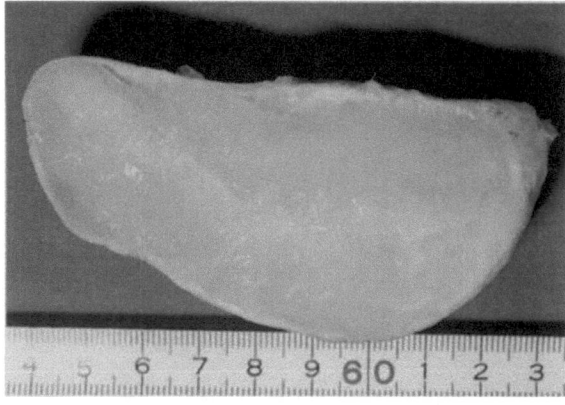

Abb. 5.148
Karzinoid der Appendix

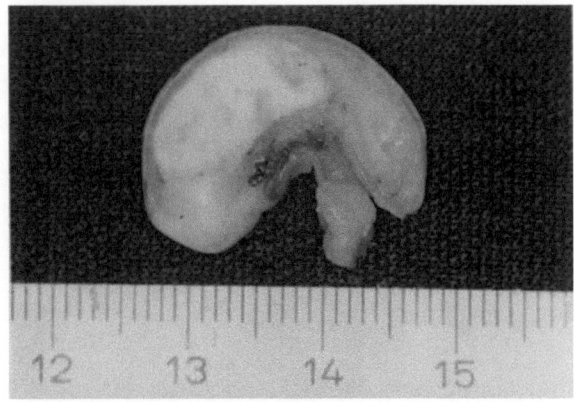

Abb. 5.149
Adenokarzinom der Appendix

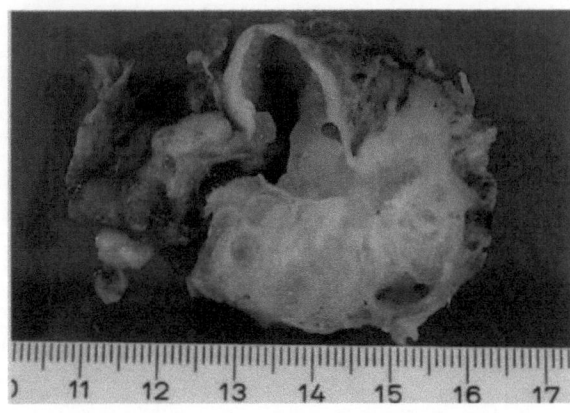

5.5.2.8 Leber, Gallenblase, Gallengänge

Während primäre bösartige Lebertumoren zumeist mit einer Leberzirrhose kombiniert sind, sind Karzinome des ableitenden Gallengangsystems davon unabhängige Tumoren, die zumeist durch schmerzlosen Ikterus und Verminderung des Allgemeinbefindens klinisch auffällig werden. Dies gilt auch für Pankreaskopfkarzinome.

Das Gallenblasenkarzinom wird klinisch meist nicht erkannt. Häufig ist es ein Zufallsbefund. In seltenen Fällen kann es metastasieren und wirft die Differentialdiagnose metastasierender Adenokarzinome auf.

Leberzelladenome werden häufiger bei Frauen beobachtet. Es besteht statistisch ein Zusammenhang mit der Einnahme von Kontrazeptiva. Ähnliches gilt auch für die sog. fokale noduläre Hyperplasie. Auch sie tritt überwiegend bei Frauen auf. Ein Zusammenhang mit der Einnahme oraler Kontrazeptiva ist derzeit nicht gesichert. Komplikationen bestehen bei Durchbruch in erheblichen Blutungen, z.T. mit letalen Folgen.

FALLBEISPIELE

70jährige Frau

Klinische Diagnose: Zustand nach Resektion eines Sigmakarzinoms. Verschlußikterus. Intestinale Blutung.

Pathologisch-anatomische Diagnose: Ausgedehnte Lebermetastasen bei Zustand nach Operation eines Adenokarzinoms des Sigma. Pulmohiläre Lymphknotenmetastasen und Lymphangiosis carcinomatosa.

Todesursache: Herz- und Kreislaufversagen durch hämorrhagischen Schock bei massiver gastrointestinaler Blutung.

79jährige Frau

Klinische Diagnose: Lebermetatasen bei unbekanntem Primärtumor. Tod im Leberausfallkoma.

Pathologisch-anatomische Diagnose: Metastasierendes Gallenblasenkarzinom mit zahlreichen Lebermetastasen sowie Peritonealkarzinose. Zöliakale, portale, paraaortale, mediastinale und pulmohiläre Lymphknotenmetastasen. Anämischer Milzinfarkt. Chronische Bronchitis mit Bronchiektasien. Ausgeprägte Koronarsklerose. Myokardinfarktnarben.

Todesursache: Tumorkachexie. Körpergewicht 40 kg.

83jährige Frau

Klinische Diagnose: Schmerzloser Ikterus. Tumor in der Leberpforte. Verdacht auf Gallengangskarzinom.

Pathologisch-anatomische Diagnose: Metastasierendes Adenokarzinom der Gallenblase mit tumoröser Gangobstruktion und Ikterus. Eitrige Nephritis. Chromograninpositiver endokriner Pankreastumor. Adipositas.

Todesursache: Herz- und Kreislaufversagen durch Leberinsuffizienz und Tumorintoxikation.

74jährige Frau

Klinische Diagnose: Ulcus pylori. Ikterus. Hypertonie. Verdacht auf Myokardinfarkt.

Pathologisch-anatomische Diagnose: Klinisch unbekanntes cholangiozelluläres Leberkarzinom mit zahlreichen Satellitenknoten und intrahepatischer Cholestase. Exzentrische Herzhypertrophie. Gewicht 530 g. Allgemeine Arteriosklerose und mäßiggradige Koronarsklerose. Multiple disseminierte Tumorembolien in kleinen Pulmonalarterienästen beiderseits.

Todesursache: Rechtsherzversagen durch Tumorembolien. Akute Koronarinsuffizienz.

76jährige Frau

Klinische Diagnose: Klinisch nicht lokalisiertes Adenokarzinom des Oberbauches mit Lebermetastasierung und Lymphknotenmetastasen. Zustand nach Hashimoto-Thyreoiditis. Tumorintoxikation.

Pathologisch-anatomische Diagnose: Wenig differenziertes Adenokarzinom des Gallenganges im Bereich der Leberpforte. Metastasen in den Lungen. Karzinose intrapulmonal und in der Pleura. Metastasen in der Leber, in supraklavikulären, paraaortalen, mesenterialen Lymphknoten und im Bereich des Leberhilus. Nebennierenmetastasen links. Metastase im 11. BWK. Kolondivertikulose. Ausgebrannte Hashimoto-Thyreoiditis.

Todesursache: Herz- und Kreislaufversagen mit Tumorintoxikation.

84jähriger Mann

Klinische Diagnose: Nicht näher abgeklärter großer infiltrativer Tumor in der Leberpforte. Gastrointestinale Blutung. Arterielle Hypertension. Zerebrovaskuläre Insuffizienz.

Pathologisch-anatomische Diagnose: Polymorphzelliges undifferenziertes Sarkom im Gallenblasenbett der Leber. Metastasen in hepatoportalen Lymphknoten. Infiltration in die Leber sowie Magenwand. Zusätzlich klarzelliges kompaktes Nierenzellkarzinom rechts mit Adenom. Florides Ulcus duodeni. Divertikulose des Sigma. Allgemeine Arteriosklerose. Pneumonie.

Todesursache: Herz- und Kreislaufversagen durch Tumorintoxikation und Pneumonie.

Abb. 5.150
a Schnittfläche eines hepatozellulären Karzinoms mit erheblichem Ikterus und multinodulärem Aufbau

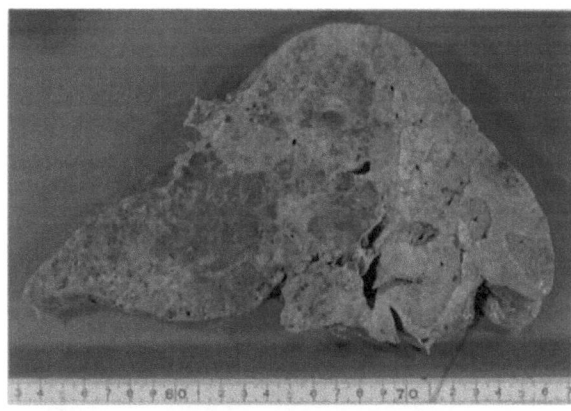

Abb. 5.150
b Schwarz-grün gefärbte „ikterische" Lymphknotenmetastase eines Leberzellkarzinoms

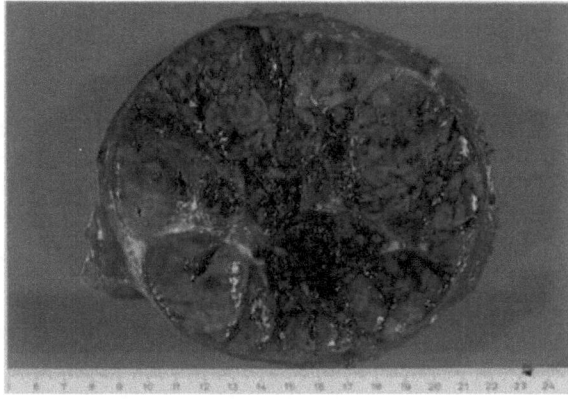

Abb. 5.151
Knoten eines malignen Lymphoms in der Leber

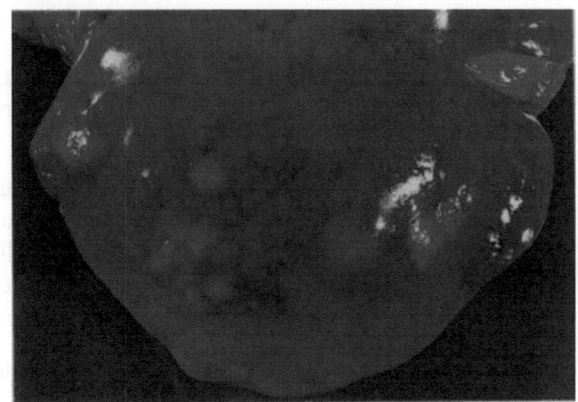

Abb. 5.152
Leberzelladenom

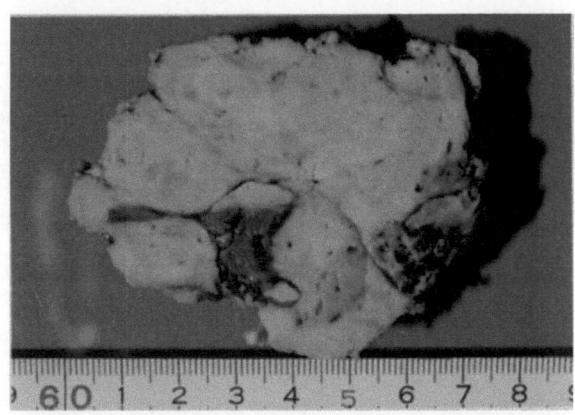

Abb. 5.153
Fokale noduläre Hyperplasie der Leber

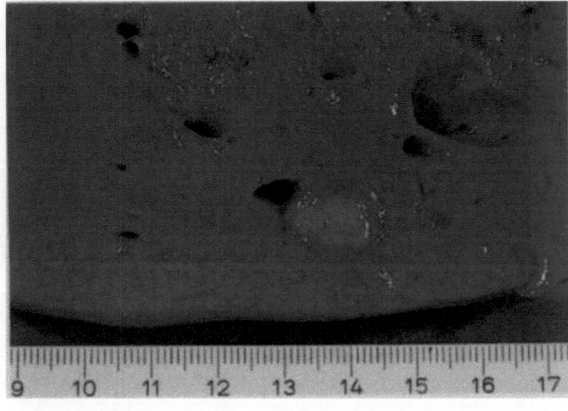

Leber, Gallenblase, Gallengänge 229

Abb. 5.154
Grobknotige Lebermetastasen eines Dickdarmtumors

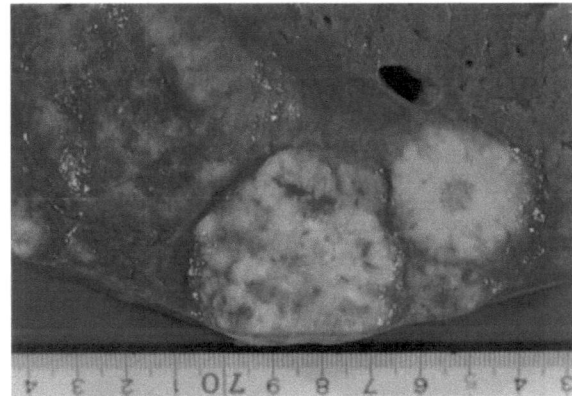

Abb. 5.155
Metastasenleber bei kleinzelligem Bronchialkarzinom

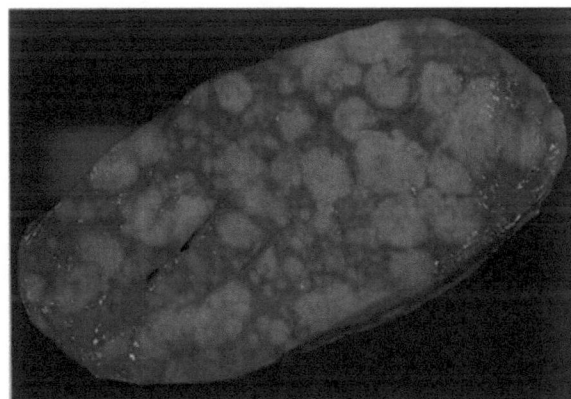

Abb. 5.156
Seltener Fall eines Angiosarkoms bei Polyvinylchloriderkrankung (PVC-Krankheit). DD: Karzinom

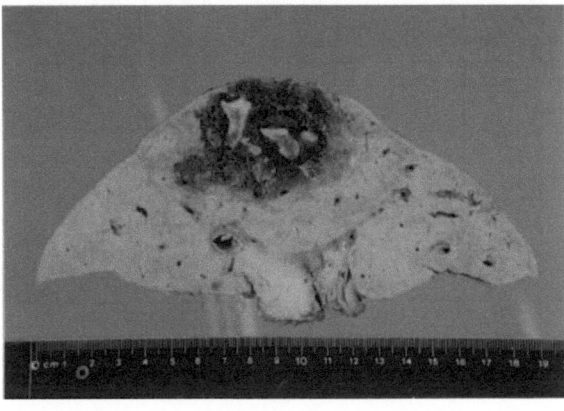

Abb. 5.157
Angiosarkom in der
Leber nach 40 Jahre
zurückliegender
Thorotrastgabe.
DD: Karzinom

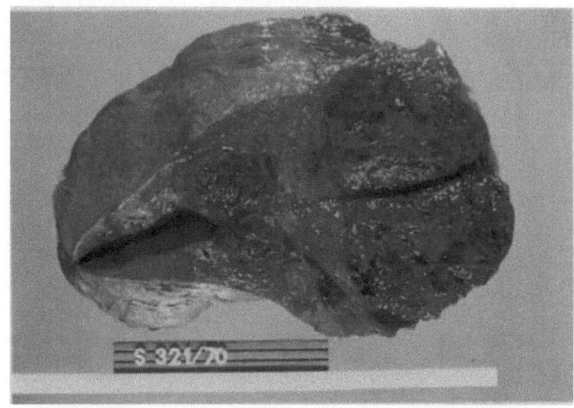

Abb. 5.158
Große multilokuläre
Echinokokkuszyste.
DD: Lebertumor

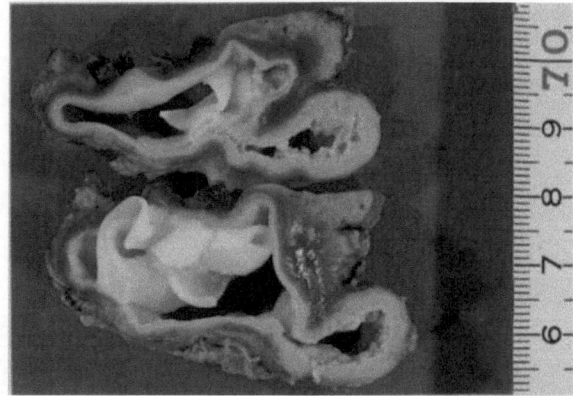

Abb. 5.159
Schleimhautadenom
der Gallenblase.
DD: Gallenblasenkarzinom

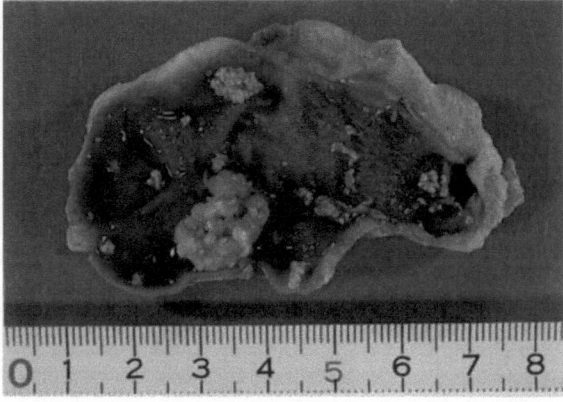

Abb. 5.160
Cholesterolpolypen der Gallenblase.
DD: Gallenblasenkarzinom

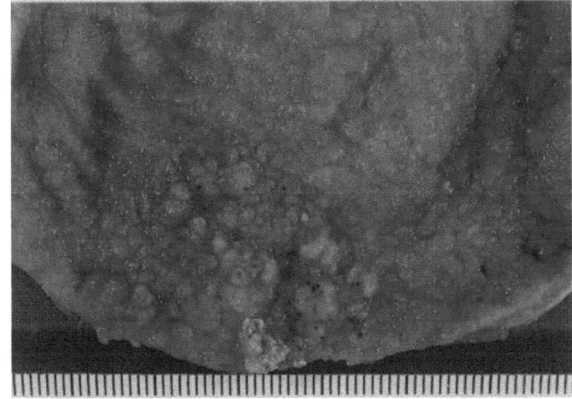

Abb. 5.161 a, b
Adenokarzinom der Gallenblase. DD: Gallenblasenkarzinom

a Hydrops der Gallenblase bei stenosierendem Gallenblasenhalskarzinom

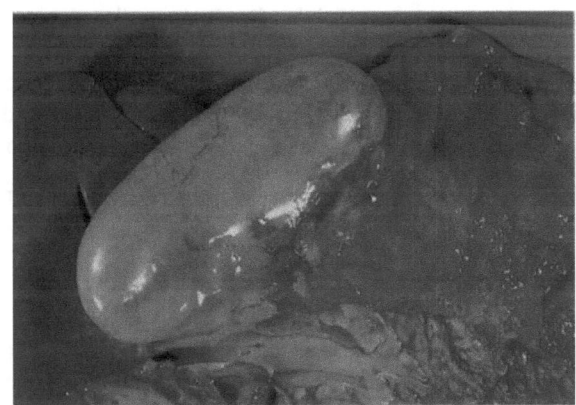

Abb. 5.161
b Komplette Wandinfiltration bei ulzeriertem Karzinom des Gallenblasenfundus

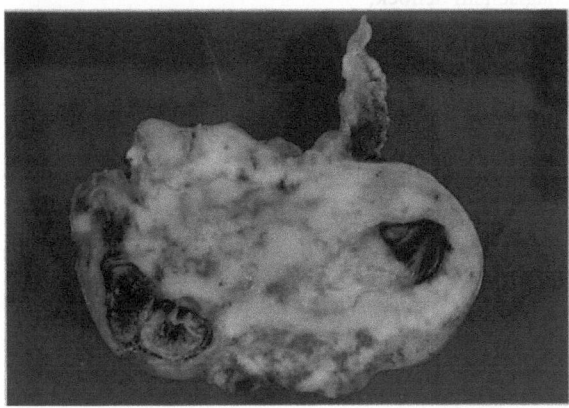

5.5.2.9 Pankreas

Das Pankreas*karzinom* ist bereits in 5.3.2 und 5.5.2.7 abgehandelt.

FALLBEISPIELE

72jähriger Mann

Klinische Diagnose: 40 Jahre vor dem Tode Flugzeugabsturz mit multiplen Frakturen. Gastroenteroanastomose. Magenkarzinom. Zustand nach Chemotherapie. Jetzt rasche Eintrübung.

Pathologisch-anatomische Diagnose: Metastasierendes Pankreaskopfkarzinom mit Lebermetastasen. Kleinherdige Peritonealkarzinose sowie perforierte ulzerierte Metastase medial der Gallenblase mit detritushaltigem gekammertem Erguß (600 ml). Thromben in den tiefen Beinvenen links und im Plexus prostaticus. Thrombembolien in den großen mittleren und kleinen Lungenpulmonalarterien rechts. Zustand nach Gastroenteroanastomose. Tumorkachexie.

Todesursache: Herz- und Kreislaufversagen durch Tumorintoxikation.

66jährige Frau

Klinische Diagnose: Inoperables Pankreaskopfkarzinom. Seit einem Jahr vor dem Tode bekannt, mit Gallengangsdrainage und palliativer Gastroenterostomie. Alte Strumaresektion mit Radiojodtherapie. Totalendoprothese der rechten Hüfte. Cholezystolithiasis. Zuletzt gastrointestinale Blutung mit hämorrhagischem Schock.

Pathologisch-anatomische Diagnose: Metastasierendes Pankreaskopfkarzinom mit Penetration in das Duodenum. Gefäßarrosion.
(3 l Blut im Magen-Darm-Trakt). Multiple Lungenmetastasen und lymphangische Karzinose. Schwerer florider diffuser Alveolarschaden mit terminaler Aspiration. Lymphknotenmetastase in Leberhilus und paraaortal sowie Metastasen im 12. BWK.

Todesursache: Herz- und Kreislaufversagen durch hämorrhagischen Schock.

Pankreas 233

Abb. 5.162
Adenokarzinom des Pankreas

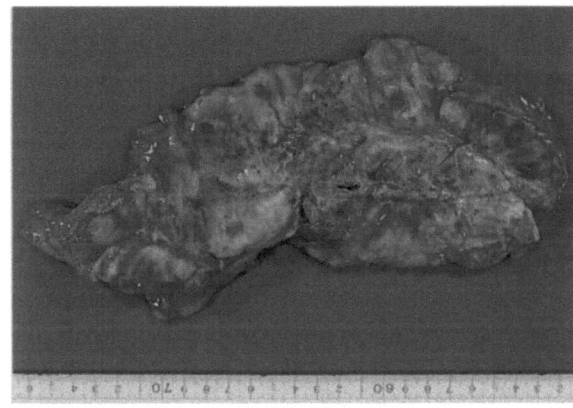

Abb. 5.163
Undifferenziertes Pankreaskarzinom

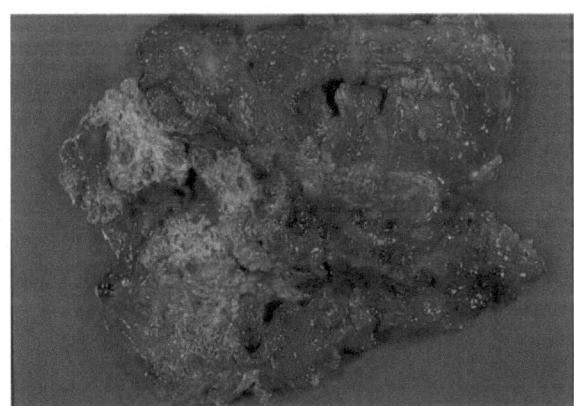

Abb. 5.164
Chronisch-sklerosierende Pankreatitis.
DD: Karzinom

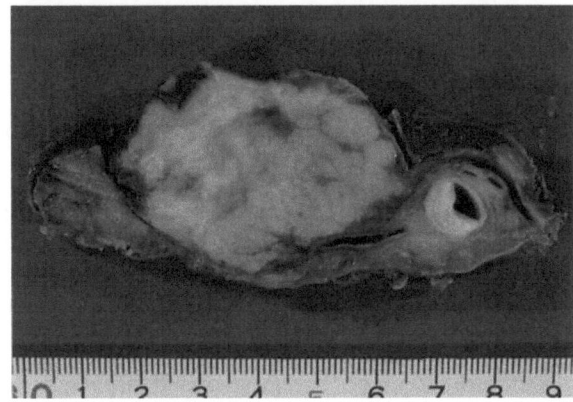

5.5.2.10 Niere

Unter den Tumoren der Niere überwiegen die Nierenzellkarzinome. Die meisten Nierenzellkarzinome werden zu Lebzeiten der Patienten operativ entfernt, oft unter dem Aspekt der Organerhaltung. Dabei muß berücksichtigt werden, daß nicht selten Nierenzellkarzinome in beiden Nieren simultan oder verzögert auftreten.

Bei den Fällen, die zur Obduktion gelangen, handelt es sich zumeist um inoperable Tumoren, die konservativen Behandlungsmethoden unterzogen wurden, jedoch durch massive Metastasierungen zum Exitus führen. Zumeist liegen undifferenzierte Formen des klarzelligen oder chromophilen Nierenzellkarzinoms vor. Differentialdiagnostisch sind hier auch entdifferenzierte urotheliale Karzinome, ausgehend vom Nierenbecken mit einzubeziehen. Diese können das gesamte Nierenparenchym durchsetzen. Chromophobe Karzinomtypen sind in diesen Stadien selten anzutreffen. Die Nephroblastome treten fast ausschließlich im Kindesalter auf. Sie sind im Erwachsenenalter selten und in der Obduktionspathologie Raritäten. Nierenzelladenome und renale Onkozytome werden relativ häufig angetroffen. In mehreren Fällen konnten wir klarzellige Nierenzellkarzinome im Initialstadium bei der Obduktion beobachten.

Typische *Komplikationen* des Nierenzellkarzinoms: Einbruch in das Nierenbecken und in das venöse Gefäßsystem mit Tumorthrombenbildungen und entsprechenden Embolien in die Lungenarterien. Letzteres ist nicht selten die Todesursache durch akutes Rechtsherzversagen. Der Vorgang kann auch intra- bzw. kurzfristig postoperativ auftreten.

FALLBEISPIELE

49jähriger Mann

Klinische Diagnose: Metastasierendes Nierenzellkarzinom, Ateminsuffizienz. Tod im respiratorischen Versagen.

Pathologisch-anatomische Diagnose: Metastasierendes spindelzellig pleomorphes Nierenzellkarzinom, G III. Zustand nach Nephrektomie. Krebsmetastasen in der rechten Nebenniere, im Gehirn temporobasal rechts und rechten Okzipitallappen. Perifokales Hirnödem. Lungenembolie. Hämorrhagischer Lungeninfarkt rechts. Infarktpneumonie. Pleuraempyem.

Todesursache: Zentrale Dysregulation und respiratorische Insuffizienz.

53jähriger Mann

Klinische Diagnose: Metastasierendes Nierenzellkarzinom. Zustand nach Nephrektomie links, Nierenpolresektion rechts. Verdacht auf Lungenmetastasen.

Pathologisch-anatomische Diagnose: Metastasierendes beiderseitiges kompaktes klarzelliges Nierenzellkarzinom Lymphknotenmetastasen paraaortal beiderseits. Karzinomatöse Ummauerung der rechten Niere bei Zustand nach Entfernung der linken Niere. Lungen- und Lebermetastasen.

Todesursache: Tumortoxisches Herz- und Kreislaufversagen.

82jährige Frau

Klinische Diagnose: Unbekannter Abdominaltumor. Rezidivierende gastrointestinale Blutung. Nierenmetastase rechts. Apoplexie mit Rezidiv.

Pathologisch-anatomische Diagnose: Klinisch unbekanntes, metastasierendes, kleinzelliges, kompaktes Nierenzellkarzinom rechts mit Lungenmetastasen sowie Metastase paraaortal rechts. Floride eitrige Bronchitis. Niedrig malignes Schwannom im mesenterialen Fettgewebe und in der Jejunumwand. Alte Hirninfarkte.

Todesursache: Konfluierende Bronchopneumonie.

34jähriger Mann

Klinische Diagnose: 4 Wochen vor dem Tode Druckgefühl in der rechten Flanke, Makrohämaturie. Im CT und MRT malignomverdächtiger Tumor in der rechten Niere mit Einbruch in die V.renalis sowie V.cava inferior mit Appositionsthromben. Schüttelfrost. Temperaturerhöhung. Thorakoperitoneale Adrenonephrektomie rechts mit Entfernung eines Kavathrombus. Intraoperativer Herzstillstand mit nachfolgender erfolgloser Reanimation. Verdacht auf Lungenembolie.

Pathologisch-anatomische Diagnose: Wenig differenziertes klarzelliges Nierenzellkarzinom rechts. Zustand nach operativer Entfernung eines Kavathrombus aus der V.cava inferior in der Höhe der rechten V.renalis. Beidseitige Tumorembolien in die Lungen. Mikroverkalkungen im Gehirn (Morbus Fahr).

Todesursache: Akutes Rechtsherzversagen.

81jährige Frau

Klinische Diagnose: Nierentumor rechts mit Einbruch in die V.cava und Cor pulmonale. Herzinsuffizienz.

Pathologisch-anatomische Diagnose: Metastasierendes urotheliales Nierenbeckenkarzinom rechts mit Einbruch in die V.cava und Infiltration des perinephrischen Fettgewebes. Lymphknotenmetastasen hilär und paraaortal sowie lumbal und zöliakal. Karzinommetastasen im 3. und 5.LWK. Rechtsherzhypertrophie (Cor pulmonale). Vorhofthrombus rechts. Rezidivierende Pulmonalarterienembolien. Seröse Kystadenome in den Ovarien.

Todesursache: Akutes Rechtsherzversagen.

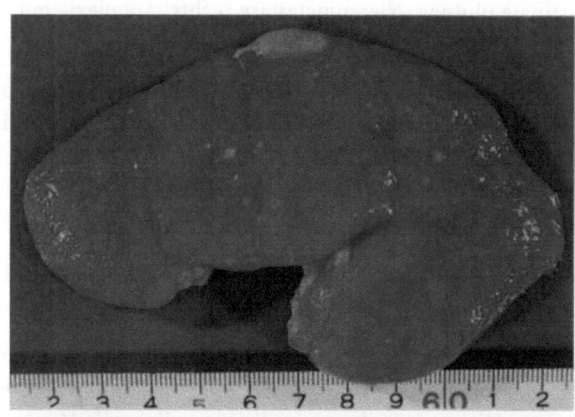

Abb. 5.165
Nierenrindenadenome

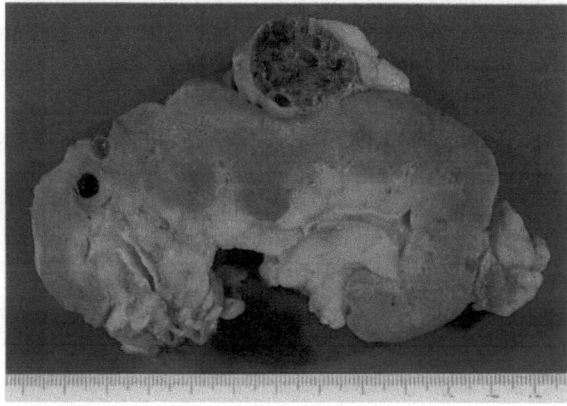

Abb. 5.166
a Kleines Nierenzellkarzinom

Abb. 5.166
b Multinoduläres Nierenzellkarzinom, teils klarzellig solide, teils chromophil zystisch

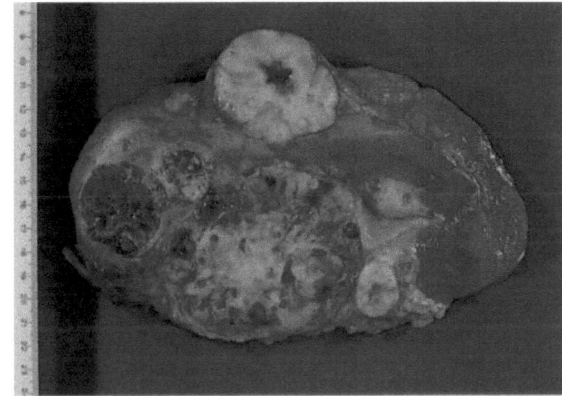

Abb. 5.167 a, b
Wenig differenziertes, die ganze Niere einnehmendes Nierenzellkarzinom

a Solide Form

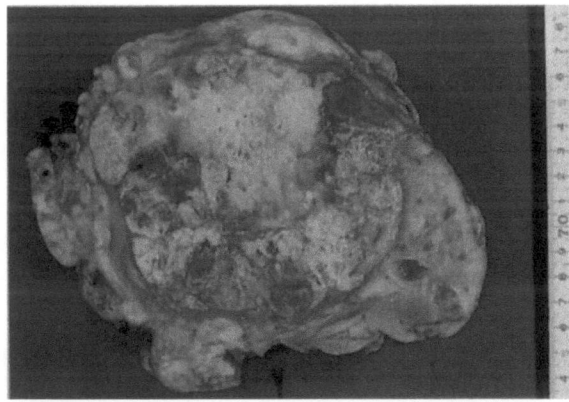

Abb. 5.167
b Zystische Form

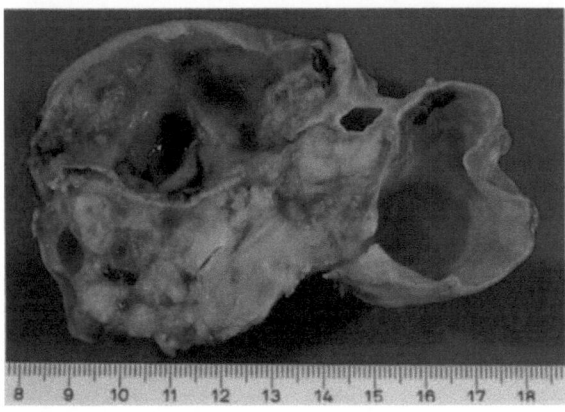

Abb. 5.168
Chromophobes Nierenzellkarzinom mit blaß brauner Schnittfläche „ohne" zentrale Narbenbildung
(s. auch Onkozytom, Abb. 5.169)

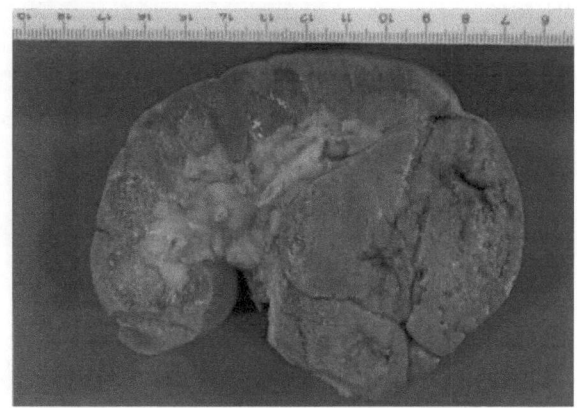

Abb. 5.169
Onkozytom der Niere mit auffällig brauner Schnittfläche und winziger zentraler Narbenbildung

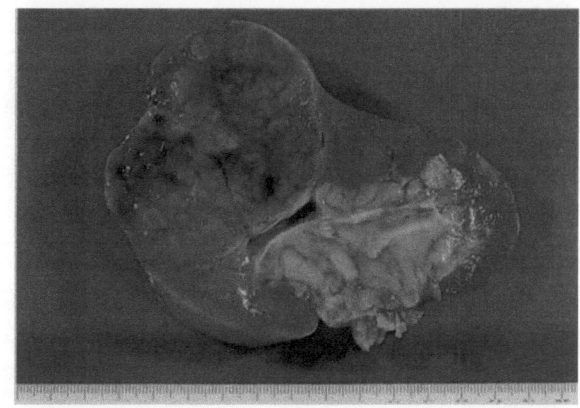

Abb. 5.170
Urotheliales Nierenbeckenkarzinom.
DD: Nierenzellkarzinom

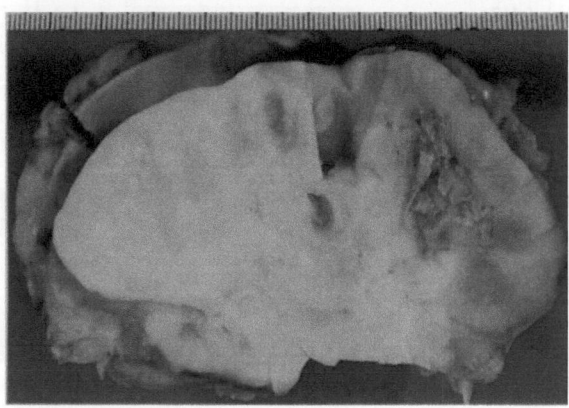

5.5.2.11 Ableitende Harnwege

Bei den Tumoren der ableitenden Harnwege – hierzu gehören Nierenbecken, Ureteren, Harnblase und Urethra – handelt es sich überwiegend um urotheliale Karzinome. Sie sind zumeist papillär gestaltet mit minimaler stromaler Invasionstendenz. Die soliden Formen sind durch ein destruierendes, tief invasives Wachstum charakterisiert. Ihre Prognose ist deutlich ungünstiger als die der papillären oberflächlichen urothelialen Karzinome. In unmittelbarer Nachbarschaft der Karzinome findet sich in der Regel eine schwere urotheliale Dysplasie im Sinne eines Carcinoma in situ. Die schwere urotheliale Dysplasie ist eine echte Präneoplasie. Eine schlechte Prognose haben auch die Adenokarzinome, die vom Urachus ausgehen. Differentialdiagnostisch sind hier eingebrochene Adenokarzinome des Dickdarms auszuschließen.

Die Rezidivrate der urothelialen Karzinome steigt mit der Invasionstiefe und dem Malignitätsgrad an, bzw. nehmen umgekehrt mit jedem Rezidiv Malignitätsgrad und Invasionstiefe zu. Bei den seltenen Siegelringzellkarzinomen sind Metastasen eines Magenkarzinoms auszuschließen. Undifferenzierte Karzinome können sarkomatöse Bilder entwickeln. Es gibt auch Kombinationen von Sarkomen und Karzinomen. Die Metastasierung erfolgt anfänglich lymphogen, später im fortgeschrittenen Stadium hämatogen. Zur Obduktion kommen ausschließlich metastasierte Formen.

FALLBEISPIELE

74jährige Frau

Klinische Diagnose: Lungenmetastasen bei Blasenkarzinom. Apoplektischer Insult. Zustand nach Zervixkarzinom.

Pathologisch-anatomische Diagnose: Metastasierendes Harnblasenkarzinom mit multiplen paraaortalen, lumbalen und pulmohilären Lymphknotenmetastasen. Lymphangiosis carcinomatosa in beiden Lungen. Anämische Hirninfarkte. Bronchopneumonie. Frischer Niereninfarkt rechts.

Todesursache: Respiratorische Insuffizienz und Tumorkachexie.

78jähriger Mann

Klinische Diagnose: Zustand nach Urogenitaltuberkulose. Verdacht auf Blutungsschock bei gastrointestinaler Blutung und Atemstillstand bei Aspiration.

Pathologisch-anatomische Diagnose: Plattenepithelkarzinom der Harnblase mit Rektumfistel. Eitrig-abszedierende Pyelonephritis links sowie Lymphknotenmetastasen inguinal paraaortal. Lungenmetastasen beiderseits. Perforiertes Ulcus duodeni. Tuberkulöse Lungenspitzenherde beiderseits. Granulomatöse Prostatitis.

Todesursache: Herz- und Kreislaufversagen bei Peritonitis und terminaler Aspiration.

72jähriger Mann

Klinische Diagnose: Metastasierendes Harnblasenkarzinom, 3 Jahre vor dem Tode Zystektomie sowie Prostatovesikulektomie. Ureterosigmoidostomie beiderseits. Verdacht auf Skelettmetastasierung. Fieberhafter Harnwegsinfekt und Pneumonie.

Pathologisch-anatomische Diagnose: Metastasierendes Adenokarzinom der Harnblase mit Karzinose der Lungen und diffuser Lebermetastasierung sowie osteoblastischen Wirbelsäulenmetastasierungen.

Todesursache: Infektiös-toxisches Herz- und Kreislaufversagen.

Abb. 5.171 *(oben links).* Papilläre Urothelkarzinome im mittleren Drittel des Ureters

Abb. 5.172 *(oben rechts).* Papilläres Urothelkarzinom in der Harnblasenschleimhaut

Abb. 5.173 a, b. Ulzeriertes, teils polypös, teils tief invasives Urothelkarzinom der Harnblasenwand. **a** *(unten links)* Aufsicht

Abb. 5.173. b *(unten rechts)* Längsschnitt durch die Harnblase mit kompletter Wandinfiltration und Durchbruch

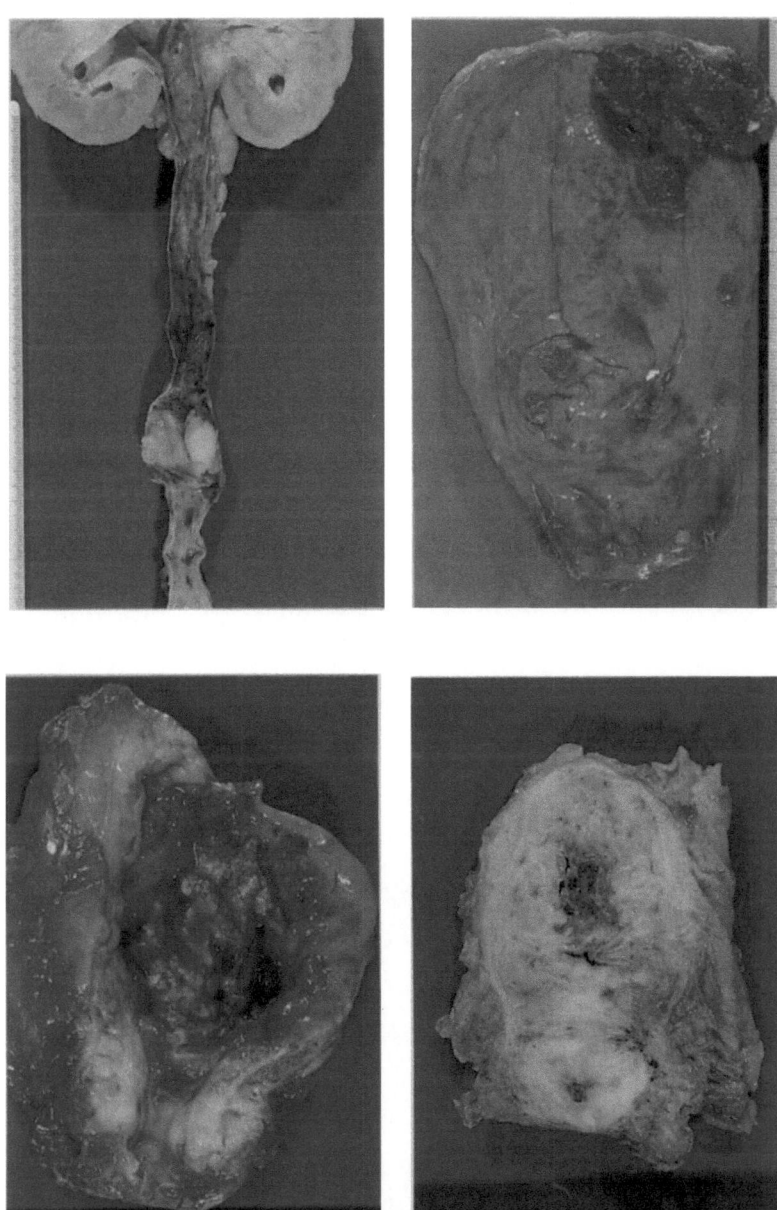

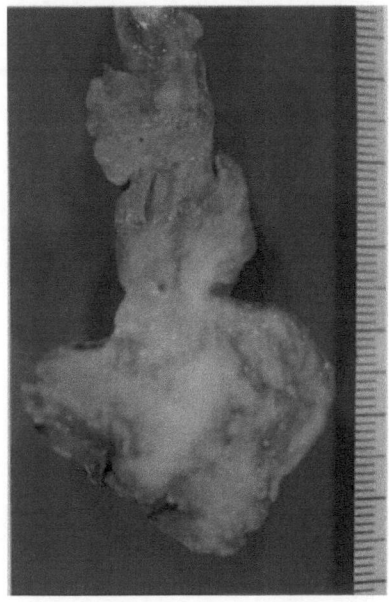
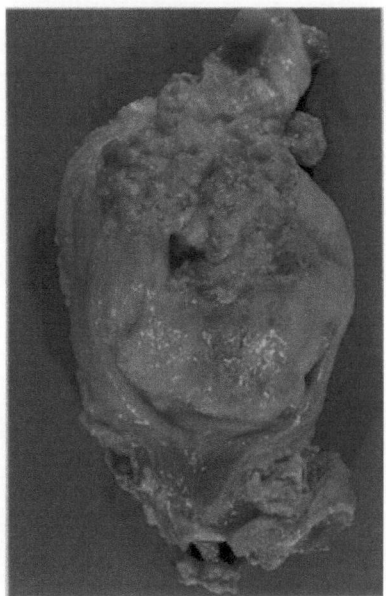

Abb. 5.174. Adenokarzinom des Urachus am Harnblasendach. DD: Dickdarmkarzinom

Abb. 5.175. In die Harnblase eingebrochenes Rektumkarzinom

Abb. 5.176
Urocystitis follicularis
(Nebenbefund)

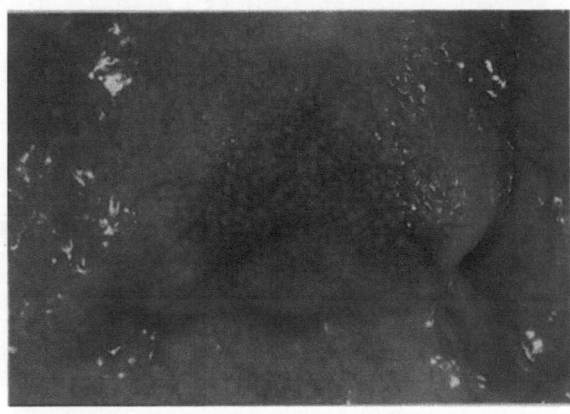

Abb. 5.177
Lymphangiektasien
der Ureterschleimhaut
(Nebenbefund)

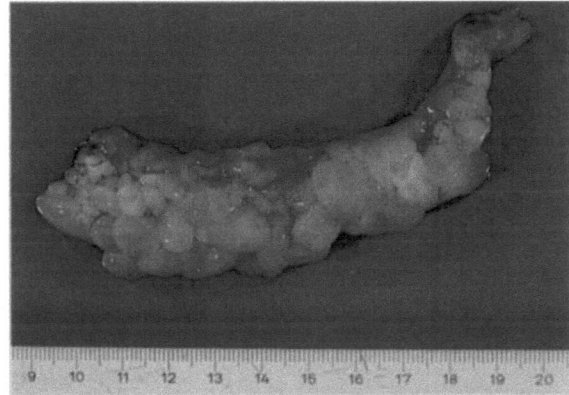

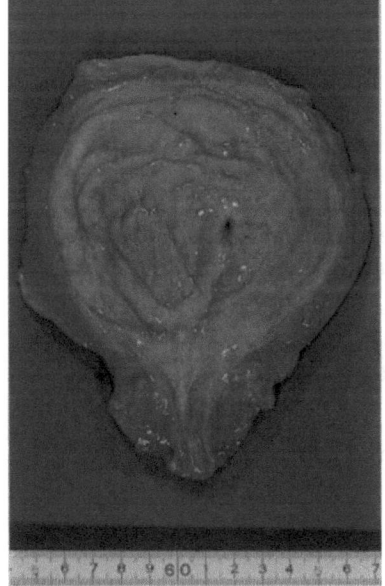

Abb. 5.178. Harnblasendivertikel (Nebenbefund)

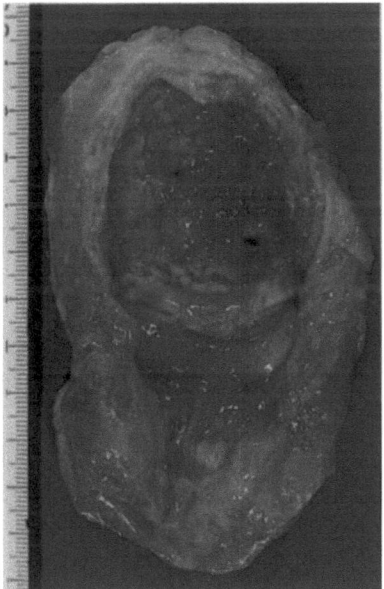

Abb. 5.179. Harnblase mit Druckulzera nach Konkrementen oder langfristiger Katheterlage (Nebenbefund)

5.5.2.12 Prostata

Hinsichtlich der Inzidenz nehmen Prostatakarzinome in den USA bereits die erste Stelle ein. In der Bundesrepublik Deutschland liegen sie inzwischen an zweiter Stelle. In der Mortalitätsrate rangieren sie im oberen Drittel. Prostatakarzinome nehmen ab dem 50. Lebensjahr stetig zu.

Es werden Karzinome niedriger und hoher Malignität unterschieden. Die mit niedriger Malignität und kleinem Tumorvolumen können klinisch unerkannt bleiben und als latente Prostatakarzinome erst bei der Obduktion nachgewiesen werden (Abb. 5.180). Die Karzinome hoher Malignität entwickeln sich nicht selten aus zunächst hormonsensiblen, androgenrezeptorpositiven Karzinomen. Im fortgeschrittenen Stadium überwiegen androgeninsensitive Klone mit einem ausgeprägten Metastasierungsverhalten, insbesondere in das Skelettsystem.

FALLBEISPIELE

78jähriger Mann

Klinische Diagnose: Prostataresektion wegen Karzinoms. Hormonelle Behandlung. Ausgedehnte Knochenmetastasierung.

Pathologisch-anatomische Diagnose: Metastasierendes pluriformes Prostatakarzinom mit Lymphknoten- und multiplen osteoblastischen Skelettmetastasen in der Wirbelsäule. Stenosierende Koronarsklerose und Myokardinfarktnarbe. Fettleber.

Todesursache: Tumorintoxikation und frischer Myokardinfarkt.

73jähriger Mann

Klinische Diagnose: Metastasierendes Prostatakarzinom. Stauungsniere links. Beginnende Querschnittsymptomatik. Dickdarmpolypen.

Pathologisch-anatomische Diagnose: Metastasierendes pluriformes Prostatakarzinom Malignitätsgrad III a. Metastasen in Lymphknoten, rechter Nebenniere, Schädelkalotte, Dura und Skelettsystem. Stenosierende Koronarsklerose. Herzhypertrophie, Gewicht 610 g. Marantische Endocarditis verrucosa. Sigmaadenome und Duodenaldivertikel.

Todesursache: Frischer Myokardinfarkt.

Abb. 5.180
Altersabhängigkeit des latenten Prostatakarzinoms (zumeist kleinvolumiges, hochdifferenziertes Prostatakarzinom, das klinisch unbekannt ist und keine Metastase gesetzt hat) (n = 42)

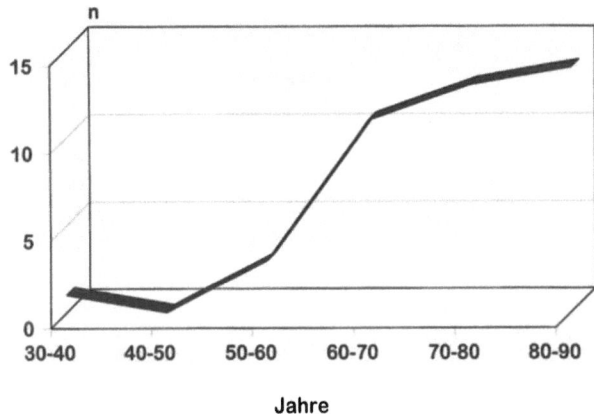

Abb. 5.181
Lokales, mäßig differenziertes Prostatakarzinom

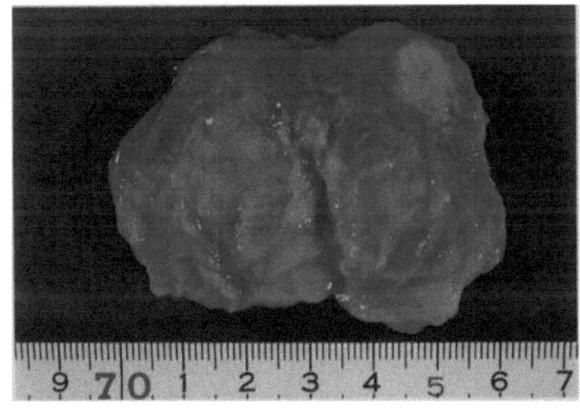

Abb. 5.182
Kapseldurchbrechendes Prostatakarzinom, pluriform aufgebaut

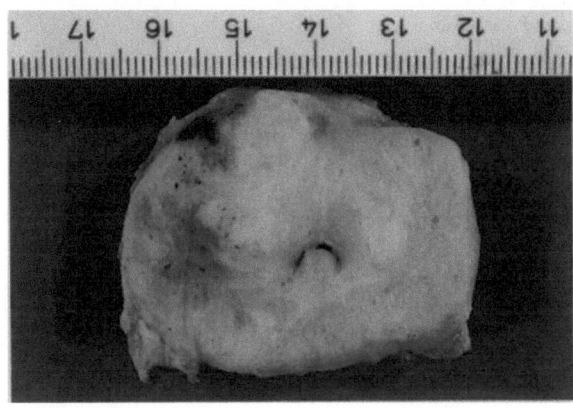

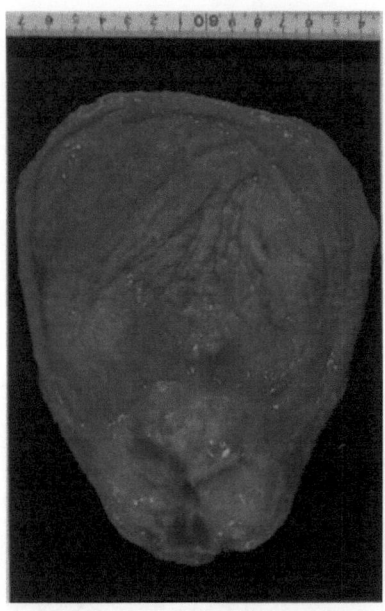
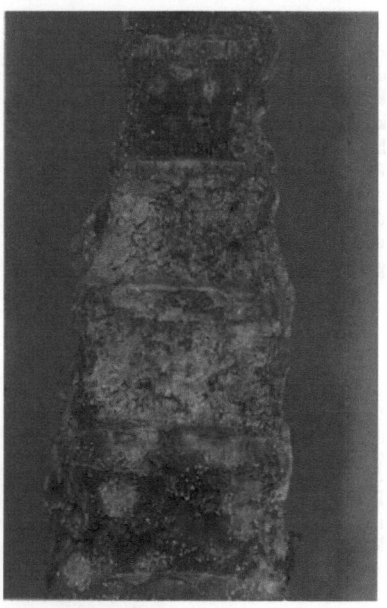

Abb. 5.183. Einbruch eines wenig differenzierten Prostatakarzinoms in die Harnblase

Abb. 5.184. Diffuse Wirbelkörpermetastasierung bei wenig differenziertem Prostatakarzinom

Abb. 5.185
Differentialdiagnose zum Prostatakarzinom: Benigne Prostatahyperplasie (Gewicht 360 g)

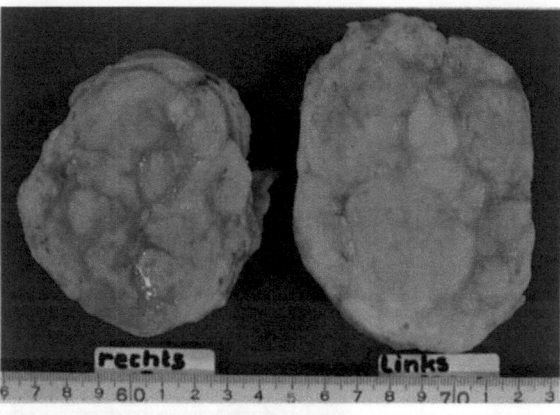

5.5.2.13 Hoden

Bei den Hodentumoren werden nach WHO-Klassifikation unterschieden:

- Keimzelltumoren: Seminom, embryonales Karzinom, Dottersacktumor, Choriokarzinom, Teratom und gemischte Formen.
- Stromatumoren: Leydig-, Sertoli- und Granulosa-Zelltumor.
- Komplexe Tumoren (Gonadoblastom) sowie Tumoren aus dem lymphatischen System und Metastasen.

Das Seminom ist der häufigste Keimzelltumor (40%). Seminome können trophoblastische Riesenzellen, die β-HCG-positiv sind, enthalten. In diesem Fall sind das Hodenparenchym oder die Metastasen nach einem zusätzlichen embryonalen Karzinom abzusuchen. Embryonale Karzinome können isoliert, aber auch kombiniert mit Seminomen und Teratomen sowie Dottersacktumoren auftreten. Auch die Kombination mit einem Choriokarzinom ist bekannt. Hodentumoren neigen zu Lymphknotenmetastasen. Bei fortgeschrittenem Tumorleiden entwickeln sich hämatogene Metastasen in Lunge, Leber, Knochen und selten auch im Gehirn. Vor allem Seminome können in ausgebrannter Form vorliegen, d.h., daß der Tumor primär durch eine Lymphknotenmetastase diagnostiziert wird und daß erst bei sehr diffiziler Aufarbeitung des Hodens der Primärtumor gefunden wird. Diese Frage ergibt sich manchmal bei der Obduktion. Die genannten Stromatumoren sind im Obduktionsgut zumeist als Nebenbefunde festzustellen. Dies gilt auch für die malignen Lymphome, die in der Regel intra vitam diagnostiziert werden. Differentialdiagnosen können selten Metastasen von Bronchialkarzinomen, Pankreaskarzinomen und Prostatakarzinomen sein.

FALLBEISPIELE

45jähriger Mann

Klinische Diagnose: Gastrointestinale Blutung. Skrotalödem. Multiorganversagen.

Pathologisch-anatomische Diagnose: Klinisch bekanntes, hämorrhagisch nekrotisches Seminom des rechten Hodens mit eitrig abszedierender Epididymitis. Tubulointerstitielle Nephritis. Reaktive Hepatitis. Prostatainfarkt. Membranoproliferative Glomerulonephritis vom lobären Typ (Typ I). Zysten im Septum pellucidum. Rechtsseitiger Hydrocephalus internus.

Todesursache: Infektiös-toxisches Herz- und Kreislaufversagen.

51jähriger Mann

Klinische Diagnose: Pneumonie beiderseits. Seminom des linken Hodens mit paraaortalen Lymphknotenmetastasen. Lungenembolie?

Pathologisch-anatomische Diagnose: Diffuser Alveolarschaden durch gelöste Pneumonie mit beginnender Beatmungslunge. Metastasierendes atypisches Seminom des linken Hodens mit Metastasen paralumbal links.

Todesursache: Respiratorische Insuffizienz.

Abb. 5.186 a, b
Seminom des Hodens

a Kleines klassisches Seminom

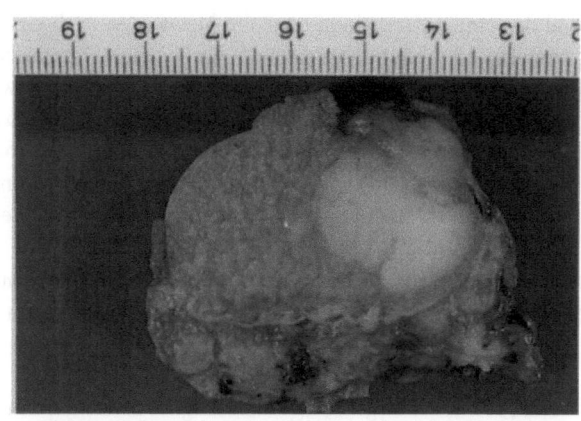

Abb. 5.186
b Nekrotisches Seminom mit β-HCG-positiven Riesenzellen und Infiltration in das Rete testis und die Tunica albuginea

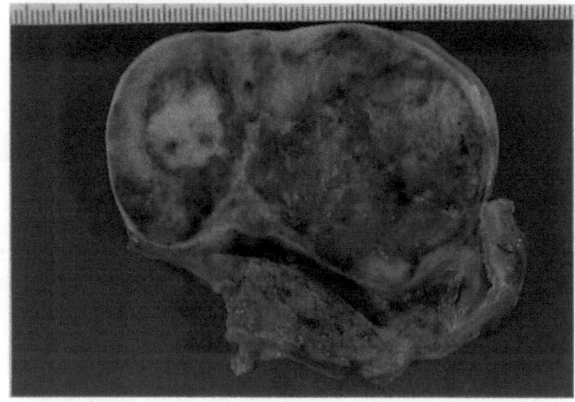

Hoden 249

Abb. 5.187 a, b
Pluriformes Hodenkarzinom

a Teratom

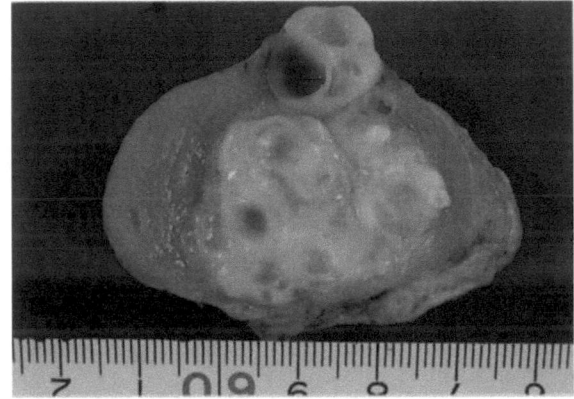

Abb. 5.187
b Embryonales Karzinom

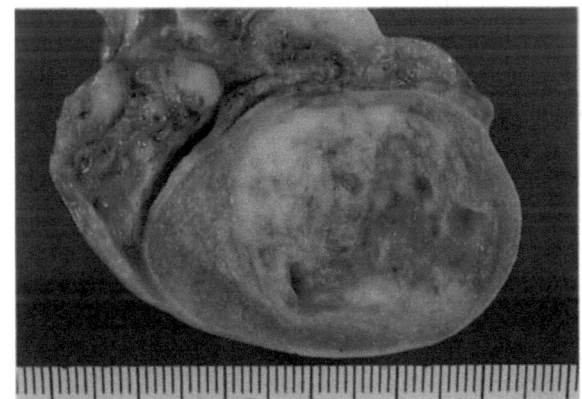

Abb. 5.188
Stromatumor: Sertoli-Zelltumor des Hodens

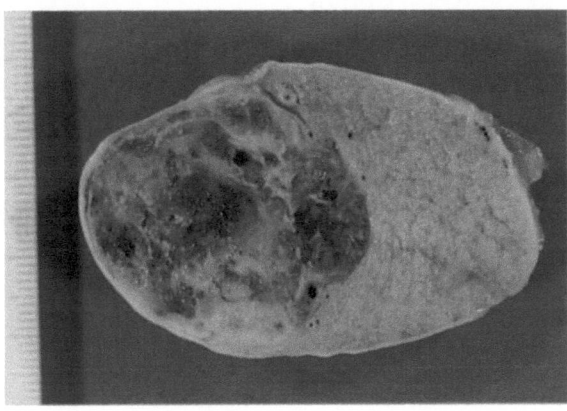

Abb. 5.189
a Chronische Orchitis

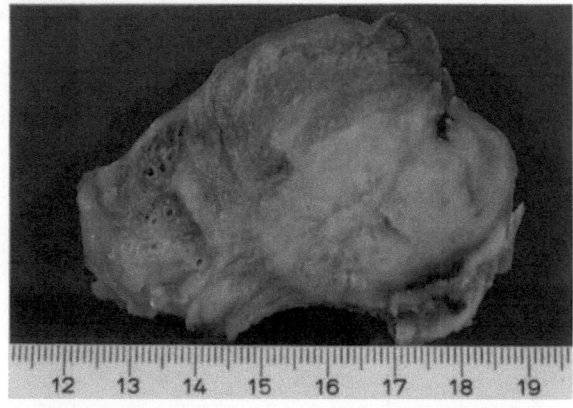

Abb. 5.189
b Epididymitis.
DD: Tastbefund gegenüber Hodentumor

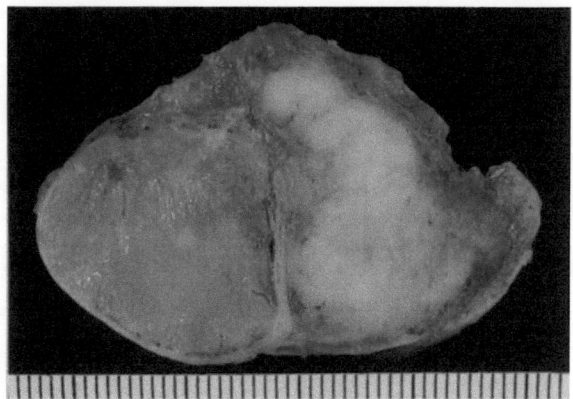

5.5.2.14 Mamma

Mammakarzinome sind heute ab dem 25. Lebensjahr bei der Frau sehr häufig. Durch die Verfeinerung der diagnostischen Maßnahmen werden auch sehr kleine Mammakarzinome früh erkannt und entsprechend zumeist organerhaltend operiert. Ähnlich wie bei anderen Organen, bei denen die Karzinomfrühdiagnose zu entsprechenden operativen Maßnahmen führt, sind in der Obduktionspathologie lediglich die letal verlaufenden, massiv metastasierenden Formen zu beobachten. Dies gilt insbesondere auch für die Mammakarzinome. Sowohl invasiv-duktale, wie invasiv-lobuläre Karzinome können zu massiver Metastasierung lymphogen und vor allem im Spätstadium hämatogen in alle Organsysteme führen. Primäre maligne Lymphome der Mamma sind äußerst selten. Sarkome spielen in der Obduktionspathologie kaum eine Rolle. Mit Hilfe der Rezeptor-Immunhistochemie ist die Differentialdiagnose von Metastasen in einer Mamma schnell zu klären. Dieser Befund ist äußerst selten.

FALLBEISPIELE

50jährige Frau

Klinische Diagnose: Zustand nach Ablatio mammae bei Mammakarzinom. Lymphknotenmetastasen zervikal rechts und axillär links. Harnstauungsniere links. Plötzliches Herz- und Kreislaufversagen bei Bronchospasmus.

Pathologisch-anatomische Diagnose: Wenig differenziertes duktales Mammakarzinom links. Zustand nach Ablatio mit ausgedehnter lymphogener hämatogener Metastasierung in Lunge, Leber, Nieren, Nierenbecken sowie axilläre, zervikale, paratracheale, pulmohiläre, parahepatische, paraaortale, lumbale und inguinale Lymphknoten. Weitere Krebsmetastasen in Schilddrüse, Nebennieren und Gehirn. Nierenbeckeninfiltration mit Ureterstenose rechts.

Todesursache: Herz- und Kreislaufversagen durch Tumorintoxikation und respiratorische Insuffizienz (Bronchospasmus) bei Narkoseeinleitung und vorgesehener perkutaner Nephrostomie.

74jährige Frau

Klinische Diagnose: Metastasierendes Mammakarzinom mit multiplen Knochenmetastasen. Hyperkalzämie. Stauungsniere links.

Pathologisch-anatomische Diagnose: Metastasierendes Mammakarzinom mit diffuser Karzinose der Magenwand. Lymphknotenmetastasen pulmohilär, paraaortal sowie in die Milz. Diffuse osteoblastische Karzinose der gesamten Wirbelsäule, der Schädelkalotte und Beckenknochen. Eitrige Bronchitis. Hydronephrose links durch Tumoreinengung.

Todesursache: Herz- und Kreislaufversagen durch Hyperkalzämie.

74jährige Frau

Klinische Diagnose: Zustand nach frischer Quadrantenresektion der linken Mamma wegen Karzinoms 1 Tag vor dem Tode. Narbenzustand nach Hysterektomie. Appendektomie. Niereninsuffizienz. Verdacht auf Lungenembolien.

Pathologisch-anatomische Diagnose: Unerwartet: Koronarstenose mit frischem verschließendem Thrombus im Ramus interventricularis anterior, 2,5 cm nach dem Abgang. Frischer Zustand nach Quadrantenresektion der linken Mamma wegen Karzinoms. Vaskuläre Schrumpfnieren beiderseits.

Todesursache: Akute Koronarinsuffizienz und frischer Teilschichtinfarkt.

Mamma 253

Abb. 5.190
Fibröse Mastopathie

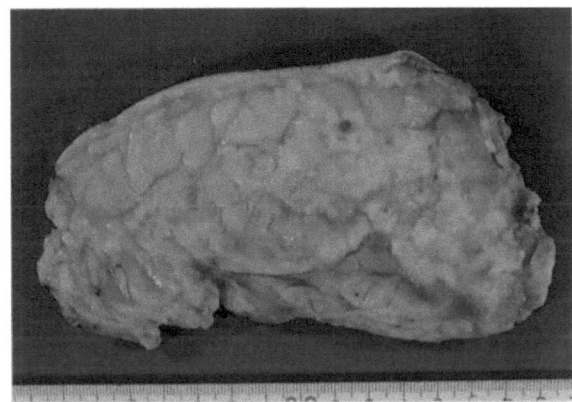

Abb. 5.191
Fibroadenom der Mamma

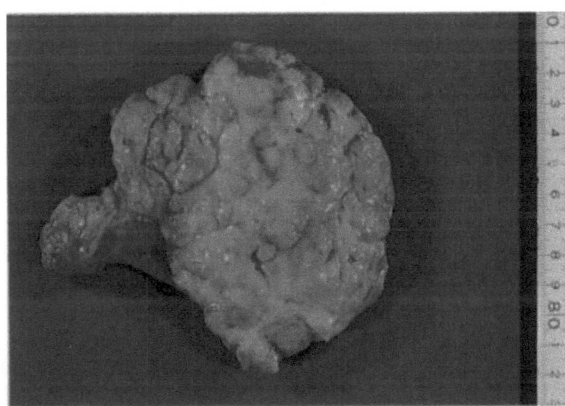

Abb. 5.192
Cystosarcoma phylloides der Mamma

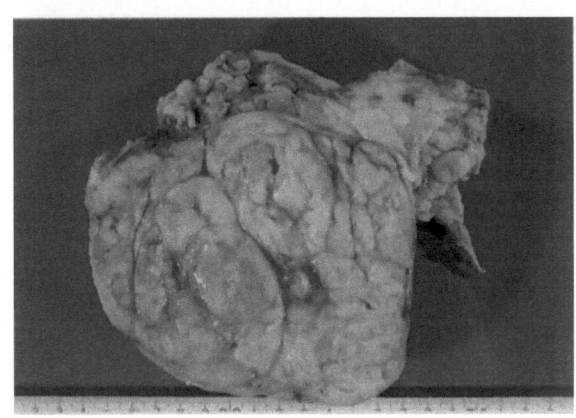

Abb. 5.193
Kleines Mammakarzinom pT 1

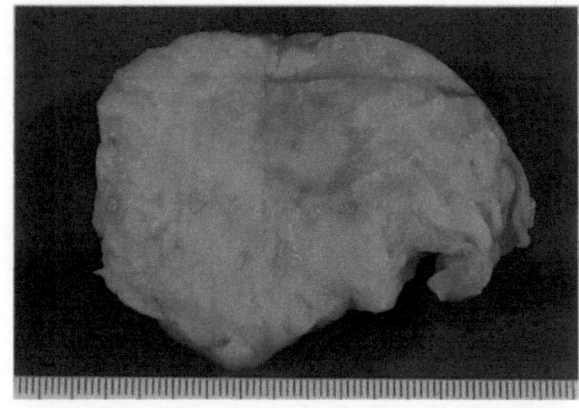

Abb. 5.194a, b
Ulzeriertes Mammakarzinom mit Hautinfiltration

a Aufsicht

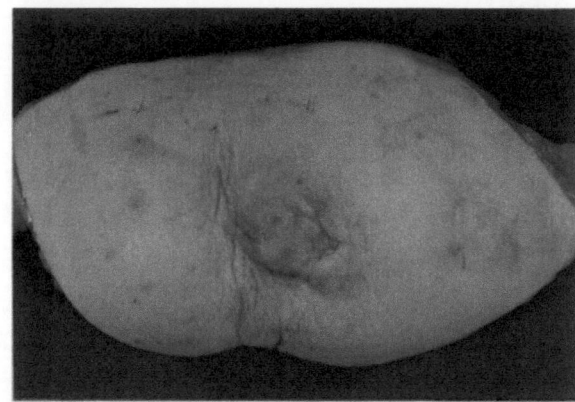

Abb. 5.194
b Schnittfläche

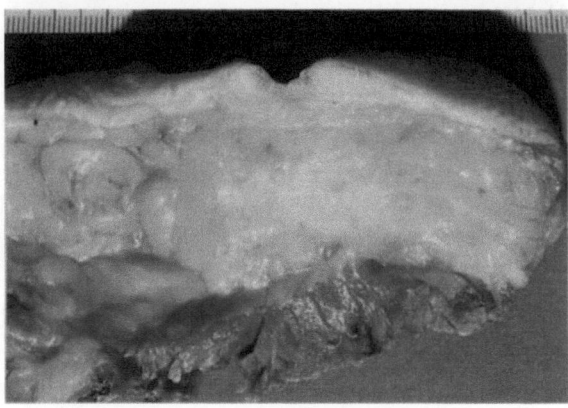

Mamma 255

Abb. 5.195 a, b
Ulzeriertes muzinöses Mammakarzinom

a Aufsicht

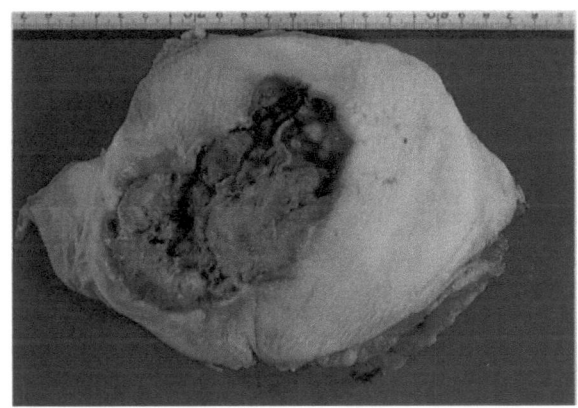

Abb. 5.195
b Schnittfläche

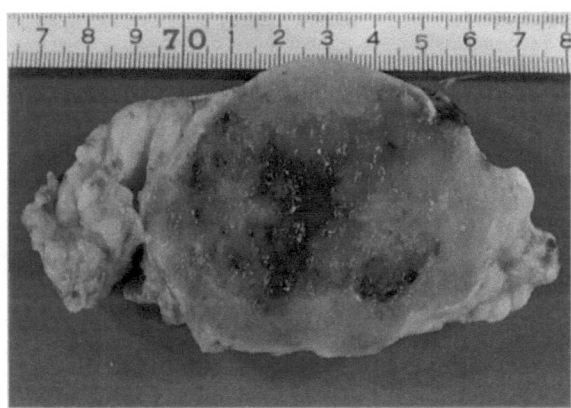

Abb. 5.196
Spindelzelliges polymorphes Mammasarkom

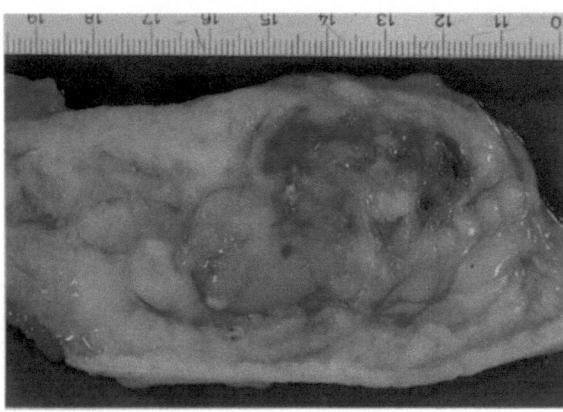

Abb. 5.197
a Axilläre Lymphknotenmetastasen bei Mammakarzinom

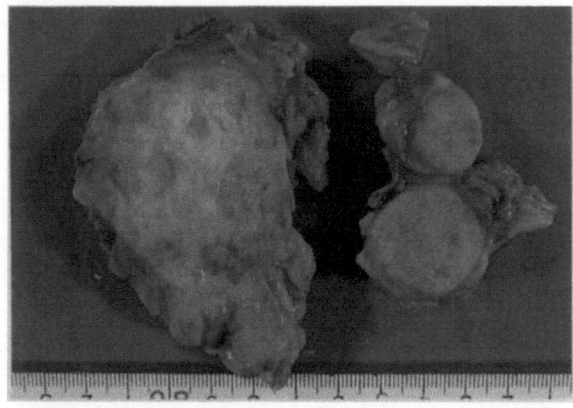

Abb. 5.197
b Femurmetastase

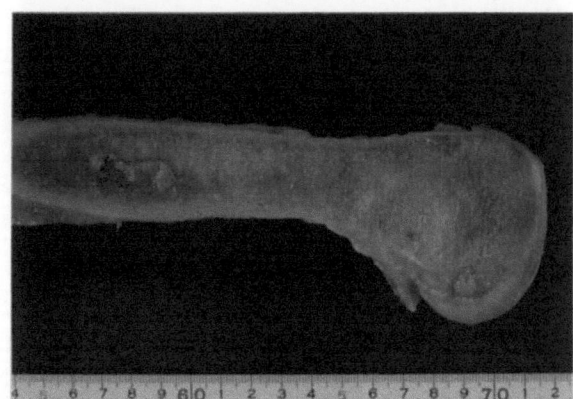

Abb. 5.198
Brustdrüsenkarzinom beim Mann

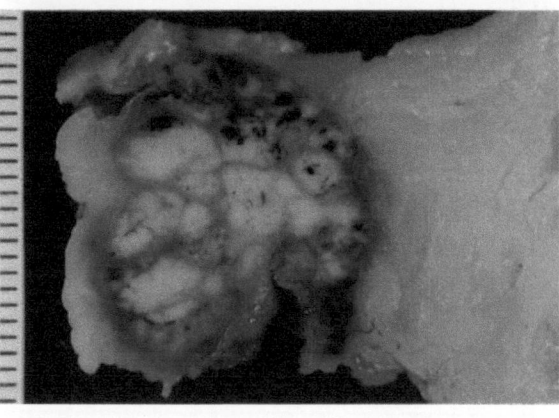

5.5.2.15 Weibliches Genitale

Wie beim männlichen Genitale finden sich bei der Obduktion nur sehr bösartig metastasierende Ovarialkarzinome, Tubenkarzinome und Karzinome des Uterus inklusive der Zervix. In der Regel werden die Tumoren durch die ausgefeilte Vorsorgediagnostik früh entdeckt und zumeist im Gesunden entfernt.

Fortgeschrittene Tumoren sind heute eine Rarität. Sind sie nicht mehr zu operieren und einer konservativen onkologischen Therapie zu unterziehen, dann können sie über exorbitantes Metastasierungsverhalten zum Tode führen. An erster Stelle stehen hier die metastasierenden Ovarialkarzinome unterschiedlichster Histologie, die sich zumeist über eine Peritoneal- bzw. Netzkarzinose lymphogen und später hämatogen ausbreiten. Differentialdiagnostisch ist die Abgrenzung von Kystomen der Ovarien gegenüber Karzinomen und Borderline-Formen zu erwähnen.

Metastasierende Plattenepithelkarzinome der Zervix in ihrer undifferenzierten Form können nicht selten aus einem Carcinoma in situ entstanden sein. Sie sind heutzutage selten geworden. Wenn sie zum Tode führen, haben sie zunächst lymphogen, später hämatogen metastasiert. Schädel- und Hirnmetastasen sind hierbei nicht selten. Die zur Obduktion gelangten Fälle zeigen auch bei intensiver postoperativer oder primärer konservativer onkologischer Therapie kaum regressive Veränderungen. Metastasierende Tubenkarzinome sind eine Rarität, ebenso wie die bei der Obduktion seltenen Stromatumoren, während gutartige Tumorformen als Nebenbefunde bei Obduktionen sehr häufig anzutreffen sind, wie Kystome, Leiomyome der Adnexe und Myome des Uterus.

FALLBEISPIELE

61jährige Frau

Klinische Diagnose: Metastasierendes Ovarialkarzinom. Subtotale Tumorresektion. Dickdarmileus. Kolostomie. Tod im Schock.

Pathologisch-anatomische Diagnose: Fortgeschrittenes metastasierendes papilläres Ovarialkarzinom mit ausgeprägter Peritoneal- und Pleurakarzinose. 200 ml Aszites. Metastasen in allen Lungenlappen, in der Leber, in iliakalen und paraaortalen Lymphknoten. Konfluierende Leberzellnekrosen und ausgeprägte Cholestase. Tumoröse Infiltration von Pfortader und Ductus hepaticus communis. Metastase in der Hypophyse. Kolostomie am Colon descendens wegen tumorbedingtem Ileus. Abszeß im Musculus psoas rechts. Konfluierende Pneumonie. Mikroabszedierende Nephritis. Akutes Ulcus ventriculi.

Todesursache: Infektiös- und tumortoxisches Herz- und Kreislaufversagen.

77jährige Frau

Klinische Diagnose: Unklarer Tumor im Unterbauch. Aszites. Niereninsuffizienz. Verdacht auf Leberzirrhose. Ulcus duodeni.

Pathologisch-anatomische Diagnose: Metastasierendes endometroides Ovarialkarzinom links mit Peritonealkarzinose und 10 l Aszites. Metastase im rechten Ovar. Weichteilmetastase paravertebral. Zusätzlich adenosquamöses Corpuskarzinom. Mikrolithiasis. Eosinophilenreiche Myokarditis. Ulcus duodeni. Femoralvenenthrombosen beiderseits. Pulmonalarterienembolien.

Todesursache: Tumorkachexie. Septikopyämie. Respiratorische und renale Insuffizienz.

37jährige Frau

Klinische Diagnose: Progredientes Zervixkarzinom. Strahlentherapie. Blasen-Scheiden-Fistel. Perkutane Harnableitung beiderseits. Massive vaginale Blutung.

Pathologisch-anatomische Diagnose: Metastasierendes Plattenepithelkarzinom der Zervix mit Einbruch in V. iliaca interna links. Blasen-Scheiden-Fistel. Karzinose in der Serosa des Sigma. Mikrometastasen in beiden Lungen. Lymphknotenmetastasen iliakal und paraaortal lumbal. Teilweise infizierte Bein- und Beckenvenenthromben mit abszedierenden hämorrhagischen Lungeninfarkten links.

Todesursache: Hypovolämischer Schock bei massiver vaginaler Tumorblutung.

Abb. 5.199
Riesenkystom des
Ovars

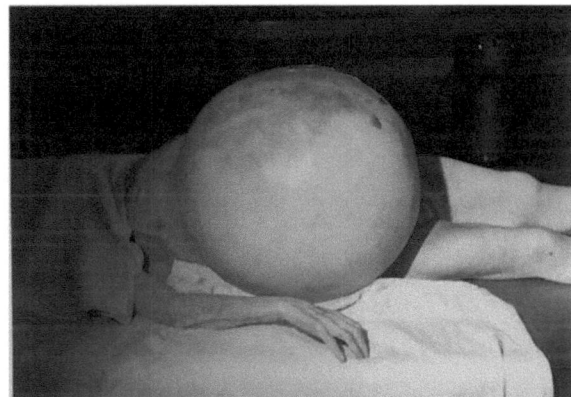

Abb. 5.200
Multilokuläres seröses
Kystadenom

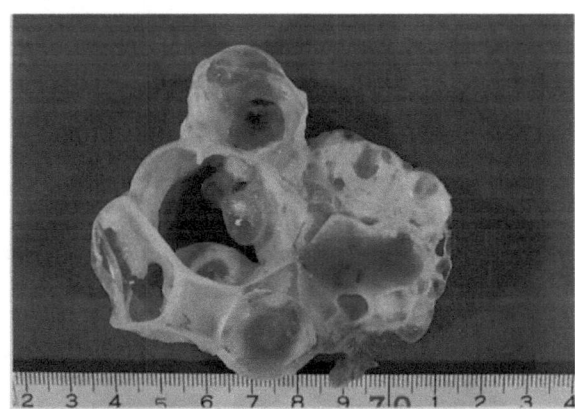

Abb. 5.201
Multilokuläres Pseudomuzinkystom

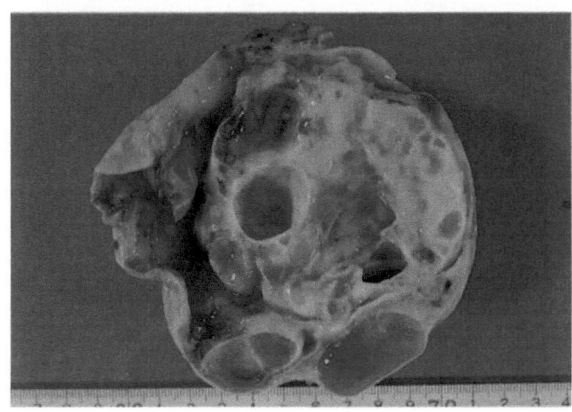

Abb. 5.202
Thekofibrom des linken Ovars

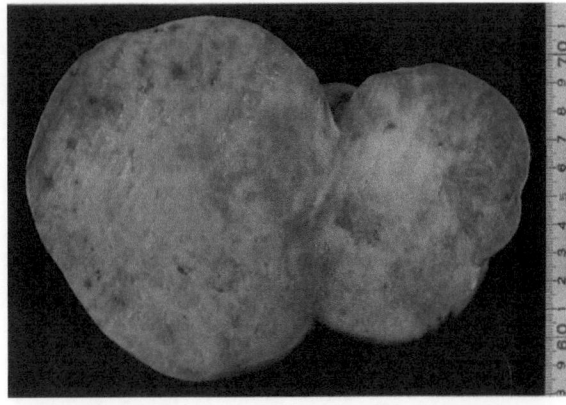

Abb. 5.203
Granulosazelltumor des Ovars

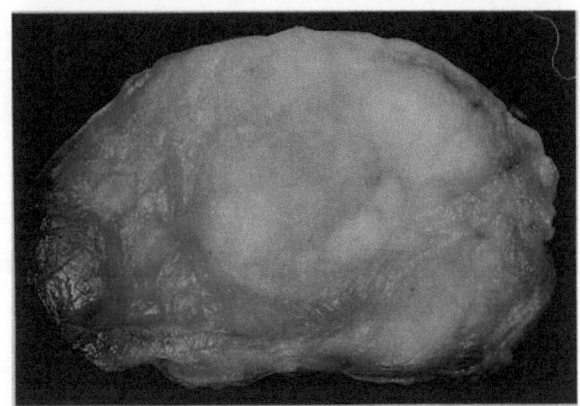

Abb. 5.204
Leiomyom des Ovars

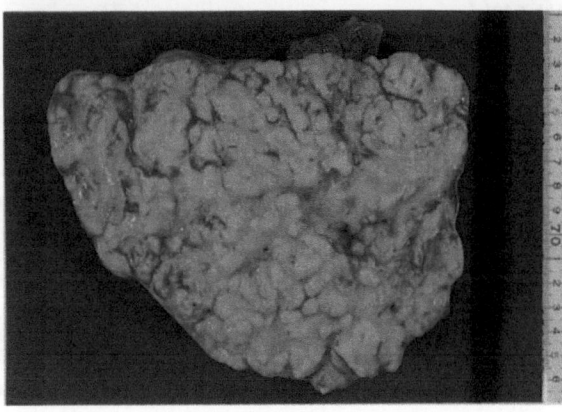

Weibliches Genitale 261

Abb. 5.205
Dysgerminom des Ovars bei Morbus Down

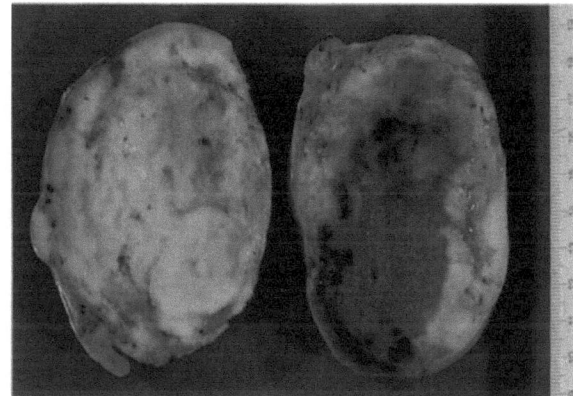

Abb. 5.206
Adenomatoidtumor des Ovars

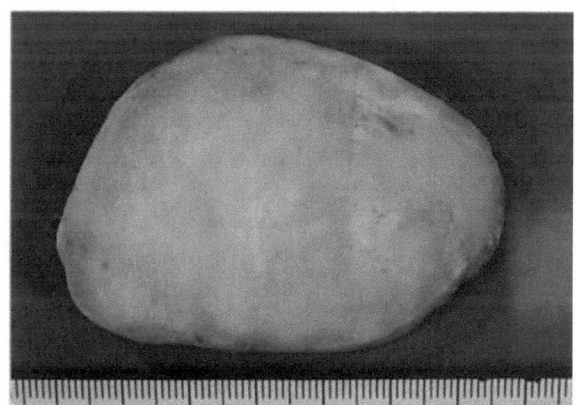

Abb. 5.207
Dermoidzyste des Ovars (reifes Teratom)

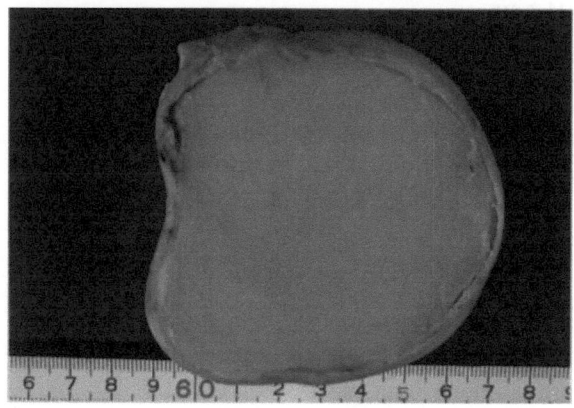

Abb. 5.208
Reifes Teratom mit
Schilddrüsengewebe
(Struma ovarii)

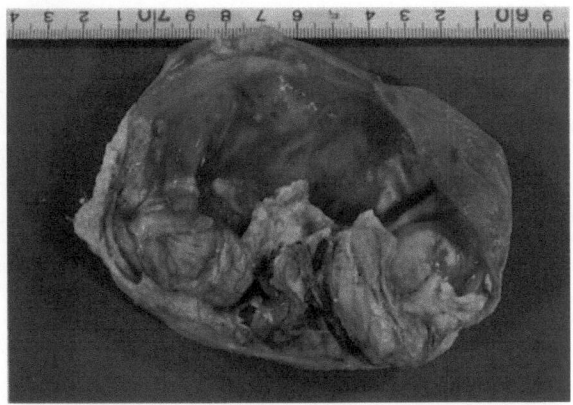

Abb. 5.209
Endometroides Karzinom des Ovars

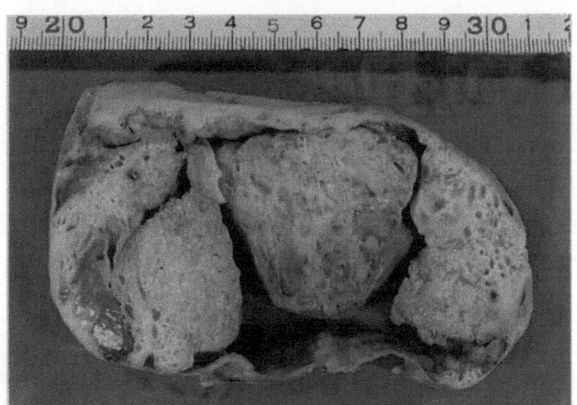

Abb. 5.210
Seröses Zystadenokarzinom des Ovars
beidseits

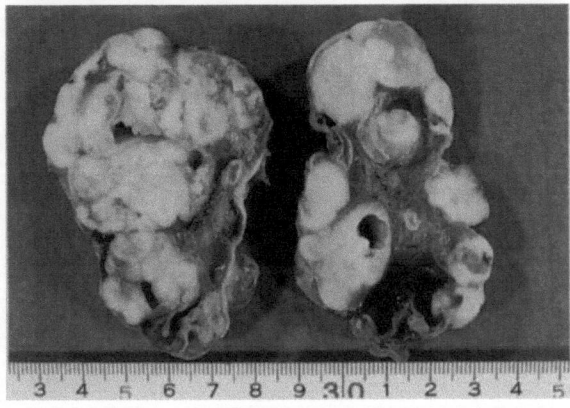

Weibliches Genitale 263

Abb. 5.211
Beidseitige Karzinommetastasen in den Ovarien (sog. Krukenberg-Tumoren)

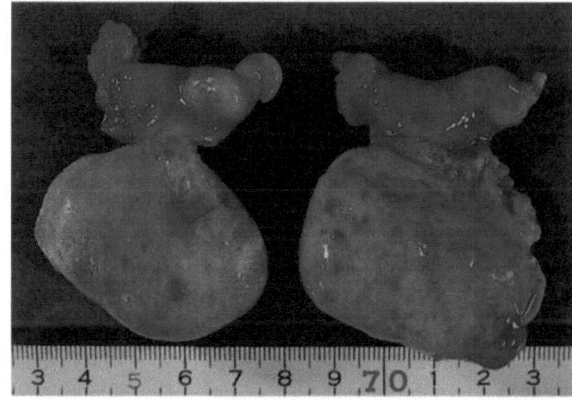

Abb. 5.212
Karzinose des großen Netzes bei Ovarialkarzinom

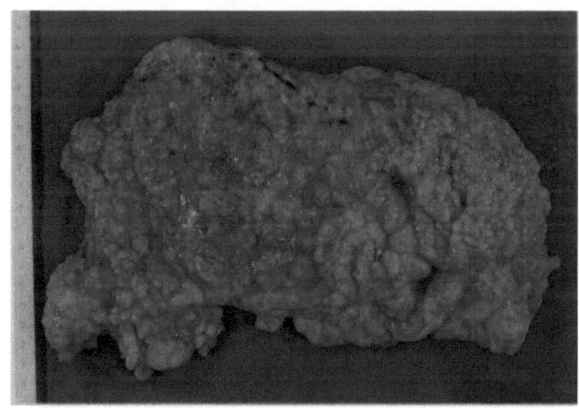

Abb. 5.213
Saktosalpinx mit Adenokarzinom

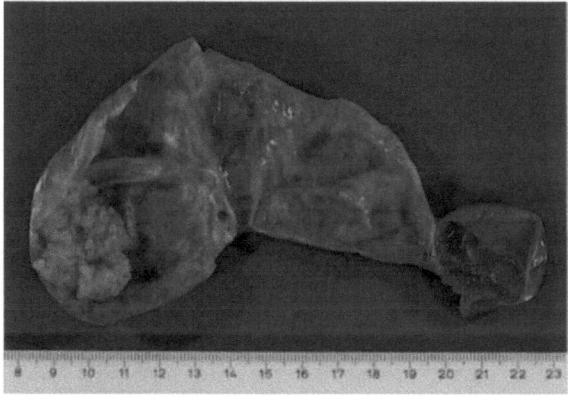

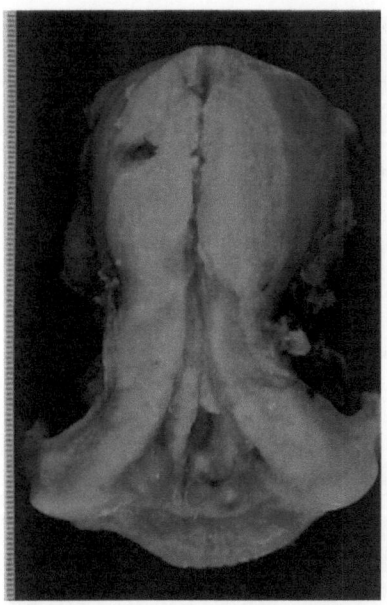 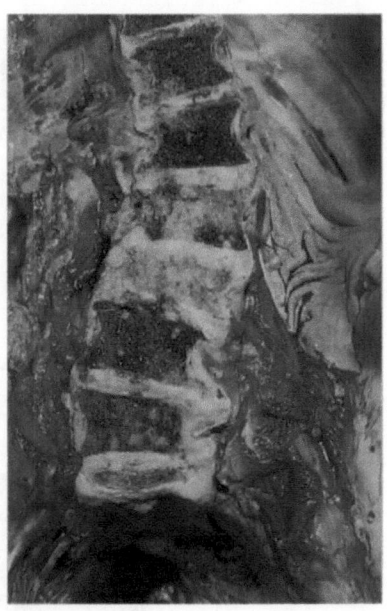

Abb. 5.214. Invasives Plattenepithelkarzinom der Zervix; umschriebener Herd

Abb. 5.215. Wirbelkörpermetastasen in der Lendenwirbelsäule bei metastasierendem Kollumkarzinom

Abb. 5.216 Infiltration der gesamten Zervix und des parametranen Bindegewebes

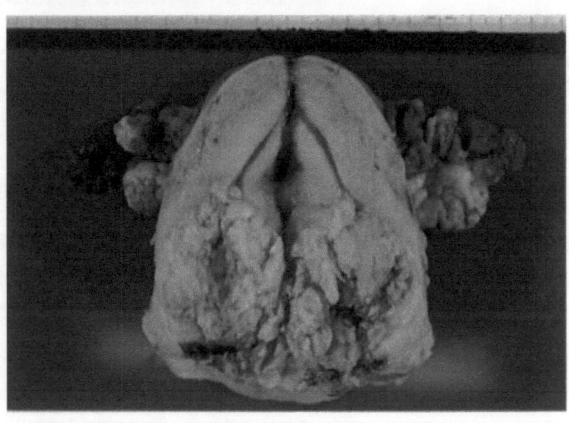

Abb. 5.217
Kleines polypöses
Adenokarzinom
der Zervix

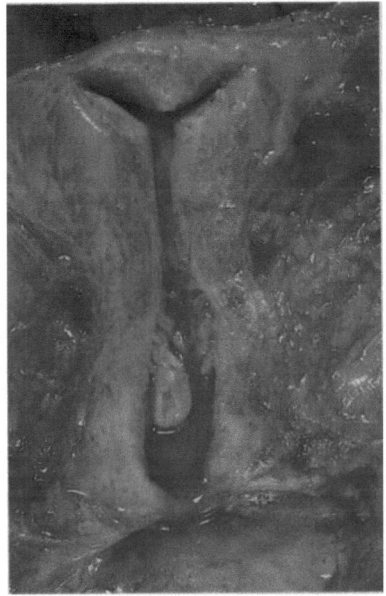

Abb. 5.218
Invasives polypöses
Adenokarzinom des
Corpus uteri. Metastasen in den
Adnexen

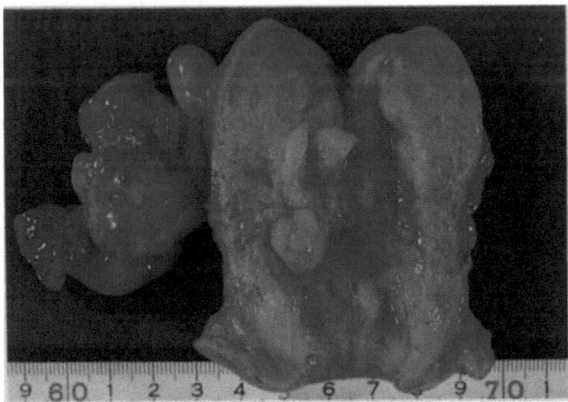

5.5.2.16 Endokrines System

Bis auf wenige Ausnahmen finden sich *endokrine Tumoren* als *Nebenbefunde* bei der Obduktion. Dies gilt für Tumoren der Hypophyse, Schilddrüse, Nebenschilddrüse und des Pankreas. Das Hauptleiden bestimmende endokrine Tumoren sind – wenn auch selten – metastasierende Nebennierenrindenkarzinome. Tumoren des Nebennierenmarks (Phäochromozytome) oder Tumoren des extraadrenalen paraganglionären Systems wie z. B. Paragangliome des P. caroticum, jugulare, tympanicum, der Lunge oder der Harnblase sind seltene Nebenbefunde. Dagegen spielen die undifferenzierten Schilddrüsenkarzinome mit raschem Wachstum sowie lymphogener und später auch hämatogener Metastasierung als Hauptleiden eine gewisse Rolle. Die letztgenannten Tumoren sind auch unter Anwendung aller modernen onkologischen Therapiemaßnahmen in der Regel nicht zu beherrschen. Differenzierte Tumorformen wie die papillären und follikulären Schilddrüsenkarzinome sind in diesen Stadien kaum anzutreffen.

FALLBEISPIELE

75jähriger Mann

Klinische Diagnose: Tumor im Leberpfortenbereich und Diabetes mellitus.

Pathologisch-anatomische Diagnose: Extraadrenales Paragangliom in Höhe des Truncus coeliacus zwischen Aorta und V. cava. Chronische Bronchitis. Stenosierende Koronarsklerose.

Todesursache: Herz- und Kreislaufversagen durch Bronchopneumonie.

53jähriger Mann

Klinische Diagnose: Pneumonie. Zieve-Syndrom.

Pathologisch-anatomische Diagnose: Metastasierendes, wenig differenziertes follikuläres Schilddrüsenkarzinom sowie Lungen- und Pleurakarzinose. Karzinommetastasen in Leber, Lymphknoten paratracheal und pulmohilär. Hirnmetastase rechts okzipital. Hämorrhagischer Pleuraerguß beiderseits.

Todesursache: Respiratorische Insuffizienz.

86jährige Frau

Klinische Diagnose: Schwindelzustände. Sturzattacken. Hypertonie. Diabetes mellitus. Hüftprellung nach Sturzattacke. Eintrübung. Fokale Krampfanfälle links. Apoplex.

Pathologisch-anatomische Diagnose: 8 g schweres trabekuläres pseudoglanduläres eosinophiles Nebenschilddrüsenadenom links kaudal. Stenosierende Koronarsklerose. Leiomyome des Magens und des Duodenums. Polypöse Aszendensschleimhautadenome. Dysontogenetische Nierenzysten beiderseits. Endometriumpolyp. Chronische Cystitis trigonalis.

Todesursache: Herz- und Kreislaufversagen durch akute Koronarinsuffizienz und zentrale Dysregulation.

69jähriger Mann

Klinische Diagnose: Akromegalie. Zustand nach Hypophysektomie. Zentrale Dysregulation.

Pathologisch-anatomische Diagnose: Akromegalie bei rezidivierenden azidophilem Hypophysenadenom mit Knocheninfiltration. Zustand nach Hypophysektomie und anschließender Radiatio. Tubuläre Hodenatrophie beiderseits. Mukoepidermoides Karzinom der Keilbeinhöhle. Alte Hirninfarkte temporobasal und parietookzipital rechts.

Todesursache: Pneumonie.

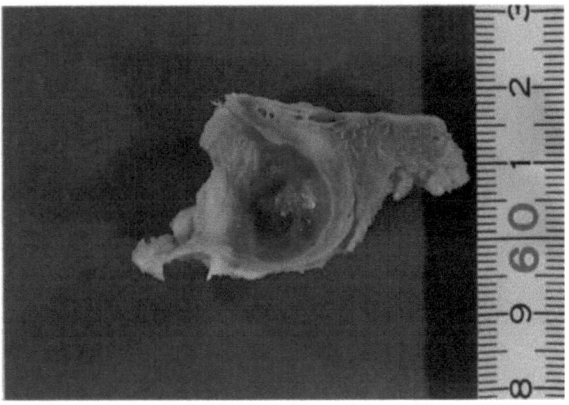

Abb. 5.219
Leere Sella nach bestrahltem eosinophilen Hypophysenadenom (empty sella syndrome)

Abb. 5.220
Lipidreiches Nebennierenrindenadenom

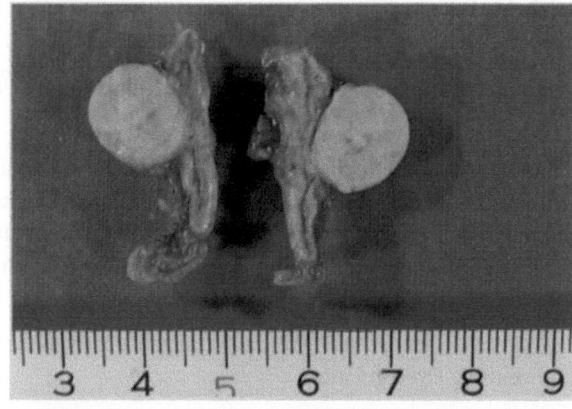

Abb. 5.221
Großes Nebennierenrindenadenom mit regressiven Veränderungen (Einblutungen)

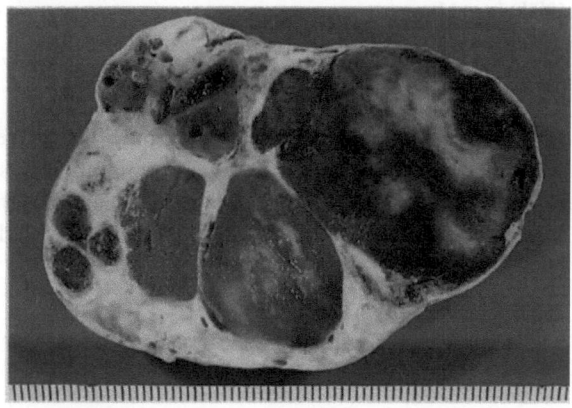

Abb. 5.222
Myelolipom der
Nebenniere

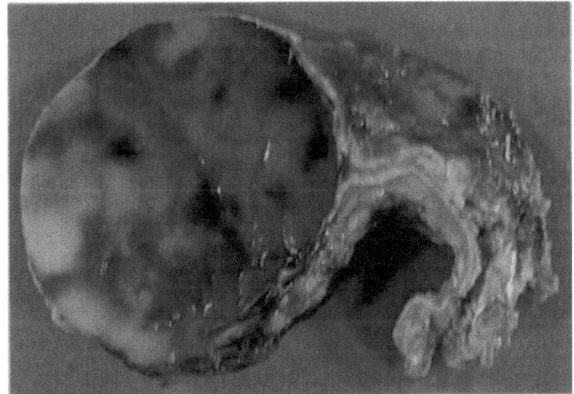

Abb. 5.223
Kleinzelliges neuro-
endokrines Karzinom
der Nebennierenrinde

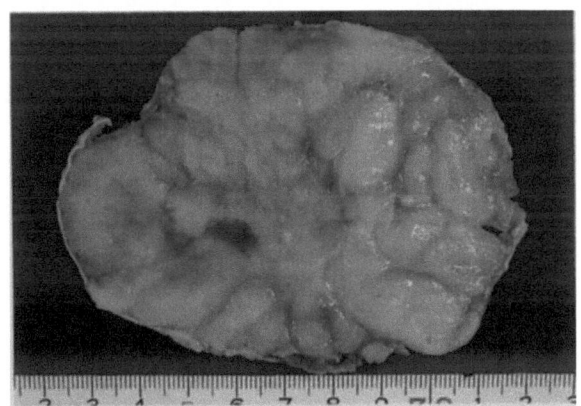

Abb. 5.224
Regressiv verändertes
Schwannom der
Nebenniere

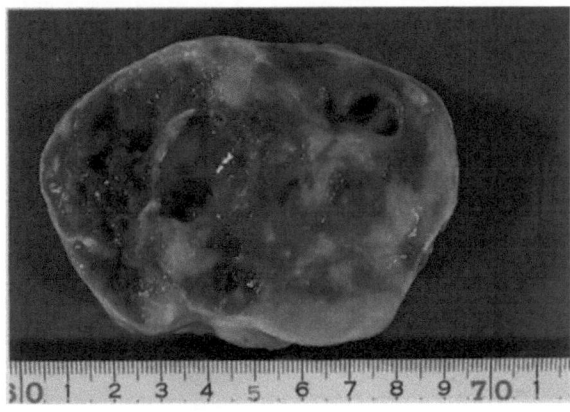

Abb. 5.225 a, b
Phäochromozytom der Nebenniere

a Aufsicht

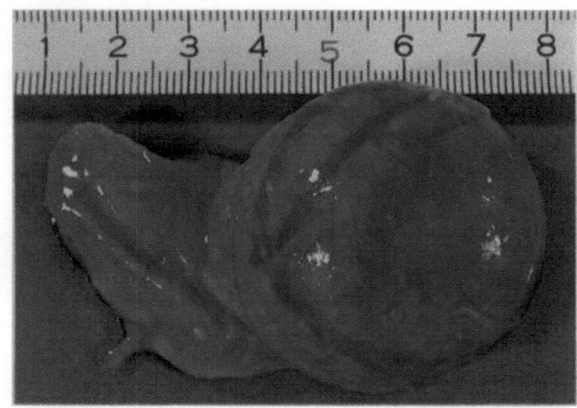

**Abb. 5.225
b** Schnittfläche, braune Farbe

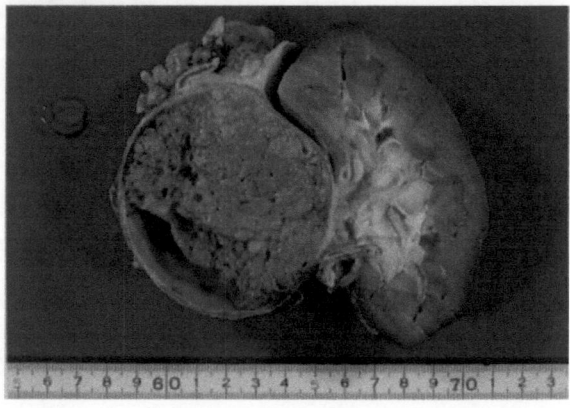

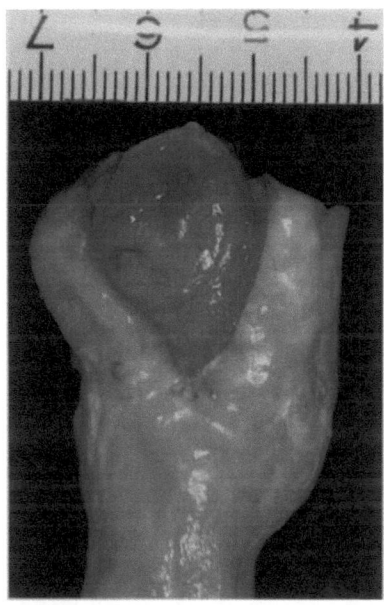
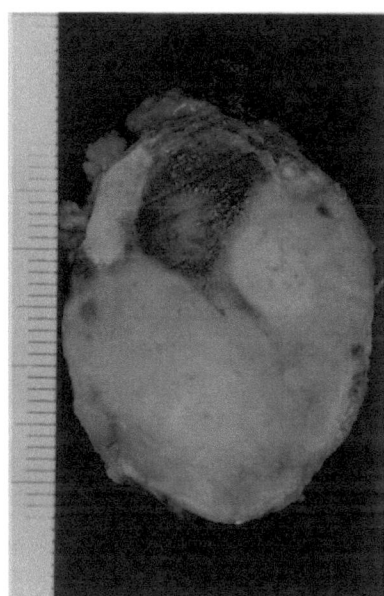

Abb. 5.226 a–c. Extraadrenales Paragangliom (Paraganglioma caroticum)

a *(oben links)* Tumor in der Carotisgabel

b *(oben rechts)* Nahaufnahme, gelbliche Schnittfläche

c *(rechts)* Immunhistochemischer Nachweis von Chromogranin A in neuroendokrinen Zellen (Typ-I-Zellen)

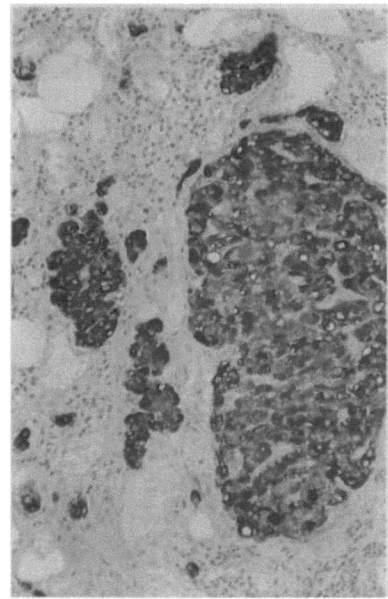

Abb. 5.227
Nebennierenmetastasen bei kleinzelligem Bronchialkarzinom

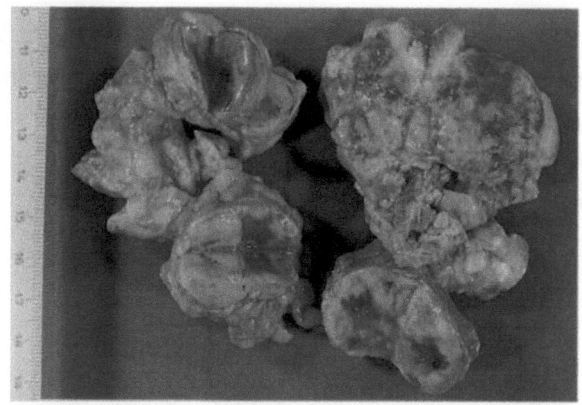

Abb. 5.228
Nebennierentumor. DD: Nebennierentuberkulose

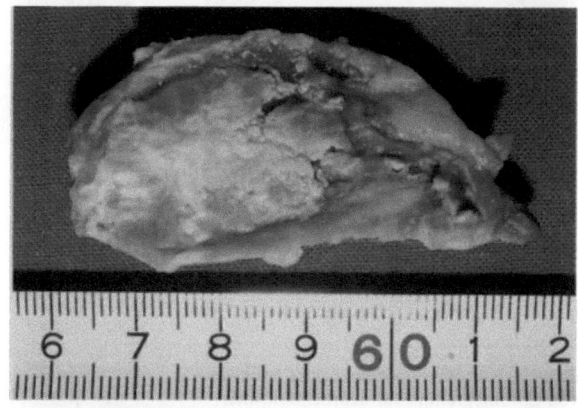

Abb. 5.229
Struma diffusa bei Hyperthyreose

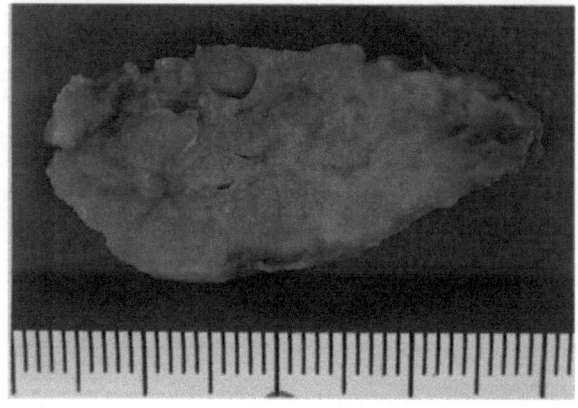

Abb. 5.230 a, b
Beidseitige Knotenstruma. (Häufigster Nebenbefund der Schilddrüse bei der Obduktion)

a Übersicht

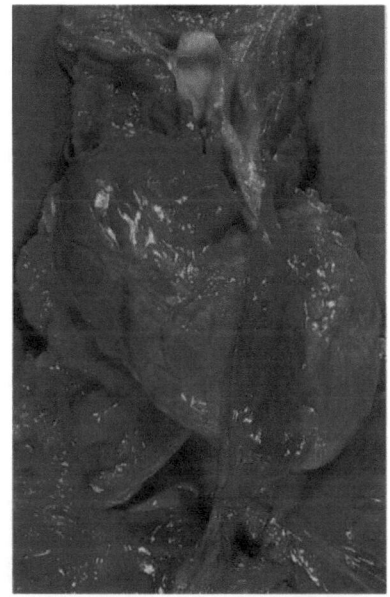

Abb. 5.230
b Präparierte Schilddrüsenlappen

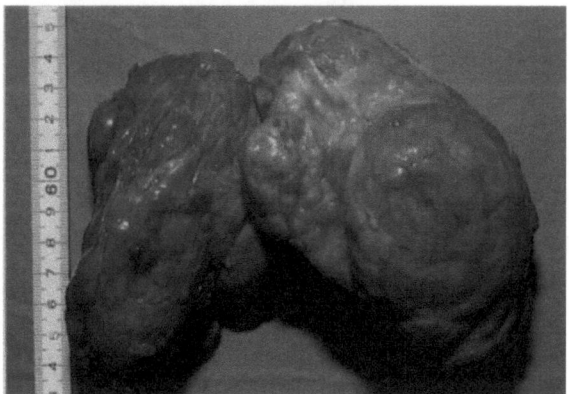

Abb. 5.231
Schilddrüsenadenom
(kalter Knoten)

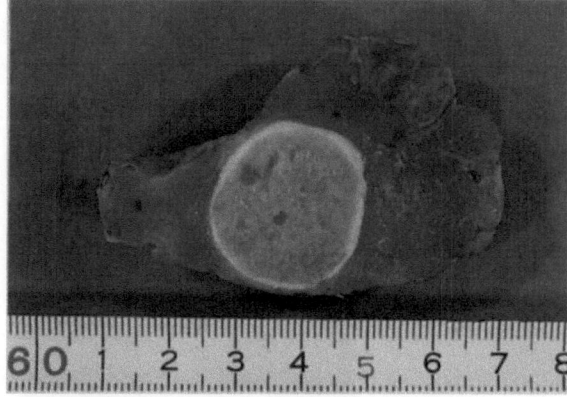

Abb. 5.232 a, b
Follikuläres Schilddrüsenkarzinom

a Nicht gekapselte invasive Form

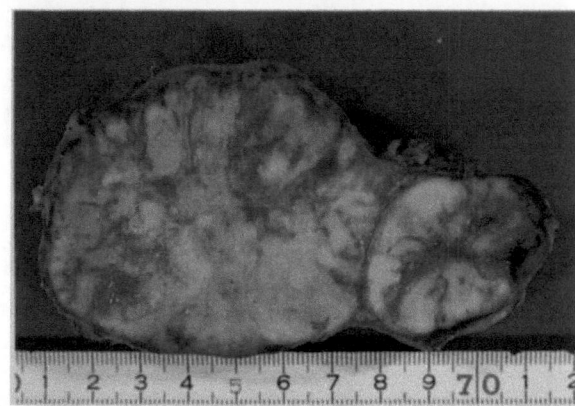

Abb. 5.232
b Onkozytäre Differenzierung mit zentraler Narbe und typisch brauner Farbe

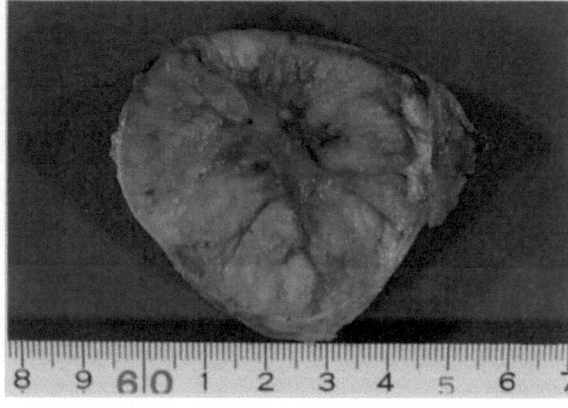

Endokrines System 275

Abb. 5.233
Zystisches papilläres Schilddrüsenkarzinom

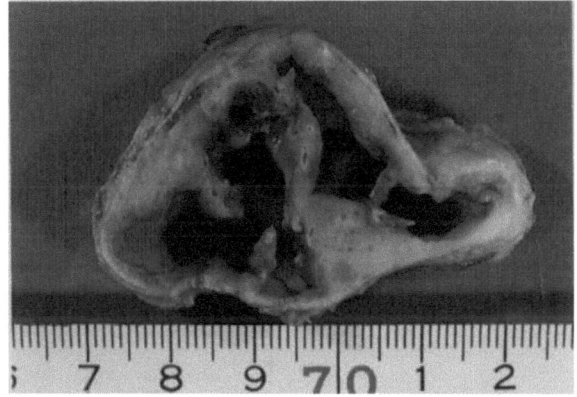

Abb. 5.234 a, b
Medulläres Schilddrüsenkarzinom

a Übersicht

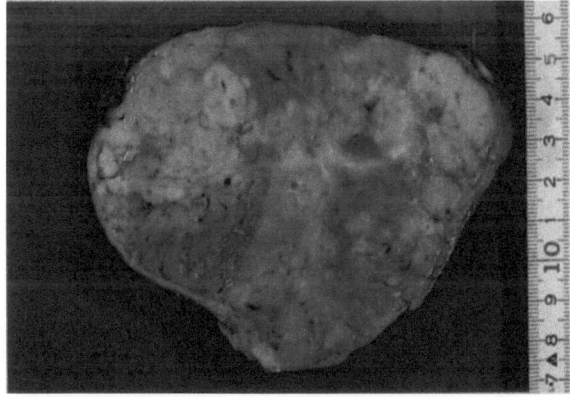

Abb. 5.234
b Amyloidnachweis (Polarisationsmikroskopie)

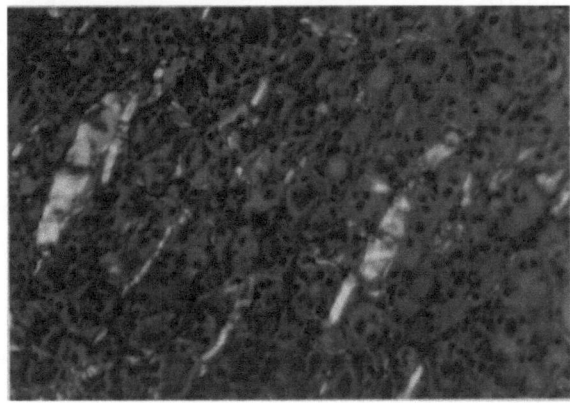

Abb. 5.235
Neurogenes Sarkom der Schilddrüse

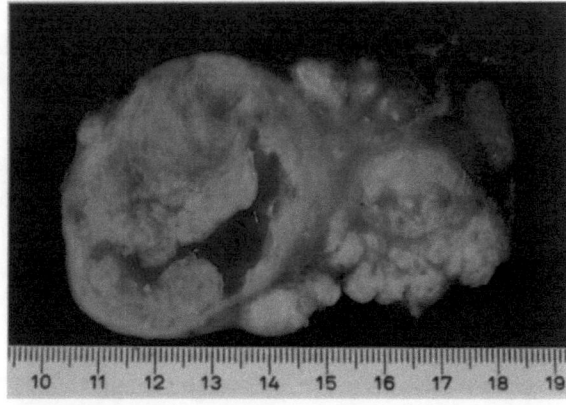

Abb. 5.236
Morbus Hodgkin der Schilddrüse

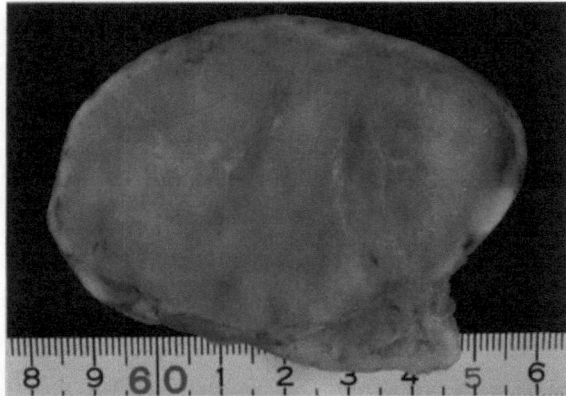

Abb. 5.237
Sklerosierende Thyreoiditis. DD: Schilddrüsenkarzinom

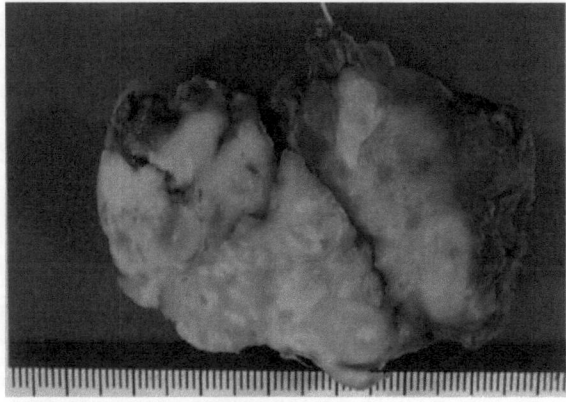

Abb. 5.238
Thyreoiditis de Quervain. DD: Schilddrüsenkarzinom

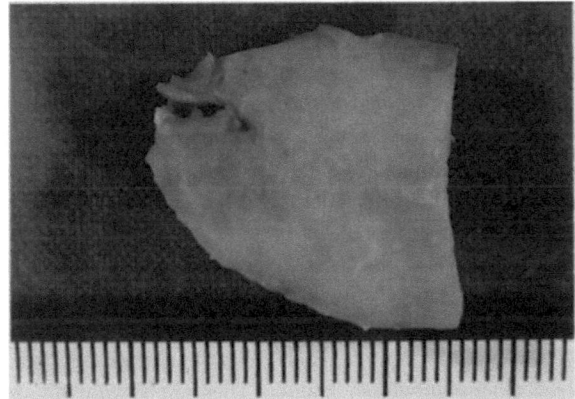

Abb. 5.239
Knotige Nebenschilddrüsenhyperplasie

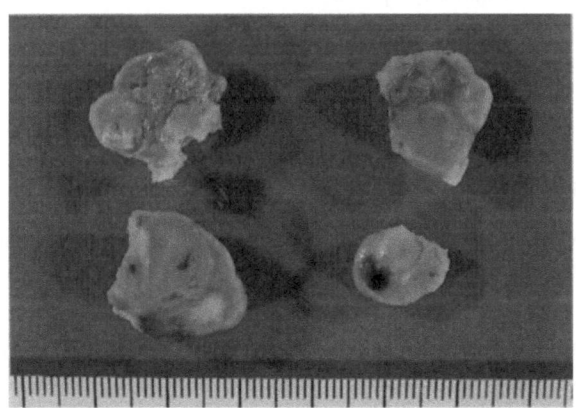

Abb. 5.240
Großes Nebenschilddrüsenadenom

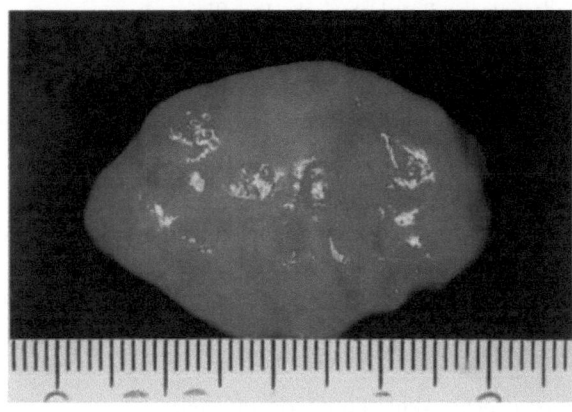

5.5.2.17 Lymphatisches System

Die Systematik der Hodgkin- und Non-Hodgkin-Lymphome spielt bei der Primärdiagnose eine entscheidende Rolle. Die Einzelheiten sind den entsprechenden Hand- und Lehrbüchern zu entnehmen. Zur Obduktion gelangen generalisierte Formen, die entweder primär im ungünstigen Stadium sehr rasch verlaufen sind oder der Therapie trotz mehrfacher Remissionen schlußendlich getrotzt haben. In der Regel ist die exakte Diagnose in verschiedenen Hodgkin-Formen (lymphozytenreicher, nodulär-sklerosierender, gemischter und lymphozytenarmer Typ/sog. Hodgkin-Sarkom) sowie der verschiedenen niedrig und hochmalignen B- und T-Zell-Lymphome zu Lebzeiten gestellt worden. Bei der Obduktion finden sich Fälle, die eine ausgeprägte Infiltration aller inneren Ogane aufweisen können. Dies gilt sowohl für die Hodgkin- wie die Non-Hodgkin-Lymphome.

Hodgkin-Lymphom

FALLBEISPIELE

52jährige Frau

Klinische Diagnose: Verdacht auf Bronchialkarzinom. Pleuraergüsse, Atemnot. Zunehmende Dyspnoe.

Pathologisch-anatomische Diagnose: Morbus Hodgkin vom gemischten Typ mit ausgeprägter Lungeninfiltration beiderseits. Tumorinfiltration der Milz sowie der pulmohilären, tracheobronchialen, paratrachealen und zervikalen Lymphknoten.

Todesursache: Respiratorische Insuffizienz.

68jährige Frau

Klinische Diagnose: Diabetes, Hypertonus, dekompensierte Herzinsuffizienz. Morbus Hodgkin.

Pathologisch-anatomische Diagnose: Morbus Hodgkin vom Mischtyp, Stadium IV, mit ausgedehnter Lymphknoteninfiltration paratracheal, pulmohilär links, paraaortal inguinal. Feinknotige Infiltrate in der Milz (Bauernwurstmilz). Lymphomatöse Infiltrate in der Lendenwirbelsäule. Stenosierende Koronarsklerose. Exzentrische Herzhypertrophie. Gewicht 410 g. Noduläre Glomerulosklerose bei Diabetes mellitus.

Todesursache: Akute Koronarinsuffizienz.

Non-Hodgkin-Lymphom

FALLBEISPIELE

76jährige Frau

Klinische Diagnose: Plasmozytom mit Infiltration der Nieren und akutes Nierenversagen. Amyloidose?

Pathologisch-anatomische Diagnose: Diffuses Plasmozytom (IgG-$\varkappa$-Typ). Infiltration des Wirbelkörpermarks. Ausgeprägte generalisierte Amyloidose vom AL-Typ in Leber, Nieren und Milz. Chronische Pyelonephritis. Mikroabszedierende bakterielle Myokarditis. Koronarsklerose.

Todesursache: Herz- und Kreislaufversagen durch frischen Myokardinfarkt und septikopyämische mikroabszedierende Myokarditis.

69jährige Frau

Klinische Diagnose: IgG-$\varkappa$-Plasmozytom. Kompressionsfraktur des 1.LWK. Rezidivierende Bronchopneumonien. Globale respiratorische Insuffizienz. Sepsis mit Verbrauchskoagulopathie.

Pathologisch-anatomische Diagnose: Plasmozytom vom IgG-$\varkappa$-Typ mit osteolytischen Myelomherden in Brust- und Lendenwirbelsäule sowie Femurmark und Schädelkalotte. Kompressionsfraktur des 1.LWK. Erosionen im Magenantrum mit frischer Blutung (600 ml Blut im Magen/Duodenum), Anämie und Schocknekrosen in der Leber.

Todesursache: Volumenmangelschock.

74jähriger Mann

Klinische Diagnose: Chronisch-lymphatische Leukämie mit Pleuraergüssen.

Pathologisch-anatomische Diagnose: Niedrig malignes Lymphom vom lymphozytischen Typ (chronisch-lymphatische Leukämie) mit Infiltration beider Lungen, der Leber, der Milz und zahlreichen paratrachealen, pulmohilären, paraaortalen, hepatoportalen, inguinalen und iliakalen Lymphknoten. Tumorinfiltration der Prostata. Beinvenenthrombose links.

Todesursache: Akutes Rechtsherzversagen durch Lungenembolie.

21jähriger Mann

Klinische Diagnose: Magenteilresektion wegen Burkitt-Lymphoms. Chemotherapie. Lymphomrezidiv. Terminale Magenblutungen.

Pathologisch-anatomische Diagnose: Diffuses lymphoblastisches malignes Lymphom vom Burkitt-Typ des Magens mit disseminiertem Organbefall. Viszerales und parietales Peritoneum, Zwerchfellmesenterium, Leber, Nieren, Hoden, Prostata, Milz, Lymphknoten, Nebennieren, Knochen und Magen.

Todesursache: Hämorrhagischer Schock bei gastraler Blutung.

75jähriger Mann

Klinische Diagnose: Bekanntes Prostatakarzinom. Bekanntes Ulcus duodeni. Bluterbrechen. Im CT Verdacht auf zerebrales Lymphom.

Pathologisch-anatomische Diagnose: Lymphoplasmozytoides Immunozytom des Gehirns links temporoparietal. Florides chronisches Ulcus duodeni. Akute Pankreatitis. Prostatakarzinom.

Todesursache: Zentrale Dysregulation und massive terminale Aspiration.

76jähriger Mann

Klinische Diagnose: Arterielle Hypertonie. Koronare Herzerkrankung. Kompensierte Niereninsuffizienz nach Operation eines Nierenzellkarzinoms rechts. 1986 Diagnose einer chronischen lymphatischen Leukämie. Chemotherapie. Jetzt (1995/1996) zunehmende Progredienz. Verschlechterung des Allgemeinzustandes mit Kachexie. Zunehmende respiratorische Insuffizienz.

Pathologisch-anatomische Diagnose: Chronische lymphatische Leukämie mit Befall des Herzens, der Lungen, der Leber. Infiltration sämtlicher Lymphknotenstationen oberhalb und unterhalb des Zwerchfells. Kleinherdige Lymphominfiltration des Knochenmarks in Femur und Beckenkamm. Chronisch nekrotisierende Aspergillose der Lungen. Allgemeine Kachexie. Lokale Metastase eines klarzellig-zystischen Nierenzellkarzinoms rechts bei Zustand nach Nephrektomie und Adrenalektomie rechts. Myokardfibrose. Gesichtswunden nach Sturz.

Todesursache: Infektiös-toxisches Herz- und Kreislaufversagen.

Lymphatisches System 281

Abb. 5.241
Tumorös durchsetztes
Lymphknotenpaket
bei Morbus Hodgkin.
Glasige Schnittfläche

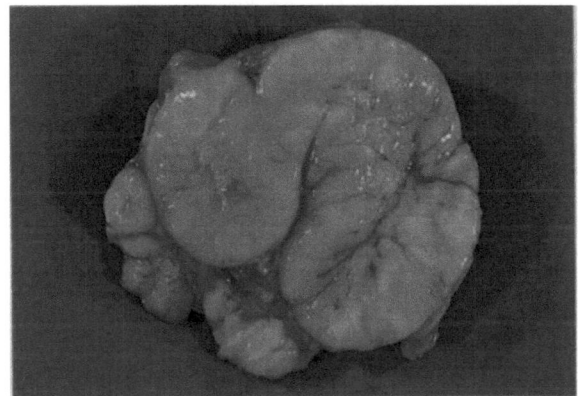

Abb. 5.242
Knotige Durchsetzung
der Milz bei Morbus
Hodgkin, sog.
Bauernwurstmilz

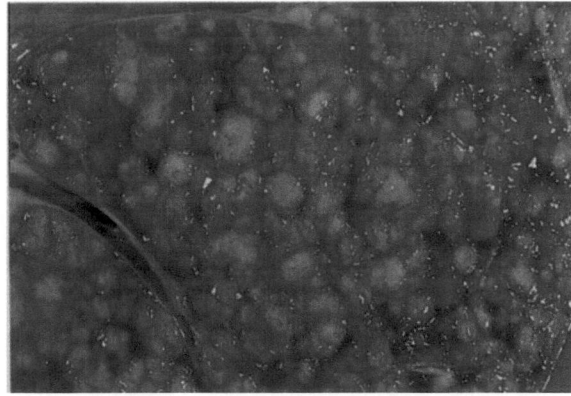

Abb. 5.243 *(rechts).* Diffuse Lungeninfiltration bei Morbus Hodgkin

Abb. 5.244 a, b. Tumorös durchsetzte Lymphknoten in der Abdominalregion bei Non-Hodgkin-Lymphom

Abb. 5.244. a *(unten links)* Übersicht

Abb. 5.244. b *(unten rechts)* Nahaufnahme

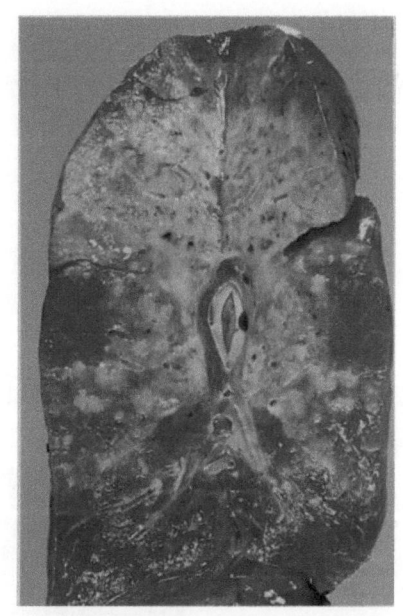

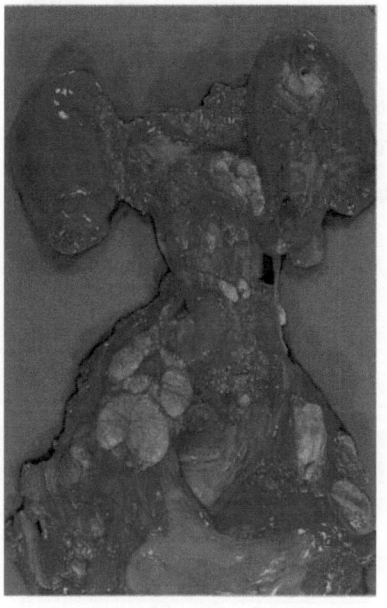

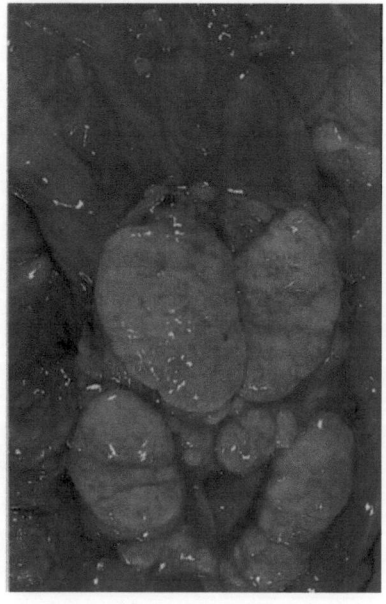

Lymphatisches System 283

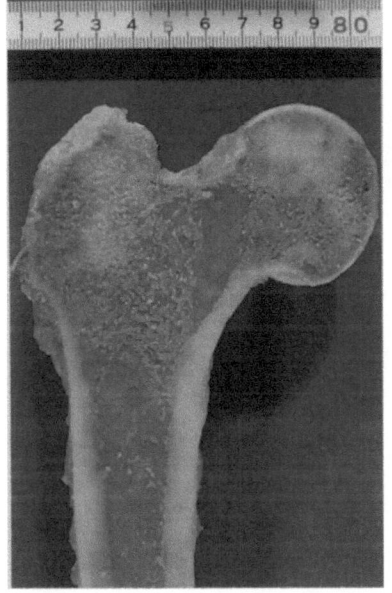
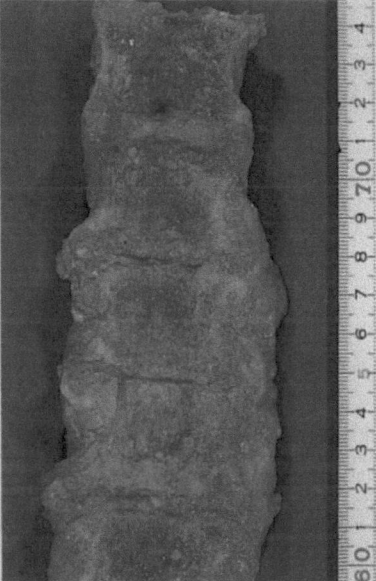
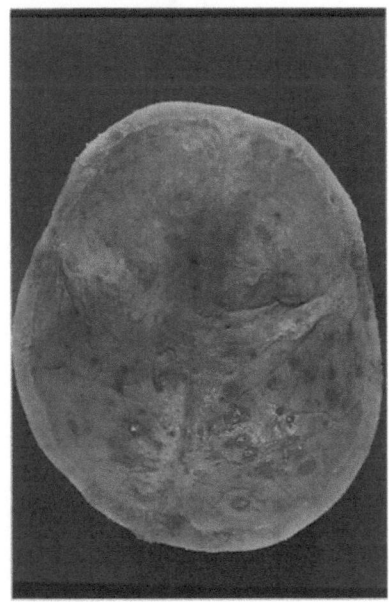

Abb. 5.245 a–c. Skelettbefall bei Plasmozytom
a *(oben links)* Femur
b *(oben rechts)* Wirbelsäule
c *(rechts)* Schädelkalotte

Abb. 5.246 a, b
Malignes Lymphom
des Dünndarms

a Aufsicht

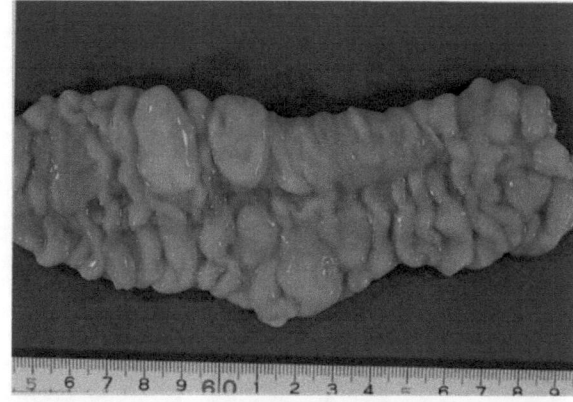

Abb. 5.246
b Transmurale Infiltration

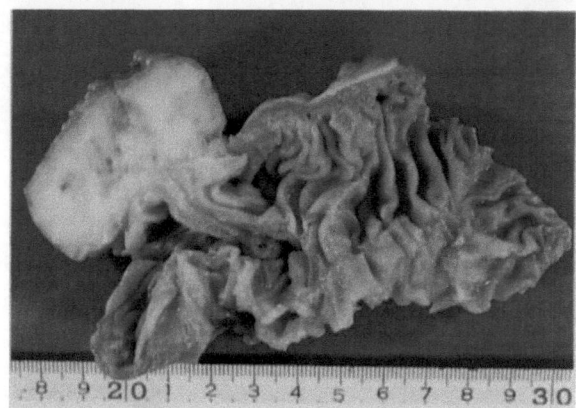

Abb. 5.247
Malignes Lymphom
(Immunozytom) im
Gehirn. Aufgezogener
histologischer Schnitt,
Hämatoxylin-Eosin

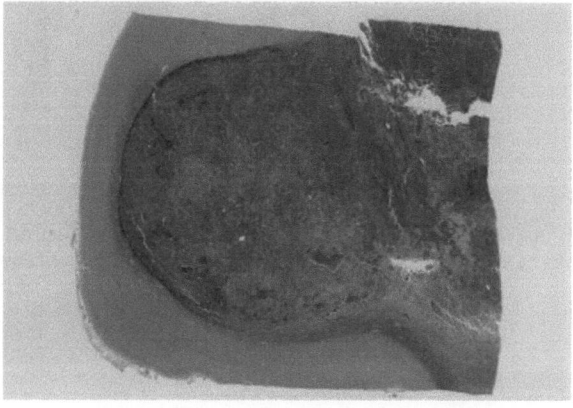

Abb. 5.248 a–c
Sezary-Syndrom

a Destruierende Ostitis der Finger

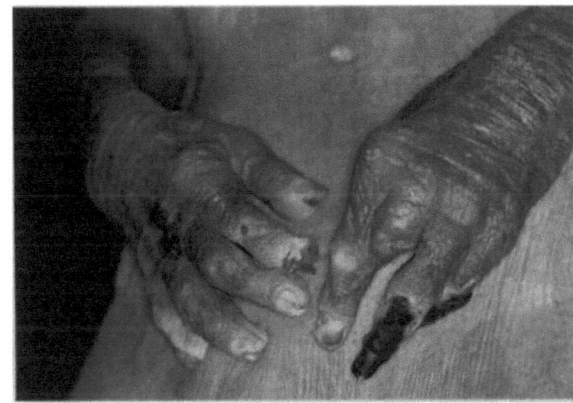

Abb. 5.248
b Schwerer Hautbefall

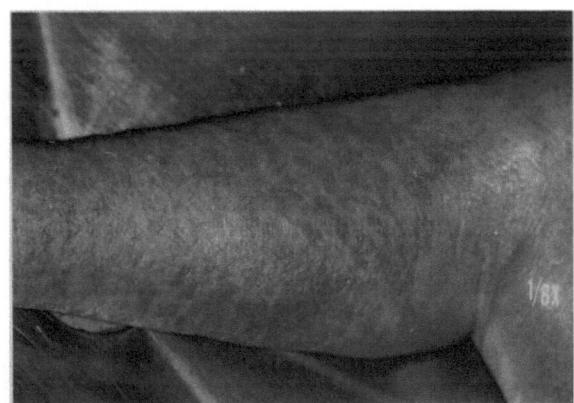

Abb. 5.248
c Knochenmarksinfiltration

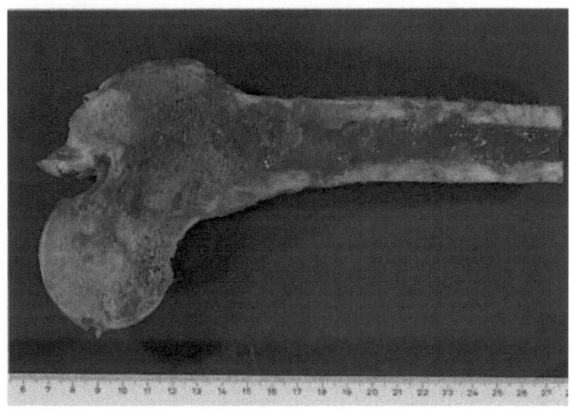

Abb. 5.249 a, b
Milz bei Thorotrastose. DD: Malignes Lymphom, Morbus Hodgkin

a Schnittfläche

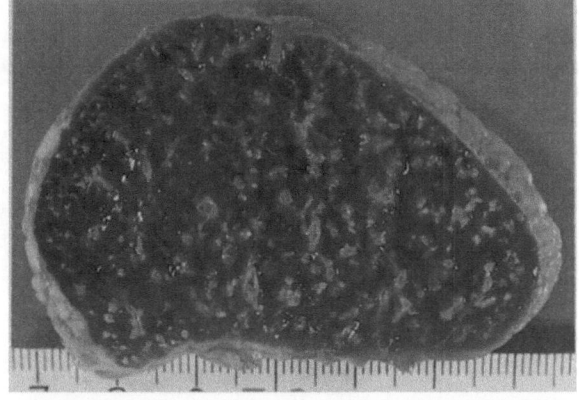

**Abb. 5.249
b** Radiographie der Milz bei Thorotrastose

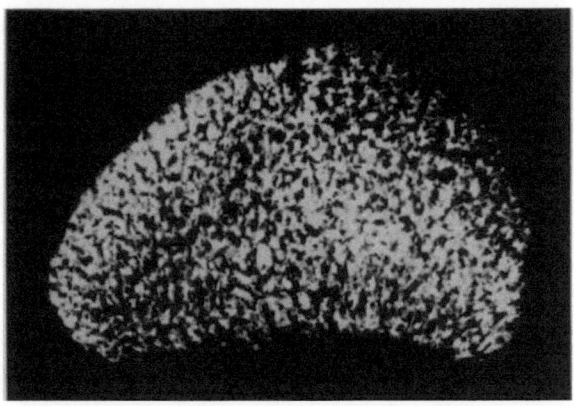

5.5.2.18 Thymus

Thymome sind Tumoren, die sich von der epithelialen Thymuszelle ableiten. Wenn der Thymus von malignem Lymphomgewebe durchsetzt wird, handelt es sich um einen sekundären Typ. Die Thymome treten zumeist im Erwachsenenalter auf und können über 10 cm im Durchmesser sein und vielfach regressiv verändert sein. Es werden histologisch großzellige, spindelzellige und gemischtzellige Thymome unterschieden. Nach den Atypiegraden werden die Thymome in Typ 1 und Typ 2 unterteilt. Typ-2-Thymome sind hochmaligne und metastasieren. Zu 90% sind sie plattenepithelial oder lymphoepithelial aufgebaut. Karzinoide oder primäre Lymphome sind selten. Oft ist die Myasthenia gravis mit einer Thymushyperplasie, in knapp 20% der Fälle auch mit einem Thymom vergesellschaftet.

FALLBEISPIELE

71jährige Frau

Klinische Diagnose: Myasthenia gravis. Autoimmunhämolytische Anämie. Alte Venenthromben im rechten Unterschenkel. Chronische Pyelonephritis. Diabetes mellitus. Langjährige Hypertonie. Verdacht auf Lungenembolie.

Pathologisch-anatomische Diagnose: Thymom vom gemischt epithelialen und lymphozytären Typ im vorderen Mediastinum. Regeneratorisch-hyperplastisches Knochenmark bei hämolytischer Anämie. Geringe Atrophie der Interkostalmuskulatur (Myasthenia gravis). Beinvenenthromben rechts. Rezidivierende, zuletzt frische Lungenembolien. Exzentrische Herzhypertrophie. Gewicht 440 g mit frischen Herzmuskelfasernekrosen.

Todesursache: Akutes Links- und Rechtsherzversagen mit Leberschocknekrosen.

83jähriger Mann

Klinische Diagnose: Verdacht auf dilatative Kardiomyopathie. Absolute Arryhthmie. Tumorverdacht wegen Gewichtsverlust. Kachexie. Hyperkaliämie.

Pathologisch-anatomische Diagnose: Multitumorbefall durch:
- Malignes lymphoepitheliales Thymom mit Perikardinfiltration.
- Zentral sklerosiertes Karzinoid vom Tumorlet-Typ im rechten Lungenunterlappen.

- Angiomyolipom der linken Niere.
- Nierenrindenadenom links.
- Endotheliomatöses Meningeom parietosagittal rechts. Zusätzlich penetrierendes chronisches Ulcus duodeni mit Gefäßarrosion. 400 ml Blut im Magen und Dünndarm. Teerstuhl im Dickdarm.

Idiopathische zystische Medianekrose der Aorta mit Ausweitung des Aortenbogens auf 10 cm Umfang. Koronarsklerose. Exzentrische Herzhypertrophie. Gewicht 500 g. Altersamyloidose.

Todesursache: Hypovolämischer Schock durch gastrointestinale Blutung. Myokardiale Insuffizienz.

Abb. 5.250 a, b
Thymushyperplasie bei Myasthenia gravis

a Aufsicht

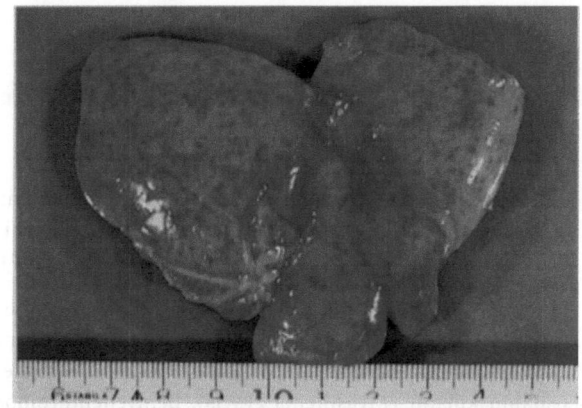

Abb. 5.250
b Schnittfläche

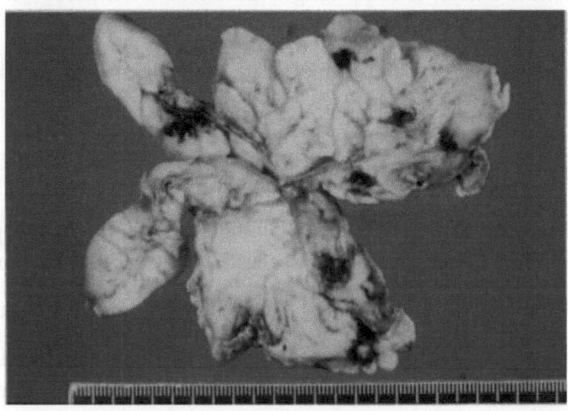

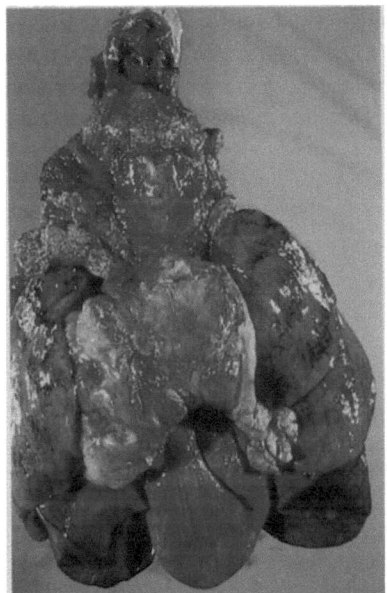 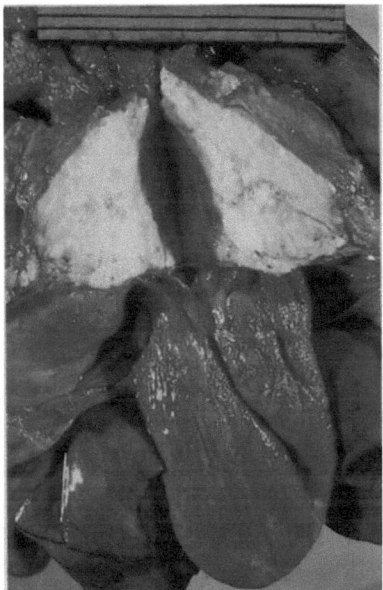

Abb. 5.251 a, b. Malignes Thymom. a Aufsicht Abb. 5.251. b Schnittfläche

5.5.2.19 Knochenmark und Blut

Die Vielfältigkeit hämatologischer Erkrankungen ist im Rahmen der Obduktion durch makroskopische Befunde kaum zu diagnostizieren. Die Diagnosen sind hier überwiegend bereits durch Beckenkammbiopsien intra vitam unter Anwendung histochemischer und immunhistochemischer Analysen gestellt worden. Das zum Tode führende Hauptleiden, vor allem das myelodysplastische Syndrom, ist schon zu Lebzeiten durch vorangegangene histologisch-histochemische Untersuchungen bekannt. Dies gilt auch für die daraus ableitbaren, primär entstandenen Leukämieformen.

Die zum Tode führenden Erkrankungen bei den Patienten sind in der Regel terminale Entzündungen, über die in den vorangegangenen Kapiteln berichtet wurde. In der Regel handelt es sich um Pneumonien oder Endokarditiden. Die Einteilungen dieser Erkrankungen erfolgt auf histologischer und zytologischer Ebene. Einzelheiten sind den gängigen Lehr- und Handbüchern zu entnehmen. Die auffälligen makroskopischen Befunde wie Hirnblutungen, Pneumonien, Endocarditiden, diffuse Alveolarschäden an den Lungen sind in den entsprechenden Abschnitten über Hirn-, Herz- und Lungenerkrankungen aufgeführt.

FALLBEISPIELE

68jährige Frau

Klinische Diagnose: Myelodysplastisches Syndrom. Diabetes mellitus. Aortenklappenersatz bei Aortenstenose. Fraglich pulmonale Embolie.

Pathologisch-anatomische Diagnose: Myelodysplastisches Syndrom, Typ RAS (sideroblastische Anämie). Sekundäre Hämochromatose mit Pigmentzirrhose und Pankreasfibrose. Bakterielle thrombulzeröse Endokarditis der Mitralklappe durch Staphylococcus epidermidis. Bakterielle Mikrothromben im Myokard. Frischer ischämischer Herzmuskelinfarkt. Exzentrische Herzhypertrophie. Gewicht 490 g. Milzinfarkte. Zustand nach Aortenklappenersatz.

Todesursache: Infektiös-toxisches Herz- und Kreislaufversagen.

33jährige Frau

Klinische Diagnose: Myelodysplastisches Syndrom. Zustand nach Chemotherapie bei Blastenschub. Zustand nach Asystolie und Reanimation. Akutes Nierenversagen. ARDS sowie Verdacht auf septisch-toxisches Multiorganversagen.

Pathologisch-anatomische Diagnose: Akute myeloisch-megakaryozytäre Leukämie. Splenomegalie. Diffuser Alveolarschaden, analog einem ARDS-Stadium III/IV. Fibrinöse Pleuritis, Epikarditis und Peritonitis. Brückenbildende Leberzellnekrosen, cholämische Nephrose.

Todesursache: Kardiorespiratorische Insuffizienz.

77jährige Frau

Klinische Diagnose: Herzinsuffizienz, chronisch-myeloische Leukämie. Blastenschub. Sepsis. Herz- und Kreislaufversagen.

Pathologisch-anatomische Diagnose: Chronische myeloische Leukämie mit Blastenschub sowie diffusen Lungen-, Leber-, Milz- und Niereninfiltrationen. Stenosierende Koronarsklerose. Myokardinfarktnarben. Lungenemphysem.

Todesursache: Akutes Herz- und Kreislaufversagen durch koronare und myokardiale Insuffizienz sowie Herdpneumonie.

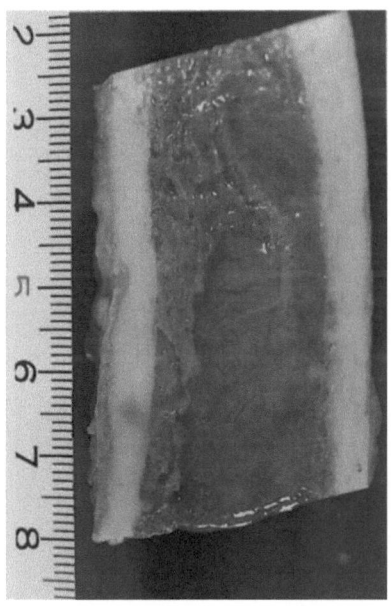

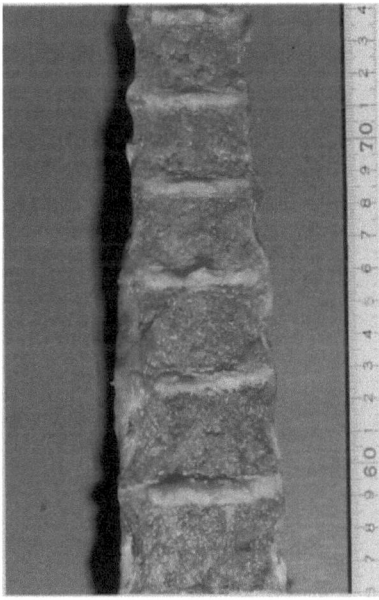

Abb. 5.252. Rötlich-graues Femurmark bei Leukose

Abb. 5.253. Graues Mark der Wirbelsäule bei Leukose

Sachverzeichnis

abdominelles Aneurysma 37
Abriß des Papillarmuskels 14
Abszess(e) / abszedierende
- Backenzahnabszeß 79, 81
- Cholangitis, abszedierende eitrige 161, 162
- Cholezystitis, abszedierende 59
- dentogener Apparat 77-81
- Hirnabszeß 68
- - Bronchiektase 124
- Leberabszeß 162
- Lungenabszeß 54, 163
- Mikroabszesse
- - Colitis ulcerosa 60
- - Leber 165
- - Myokarditis, mikroabszedierende 47, 113
- - Nephritis, mikroabszedierende 165
- Myokardabszeß 51
- Nephritis, abszedierende 74
- Osteochondritis, abszedierende eitrige 78
- Ostitis, abszedierende 77
- peritonsilläre, Respirationstrakt 54
- perityphlitischer, eitrige Peritonitis 164
- Prostatitis, abszedierende 73
- Skelettsystem 77-81
- Spritzenabszesse 77, 79
- Weichteile 77-81
- Weichteilentzündung, abszedierende eitrige 136
Abusus
- Alkohol, chronisch (siehe auch dort) 90
- Nikotin (siehe auch dort) 90
- Schlafmittel 90
- Schmerzmittel 90
Adenokarzinom 218
- Anastomosenbereich 217
- Appendix 224
- Dünndarm 222
- Gallenblasenbett 227
- Gallengang 226
- Harnblase 240
- Lunge 204, 208
- - Durametastasen 195
- - schleimbildendes 205
- des Magens 216
- des Ovars 262
- des Pankreas 233
- Saktosalpinx mit 263
- Sigma 225
- Urachus 242
- Zervix 265
Adenom
- Glandula
- - parotis 83, 201
- - submandibularis 201
- Hypophysenadenom 267
- Kystadenom 259
- Leberzelladenom 225, 228
- Nebennierenrindenadenom 268, 287
- Nebenschilddrüsenadenom 267, 277
- Nierenrindenadenom 236
- Parotis, pleomorphes 83
- Präkanzerosen 214
- Schilddrüsenadenom 274
- Schleimhautadenom 230
Adenomatoidtumor 261
Adipositas permagna, Diabetes mellitus 136
Adnexe, Leiomyom weiblicher A. 257
„adult respiratory distress syndrome"
  (siehe ARDS) 99, 126, 129
AIDS 174-176
Akkustikusneurinom 193, 194, 197
Alkohol / alkoholische
- Abusus / Alkoholismus, chronischer / alkoholassoziierte Erkrankungen 90, 138 ff.
- - Aszites 143
- - Kardiomyopathie, sekundäre kongestive 110
- - Karzinom, hepatozelluläres 143
- - Leberzellkarzinom 140
- - Leberzirrhose 140 ff.
- - - mikronoduläre 142
- - Pankreatitis 140
- - - chronische 141
- - - sklerosierende 143
- - Peritonitis 140
- - Ulcus duodeni 141
- Hepatitis, floride alkoholische 90, 141

alkoholische Lebergifte 89
- Leberzirrhose 138
Alltagsfälle 8
Altersamyloidose 78
Altersverteilung, Obduktion 9
Alveolarschaden 104, 129, 133
- diffuser 104, 232
- - beginnender 129
- Hemipankreatoektomie 164
Amyloidose
- Altersamyloidose 78
- mit Kardiomyopathie 109
anämischer Hirninfarkt 83
anaphylaktischer Schock 99
Anastomosen
- Adenokarzinom 217
- Karzinom 215, 220
Aneurysma 32-39
- A. dissecans 32
- A. spurium 32
- A. verum 32
- abdominelles 37
- Aorta 35
- arteriosklerotisches 32
- disseziierendes 32, 35, 38
- Herzwand 13, 15
- Hirnbasis 33
- kongenitales 32
- mykotisches 33
Angiomyolipom, Niere 287
Angiosarkome 229
- Leber 230
- Rupturen 41
Anthrakose 128, 168
- mit Tuberkulose 173
Aorta
- Abriß 93, 98
- Aneurysma 35
- atherosklerotischer Abschnitt 37
- Insuffizienz 111
- Isthmusstenose, Erwachsenen-Typ 113
- Rohrprothese 38
- Ruptur mit Hämatothorax 36
- Stenose 110
- - valvuläre 112
Aortenklappen
- Endokarditis
- - marantische 48
- - verruköse 48
- Ersatz 112, 119
- Prothese 112
- Stenose 110, 118
Aortitis
- Hämatothorax 41

- hämorrhagischer Schock 41
- mit Wandperforation 41
Appendix, Karzinoid 224
Appendizitis
- eitrig-fibrinöse 63
- perforierende 59
ARDS („adult respiratory distress syndrome") 99, 126
- Frühphase 126
- Spätphase 126
- Stadium IV 129
Arrosionsblutungen, Ulkus und Varizen 39-41
Arteriosklerose 106
arteriosklerotisches Aneurysma 32
Arthritis urica 152
arzneimittelbedingte Leberschädigung 89
Asbestose, kleinzelliges Bronchialkarzinom 168
Aspirationspneumonie 83
Asthma
- A. bronchiale 123, 127, 131
- - entzündliche Bronchialobstruktion 124
- Bronchitis, asthmoide chronische 128
- endogenes 124
- exogenes allergisches 124
Astrozytom 193, 197
- malignes 84, 87, 193
Aszites, chronischer Alkoholabusus 143
Atemnotssyndrom (*siehe* ARDS) 99, 126, 129
atherosklerotischer Abschnitt einer Aorta 37
Autolyse 4, 5
Autopsie (*siehe* Obduktion)

Backenzahnabszeß 79, 81
Bakerzyste 157
Bakteriämie 44
bakterielle
- Endokarditis 46
- - abakterielle 46
- - polypöse 49, 50
- - ulzeropolypöse 47
- Peritonitis 59
Basaliom 185
- pigmentiertes, Differentialdiagnose beim malignen Melanom 183
Beckenfraktur 92
Behandlungsfehler 6
Beinvenenthrombosen 23
- tiefe 22

Bestattungstermin 7
Blutstauung, chronische
- Leber 120
- Lunge 122
Blutungen 27-44
- Durchtrittsblutungen 27
- gastrointestinale, hypovolämischer Schock 40
- Hirnmassenblutungen (*siehe auch dort*) 28
- Nebennierenblutungen 70
- im Schädel 94
- Subarachnoidalblutung, Wandruptur 33
- tumorbedingte 41
- Typen 27
- Ulkusblutungen, Arrosionsblutungen 39-41
- Varizenblutungen, Arrosionsblutungen 39-41
- zerebrale 27
- - zentrale Dysregulation 82
- Zerreißungsblutungen 27
Bolustod 88
„Borderline"-Tumor 177
bösartiger Tumor 178-180
- Differenzierungsgrade 178
- Metastasenbildung 178
- Mitosen, atypische 178
- Mitoserate, gesteigerte 178
- Wachstum, schnelles 178
Bowen-Krankheit, Präkanzerose 183
Bronchialkarzinom 204, 205
- Carcinoma in situ 204
- großzelliges 204 ff.
- kleinzelliges 128, 204 ff., 229
- - Asbestose 168
- Nikotinabusus 204
- peripheres 204
- Plattenepithelkarzinom 204
- Risikofaktor 204
- zentrales 204
Bronchiektasen 54, 123, 127
- Hirnabszesse 124
- sackförmige 123
- zylindrische 124, 133
Bronchiolitis, obliterative 123
Bronchitis 128, 130
- chronische 108, 123, 126, 127, 163
- - asthmoide 128
- floride eitrige 163
- Tracheobronchitis 171
Bronchopneumonie 54, 83, 128
- hämorrhagische 163

Bronchus
- Karzinom, kleinzelliges 169
- Oberlappen
- - rechter, Plattenepithelkarzinom 205
- - linker, Riesenzellkarzinom 205
Brustdrüsenkarzinom beim Mann 256
Burkitt-Lymphom 280
Bypass, koronarer 113

Candidabefall, Glossitis 167
Carcinoma in situ (*siehe auch* Karzinom) 239
- Bronchialkarzinom 204
Choanalpolyp 203
cholangiozelluläres Karzinom 144
Cholangitis 161
- eitrig-abszedierende 162
- - Septikopyämie 161
Cholesterolpolypen der Gallenblase 230
Cholezystitis
- abszedierende 59
- chronische 162
- eitrig-destruktive 169
Chondrohamartom 209
chondroides Syringeom 189
Chondrosarkom 191, 192
Choriokarzinom 247
Cirrhose cardiaque 120
CO-Vergiftung 4
Colitis ulcerosa 60, 62
- floride 165
- Pseudopolypen 60
- septikopyämische Mikroabszesse 60
- Ulzeration 60
Coma hepaticum 138
Computertomographie (*siehe* CT)
Condylomata acuminata 184
Cor
- C. bovinum 103
- C. pulmonale 108, 114, 127
- - chronisch-karnifizierende Pneumonie 167
- - Rechtsherzhypertrophie 107
Cornus cutaneum 185
CT (Computertomographie), Aufnahmen 3
Cystosarcoma phylloides, Mamma 253

Darm 100
- Schockdarm 100
dentogener Apparat, Abszesse 77-81
Dermoidzyste des Ovars 261

Diabetes mellitus 134–137
- Adipositas permagna 136
- adulter 134
- arterielle Hypertonie 135
- Endokarditis 135
- Hirninfarkte 135
- juveniler 134
- Makroangiopathie, diabetische 134
- Mikroangiopathie, diabetische 134
- Myokardinfarkt 13, 135
- primäre Diabetesform 134
- sekundäre Diabetesform 134
- Ulcera duodeni 135
- Weichteilentzündung, eitrig abszedierende 136

Diagnosen
- klinische
- – Änderung 12
- – Überprüfung 6
- Übereinstimmung 11

Dickdarm
- Divertikulose 61
- Karzinom 214, 223

Dignität 177
Divertikelwandperforation 62
Divertikulitis, Perforation 59
Divertikulose, Dickdarmdivertikulose 61
Dottersacktumor 247
Dünndarm
- Adenokarzinom 222
- Adenomatose 222
- Lymphom, malignes 221, 284
- Tumor 214

Dura mater
- Meningeom 196
- Metastasen, Adenokarzinom der Lunge 195

Durchtrittsblutungen 27
Durchwanderungsperitonitis 59
Dysgerminom des Ovars 261
Dysplasie, urotheliale 239
Dysregulation, zentrale 28, 29
- akute 82–87
- Hirnmassenblutung 28
- Hirnödem, postoperatives 82
- Hirntumor 82
- Meningoenzephalitis, akute 82
- zerebrale Blutung 82

Echinokokkuszysten 173, 230
Einspruchsrecht 7
eitrige(r)
- abszedierende
- – Weichteilentzündung, Diabetes mellitus 136
- – Cholangitis 162
- – – Septikopyämie 161
- Bronchitis, floride 163
- Cholezystitis, destruktive 169
- Entzündung 159
- – leukozytenreiche 158
- fibrinöse
- – Appendizitis 63
- – Peritonitis 64
- – Pleuritis 54, 168
- Kolitis 62
- Orchitis 76
- Osteochondritis, abszedierende 78
- Peritonitis 63
- – periphlitischer Abszeß 164
- Pyelonephritis 165
- Sinusitis 54

ekkrines Porom 189
Ektasie der Mitralklappe 112
Elastizitätshochdruck 105
Elektronenmikroskopie 8
Embolien, Lunge (siehe Lungenembolie) 22–26
embryonales Karzinom 247, 249
Emphysem 125, 127
- feinvesikuläres 125
- grobblasiges 125
- kleinblasiges 125
- Lungenemphysem (siehe auch dort) 108, 123, 127, 132
- Narbenemphysem 125
- seniles 125
- zentrolobuläres 125

Empyem, hämorrhagisches 170
Endokarditis (Endocarditis)
- abakterielle (immunologische) 46
- akute ulzeröse 46
- Aortenklappen
- – marantische 48
- – verruköse 48
- bakterielle 46
- – polypöse 49, 50
- – ulzeropolypöse 47
- Diabetes mellitus 135
- Dignität 45
- E. lenta 46
- Häufigkeit 45
- Klappenperforation 47
- Klassifikation 45
- Lokalisation 45
- marantische 48
- Mitralklappen

– – marantische 50
– – ulzeröse 49
– – verruköse 48
– – narbig abgelaufene 112
– Sehnenfadenabrisse 47
– Septikopyämie 45
– septikopyämische Streuherde im Gehirn 68
– ulzeröse 50
– verruköse 48
endokrine(r)
– Schock 99
– Tumoren 266
Endoskopiebefunde 3
Endotoxinschock 66
Enteritis, phlegmonöse 164
Entzündung 158–176
– chronische 160
– eitrige 159
– – leukozytenreiche 158
– fibrinöse 159
– granulomatöse 158
– hämorrhagische 160
– nekrotisierende 160
– proliferative 160
– pseudomembranös-nekrotisierende 158
– Rötung 158
– Schmerz 158
– Schwellung 158
– seröse 159
– – exsudative 158
– Störung der Funktion 158
– Ursachen
– – belebte (Viren, Bakterien, Pilze, Parasiten, Protozoen) 158
– – unbelebte, chemische und physikalische Noxen 158
– Wärme 158
– Weichteilentzündung, eitrig abszedierende 136
Enzephalomalazie 82
Enzephalopathie
– hepatische 138
– HIV 174–176
– Leukenzephalopathie, progressive multifokale 175
ependymale Koloidzyste 84
Ependymome 193
Epididymitis 76, 250
Epikarditis 53, 113

Fallbeispiele 9
Fäulnis 4, 5

Femurmetastase 256
Fenestration 119
Fettembolie der Lunge 24, 96
Fettleber 146
– Zirrhose 147
fibrinös(e)
– Appendizitis, eitrige 63
– Entzündung 159
– Mastopathie 253
– Peritonitis, eitrige 64
– Pleuritis 170
– – eitrige 54, 168
Fibroadenom der Mamma 253
Fieber, rheumatisches 160
formalpathogenetische Prinzipien 3
Fremdkörpergranulom 160

Gallenblase
– Cholesterolpolypen 230
– Hydrops 230
– Karzinom 225
Gallenblasenbett, Adenokarzinom 227
Gallengang, Adenokarzinom 226
Gangrän 137
Gastrointestinaltrakt,
– Blutung, hypovolämischer Schock 40
– Ösophagus 214
– Tumoren 214–224
– – Dickdarm 214
– – Dünndarm 214
– – Magen 214
Gehirn, malignes Lymphom 284
Gelenks- und Knochenerkrankungen, degenerative 154–157
gerichtliche Obduktion 7
Geschlechtsverteilung, Obduktion 9
Gewalteinwirkung 6
Gibbusbildung 108
Gicht 152, 153
– Hyperurikämie, primäre und sekundäre 152
– Synovialitis 152
Glandula (Gll.)
– Gll. parotis, Adenom 201
– – pleomorphes 83
– Gll. submandibularis, Adenom 201
Glioblastom (Glioblastoma) 193
– G. multiforme 194
– Rückenmarkmetastasen 194, 198
Glossitis mit Candidabefall 167
Gonadoblastom 247
gotische Herzspitze 115
granulomatöse Entzündung 158

Granulome
- Fremdkörpergranulom 160
- rheumatisches Fieber 160
Granulosazelltumor 247
- des Ovars 260
Großhirn
- Hämangiom 197
- Massenblutung 30
Grundleiden 6
gutartige Tumoren 177
- funktionelle Aktivität 178
- Lokalisation 177

Halszysten
- laterale 199, 202
- mediane 199
Hämangiom 187
- im Großhirn 197
- kavernöses, im Kleinhirn 195
hämatogene Metastasierung 179
hämatologische Erkrankungen 289
Hämatom, Monokelhämatom 93
Hämatothorax 93
- Aortenruptur 36
- Aortitis 41
Hämolyse 4
Hämoperikard 15, 19
hämophagozytotisches Syndrom, virusassoziiertes 166
hämorrhagische(r/s)
- Bronchopneunonie 163
- Empyem 170
- Entzündung 160
- Lungeninfarkt 26
- Nekrosen 71
- Schock, Aortitis 41
Hämorrhoidalknoten, rupturierte 40
Harnblase
- Adenokarzinom 240
- Divertikel 243
- Karzinom 239
- Plattenepithelkarzinom 73, 240
Harnwege, Tumore der ableitenden 239
Hauptleiden 3, 9, 10
Hautwarzen, Differentialdiagnose beim malignen Melanom 183
Hemipankreatektomie
- Alveolarschaden 164
- Peritonitis 164
hepatische(r)
- Enzephalopahtie 138
- Schub, nekrotisierender 144

Hepatitis
- floride alkoholische 90, 141
- Hepatitis B, nekrotisierende 91
hepatogenes Ulkus 146
hepatozelluläres Karzinom
- Alkoholabusus, chronischer 143
- Ruptur 42
- Volumenmangelschock 42
Herbstlaubleber 122
Herz
- Dilatation 103
- Gewicht 104
- Herz- und Kreislauferkrankungen, chronische 103-122
- Hypertonieherz 103, 116
- Hypertrophie 103, 106, 117
- - exzentrische 103, 113
- - konzentrische, Hochdruckkrankheit 103, 105
- - Linksherzhypertrophie 103
- - Rechtsherzhypertrophie, Cor pulmonale 107
- Infarkt (*siehe* Myokardinfarkt)
- Insuffizienz, Folgen 120
- Sportlerherz 115
- Versagen, akutes Rechtsherzversagen 23
- Vorhofflimmern 112
Herzbeuteltamponade, Myokardruptur 16
Herzklappenfehler
- Insuffizienz 110
- kombiniertes Vitium 110
- Stenosen 110
Herzspitze
- gotische 115
- romanische 115
Herzwandaneurysma 13, 15
Hinterwandinfarkt, ausgedehnter 18
Hirn
- Abszeß 68
- Druckzeichen 83
- Infarkt 85, 86
- - anämischer 83
- - Diabetes mellitus 135
- - multipler zystischer 82
- Massenblutungen 28
- - Großhirnmassenblutung 30
- - bei Hypertonie 30
- - Kleinhirnmassenblutung 29
- - multiple Resorptionszysten 31
- - solitäre Zysten 31
- - zentrale Dysregulation 28
- Ödem 28
- - zentrale Dysregulation 82

Sachverzeichnis

- Schädel-Hirn-Trauma 95
- Tumor, zentrale Dysregulation 82
Hirnbasis
- Aneurysma 33
- Arterienaneurysma 33
Hirntod 4
Histiozytom 189
Histochemie 8
Histologie 177
HIV
- Enzephalopathie 174–176
- Lymphadenopathie 174
- Typen 174
Hochdruck (siehe Hypertonie)
Hodentumor 247
- Keimzelltumoren 247
- komplexe 247
- Stromatumoren 247
Hodgkin
- Lymphome (Morbus *Hodgkin*) 276 ff.
- - Lugeninfiltration 282
- - Non-*Hodgkin*-Lymphome 278, 279, 282
- - Schilddrüse 276
Hydrops der Gallenblase 230
Hyperämie
- Leber 121
- - akute 120
- - chronische, passive 120
- Niere, passive 121
Hypercholesterinämie, Myokardinfarkt 13
Hyperplasie 177
- der Leber 228
- - fokale noduläre 148, 175
- der Nebenschilddrüse 277
- Thymushyperplasie 288
Hypersplenismus, Leberzirrhose 138
Hypertension
- portale, Milz 122
- pulmonale 107
Hyperthyreose 272
Hypertonie
- arterielle 105
- - Diabetes mellitus 135
- Elastizitätshochdruck 105
- Hirnmassenblutung 30
- Hochdruckkrankheit, konzentrische Herzhypertrophie 105
- Hypertonieherz 103, 116
- Kardiomyopathie, primäre hypertonische 108
- Minutenvolumenhochdruck 105
- Myokardinfarkt 13
- portale, Leberzirrhose 138

- Widerstandshochdruck 105
Hypertrophie 177
- Herz 103, 106, 117
- - exzentrische 103, 113
- - konzentrische, Hochdruckkrankheit 103, 105
- Linksherzhypertrophie 103
- Rechtsherzhypertrophie, Cor pulmonale 107
Hyperurikämie, Gicht
- primäre 152
- sekundäre 152
Hypophyse
- Adenom 267
- endokrine Tumoren 266
- Vorderlappen, Nekrose 100
hypovolämischer Schock 99
- bei gastrointestinaler Blutung 40
- durch Ulkusblutung 40

Immundefektsyndrom 174–176
- Stadien 174
Immunhistochemie 8
immunologische Endokarditis 46
Immunozytom, lymphoplasmozytoides 280
Impfmetastasen 179
Implantationsmetastasen 179
Infarkt
- Hirninfarkt (siehe dort) 85, 86
- Lungeninfarkt, hämorrhagischer 26
- Myokardinfarkt (siehe dort) 13 ff., 106
Infektionskrankheit, meldepflichtige 7
Innenschichtinfarkt 13
Insuffizienz
- Aorteninsuffizienz 111
- Herzinsuffizienz, Folgen 120
- Herzklappenfehler 110
- Koronarinsuffizienz, akute 13, 15
- Leberinsuffizienz, Leberzirrhose 138
- Mitralinsuffizienz 111
- Myokardinsuffizienz 106
- Pulmonalklappeninsuffizienz 110
- respiratorische 88, 89
- - multiple Sklerose 129
- - sekundäres Phänomen 88
Intoxikation 4
- akute 89–91
Inzidenz 3, 181
ischämische Hypoxydose, Schock 99

juveniler Diabetes mellitus 134

kardiogener Schock 14
Kardiomyopathie
- Amyloidose 109
- dilatative 117
- kongestive 108, 109
- nicht kongestive 108
- primäre
- - dilatative 108
- - hypertrophische 108
- restriktive 109, 117
- sekundäre 109
- - kongestive, chronischer Alkoholabusus 110
kardiovaskulärer Schock 99
Karzinoid 223
- der Appendix 224
- vom Tumorlet-Typ 287
Karzinom (siehe auch Tumor)
- Adenokarzinom (siehe auch dort) 218
- Anastomosenkarzinom 215, 220
- Bronchialkarzinom (siehe auch dort) 204, 206
- Bronchuskarzinom, kleinzelliges 169
- Brustdrüsenkarzinom beim Mann 256
- Carcinoma in situ 239
- - Bronchialkarzinom 204
- cholangiozelluläres 144
- Choriokarzinom 247
- embryonales 247, 249
- endometroides, Ovar 262
- Gallenblasenkarzinom 225
- großzelliges 204
- Harnblasenkarzinom 239
- hepatozelluläres
- - Alkoholabusus, chronischer 143
- - Ruptur 42
- - Volumenmangelschock 42
- intestinaler Typ 214
- kleinzelliges 204
- kloakogenes 223
- Leberkarzinom, cholangiozelluläres 226
- Leberzellkarzinom
- - alkoholassoziierte Erkrankung 140
- - Leberzirrhose mit 148
- Mammakarzinom (siehe auch dort) 251, 254, 255
- Narbenkarzinom der rechten Lunge 206
- neuroendokrines 269
- Nierenbeckenkarzinom 239
- - urotheliales 236, 238
- Nierenzellkarzinom (siehe auch dort) 234, 237
- Ovarialkarzinom 257, 263
- - endometroides 258
- - metastasierendes 257
- Pankreaskarzinom, undifferenziertes 233
- Pankreaskopfkarzinom 232
- peripheres 204
- Plattenepithelkarzinom (siehe auch dort) 186, 204
- Prostatakarzinom 128, 244-246
- Rektumkarzinom 217, 242
- Riesenzellkarzinom 205
- Schilddrüsenkarzinom 275
- - follikuläres 266, 274
- Siegelringkarzinom des Magens 220
- - diffuser Typ 214, 215
- Tubenkarzinom 257
- urotheliales 239
- des Uterus 257
- zentrales 204
kausalpathogenetische Prinzipien 3
Kavathrombus, Nierenzellkarzinom 235
Kehlkopf, Plattenepithelkarzinom 199
Keilbeinmeningeom 196
Keimzelltumoren 247
Keratoakanthom 186
Keratose
- seborrhoische 184, 188
- solare, Präkanzerose 183
Klappenendokarditis
- marantische 47-50
- - Aortenklappe 48
- - Mitralklappe
- Perforation 47
Klappenkalk, erweichter 51
Klappenverkalkung 112
Klebsiellenpneumonie 54, 58
Kleinhirn
- Hämangiom, kavernöses 195
- Massenblutung 29
- Metastase 198
klinisch-pathologische Konferenz, Aufgabe 8
kloakogenes Karzinom 223
klonale Selektion von Tumorzellen 179
Knochen- und Gelenkserkrankungen, degenerative 154-157
Knochenmark 289
- Schädigung, medikamentöse 90
Knotenstruma 273
Koagulationsnekrose 13
Kokken 52
Kolitis 161
- eitrige 62
Kolliquationsnekrose 15, 20

Koloidzyste 87
- ependymale 84
Kolon
- Polyposis 222
- Pseudoobstruktion 151
- - akute 145
koronarer Bypass 113
Koronarinsuffizienz, akute 13, 15
Koronarsklerose 18, 106
- stenosierende 106
Koronarthrombus, frisch verschließender 17
Koxarthrose 155
Krankheitsverläufe 3
Kreislauf (siehe auch Herz)
- chronische Herz- und Kreislauferkrankungen 103-122
- Versagen, Schock 99
Krukenberg-Tumoren 263
Kystome 257
- Kystadenom 259
- Pseudomuzinkystom 259
- Riesenkystom des Ovars 259

Labormediziner 8
Länderebene, Leichenschauwesen 6
Laryngitis 171
Leber
- Abszeß 162
- Angiosarkom 230
- Blutstauung, chronische 120
- Cirrhose cardiaque 120
- Coma hepaticum 138
- Enzephalopathie, hepatische 138
- Fettleber 146
- - Zirrhose 147
- hepatischer Schub, nekrotisierender 144
- Hepatitis
- - floride alkoholische 90, 141
- - Hepatitis B, nekrotisierende 91
- Herbstlaubleber 122
- Hyperämie 121
- - akute 120
- - chronisch passive 120
- Hyperplasie 228
- - fokale noduläre 148, 175
- Insuffizienz, Leberzirrhose 138
- Karzinom
- - cholangiozelluläres 226
- - hepatozelluläres (siehe dort)
- - Lymphom, malignes 228
- Metastasen 229
- - grobknotige 149

- Mikroabszeß 165
- Parenchymeinrisse 92
- Ruptur 93
- - traumatische 97
- Schädigung
- - alimentärtoxische 90
- - arzneimittelbedingte 89
- - toxische 89
- Schockleber 100, 101
- Tumoren 140
- Ulkus, hepatogenes 146
Lebergift, Alkohol 89
Leberzelladenome 225, 228
Leberzellkarzinom
- alkoholassoziierte Erkrankung 140
- Leberzirrhose mit 148
Leberzirrhose 138
- alkoholische 138, 140, 141, 143
- feinknotige 138, 147
- Fettleber 147
- Folgen 138
- gemischtknotige 138, 147
- grobknotige 138, 148
- Hypersplenismus 138
- Hypertonie, portale 138
- Leberinsuffizienz 138
- mit Leberzellkarzinom 148
- mikronoduläre
- - chronischer Alkoholabusus 142
- - Ulkusperforation 142
- Schleimhautulzera 138
- Ursachen 139
Leichenschau
- äußere 4, 5
- innere (siehe Obduktion)
Leichenschauwesen, Länderebene 6
Leiden
- Grundleiden 6
- Hauptleiden 3, 9, 10
- Nebenleiden 3
Leiomyom
- der weiblichen Adnexe 257
- des Magens 221
- des Ovars 260
Letalität 3
Leukämie 290
- chronisch-lymphatische 279
Leukenzephalopathie, progressive multifokale 175
leukozytenreiche Entzündung, eitrige 158
Leydig-Zelltumor 247
Liposarkom 190
Lobärpneumonie 55, 56

Lunge
- Abszeß 54, 163
- Adenokarzinom 204, 208
- - Durametastasen 195
- - schleimbildendes 205
- chronisch-obstruktive Erkrankungen (*siehe unten*)
- Embolie 22–26
- - Fettembolie 24, 96
- - fulminante 23, 25
- - Pulmonalarterien 108
- - Quelle 22
- - Truncus pulmonalis, Thromboembolie 26
- - Tumorembolie in die Lungen 235
- - Ursachen 22
- Emphysem 108, 123, 132
- - diffuses 127
- Fibrose 167
- Infarkt, hämorrhagischer 26
- Infiltration, Morbus *Hodgkin* 282
- Kontusion 92
- Metastasen 179, 209
- Narbenkarzinom der rechten Lunge 206
- Schocklunge 100
- - Frühphase 99
- - Spätphase 99, 101
- Silikose 128
- Tuberkulome 172
- Tumorembolien in die Lungen 235

Lungenerkrankung, chronisch-obstruktive 108, 123, 126, 128
- Asthma bronchiale 123, 127, 131
- - entzündliche Bronchialobstruktion 124
- Bronchialkarzinom (*siehe auch dort*) 204, 205
- Bronchiektase 54, 123, 127
- - Hirnabszesse 124
- - sackförmige 123
- - zylindrische 124, 133
- Bronchitis 128, 130
- - chronische 108, 123, 126, 127,
- - - asthmoide 128
- - Tracheobronchitis 171
- Cor pulmonale 108, 114, 127
- - chronisch-karnifizierende Pneumonie 167
- - Rechtsherzhypertrophie 107
- Lungenemphysem 108, 123, 132
- - diffuses 127
- - Pulmonalarteriensklerose 108
- Stauung, akute 120
- Tuberkulose 127, 166

Lymphadenopathie, HIV 174
Lymphangiektasie der Ureterschleimhaut 243
Lymphangiom 213
lymphatische Leukämie, chronische 279
Lymphknotenmetastasen
- Mammakarzinom 256
- Prostatakarzinom 244
lymphogene Metastasierung 179
Lymphom
- *Burkitt*-Typ 280
- *Hodgkin*-Lymphome (*siehe auch dort*) 278
- malignes 193
- - des Dünndarms 221, 284
- - im Gehirn 284
- - in der Leber 228
- - des Magens 220
- niedrigmalignes 279
- Non-*Hodgkin*-Lymphome 278, 279, 282
- zerebrales 194
lymphoplasmozytoides Immunozytom 280

Magen
- Karzinom 214, 219
- - Adenokarzinom 216
- - Frühkarzinom 216, 219
- - Siegelringkarzinom 220
- - - diffuser Typ 214, 215
- Leiomyom 221
- Lymphom, malignes 220
- Polyp 219
Magenulcera, perforierte 43
Magnetresonanztomograph (*siehe* MRT)
Makroangiopathie, diabetische 134
Makroskopie 8
malignes
- Astrozytom 84, 87, 193
- Lymphom (*siehe auch* Lymphom, malignes) 193
- Melanom 187
- - Auge, rechtes 182
- - Differentialdiagnose 183
- - - Basaliom, pigmentiertes 183
- - - Hautwarzen, seborrhoische 183
- - - Nävuszellnävi 183
- - Metastase 188
- - metastasierendes 182
- - noduläres 188
- - - Schulter, linke 182
- niedrigmalignes 279
- Prostatakarzinom 244

Mamma
- Cystosarcoma phylloides 253
- Fibroadenom 253
- Karzinom 251, 254, 255
- - invasiv
- - - duktal 251
- - - lobulär 251
- - Lymphknotenmetastasen 256
- - metastasierendes 252
Mann, Brustdrüsenkarzinom 256
Mastopathie, fibrinöse 253
Medikamente / medikamentöse
- Abusus, Schmerz- und Schlafmittel 90
- Knochenmarkschädigung 90
- Leberschädigung, arzneimittelbedingte 90
Melanom, malignes (*siehe* malignes Melanom) 182 ff.
meldepflichtige Infektionskrankheit 7
Meningeome 193, 288
- Durameningeom 196
- Keilbeinmeningeom 196
Meningitis
- parasitäre 66
- Septikopyämie 45
Meningoenzephalitis 60, 65-68
- akute, zentrale Dysregulation 82
- Meningokokken 65
- Osteomyelitis 65
- Otitis media 65
- Pneumokokken 65
- Sinusitis 65
- Staphylokokken 65
- Streptokokken 65
Meningokokken
- Enzephalitis 65
- Sepsis 65, 66
Mesotheliome
- Peritoneum 210- 212
- Pleura 210-212
Metastase / Metastasierung 177 ff.
- Bildung, bösartige Tumoren 178
- Emboliesationsphase, Metastasierung 179
- Femur 256
- hämatogene Metastasierung 179
- impfbedingt 179
- implantationsbedingt 179
- - Tumorimplantation 179
- Invasionsphase, Metastasierung 179
- Kleinhirnmetastase 198
- Leber 229
- - grobknotige M. 149
- Lungen 179, 209

- Lymphknoten
- - Mammakarzinom 256
- - Prostatakarzinom 244
- lymphogene Metastasierung 179
- M-Fernmetastasen 179
- malignes Melanom, metastasierendes 182
- Mammakarzinom, metastasierendes 252
- N-regionäre M. 179
- Nebennieren 272
- Netzmetastase 213
- Nierenzellkarzinom, metastasierendes 235
- Ovarialkarzinom, metastasierendes 257
- Rückenmark, Glioblastom 194, 198
- Schädel 209
- Wirbelkörper 208, 246, 264
Mikroabszesse (*siehe* Abszeß)
Mikroangiopathie, diabetische 134
Mikroskopie 8
- Immunhistochemie 8
Miliartuberkulose 57
- Kavernen 58
Milz 121
- portale Hypertension 122
- bei Thorotrastose 286
Minutenvolumenhochdruck 105
Mitosen bei bösartigen Tumoren, atypische 178
Mitoserate bei bösartigen Tumoren, gesteigerte 178
Mitralinsuffizienz 111
Mitralklappe
- Ektasie 112
- Endokarditis
- - marantische 50
- - ulzeröse 49
- - verruköse 48
Mitralstenose 110, 111
Mitralvitium, kombiniertes 118
Moluscum, infiziertes 184
Monokelhämatom 93
Morbidität 3
Morbus (*siehe auch* Syndrome)
- M. *Bowen*, Präkanzerose 183
- M. *Hodgkin* (*siehe dort*) 276 ff.
Mortalität 3, 181
- Statistik 181
MRT-Aufnahmen (Magnetresonanztomograph) 3
Mukoviszidose 124
multiple Sklerose
- Alveolarschaden, beginnender diffuser 129

multiple Sklerose
- Insuffizienz, respiratorische 129
- Polytrauma 129
Myasthenia gravis 287
myelodysplastisches Syndrom 290
Myelolipom der Nebenniere 269
mykotisches Aneurysma 33
Myokard
- Abszeß 51
- Infarkt 106
- - akuter 13-15
- - ausgedehnter 18
- - Diabetes mellitus 13, 135
- - frischer 14
- - Hinterwandinfarkt, ausgedehnter 18
- - Hypercholesterinämie 13
- - Hypertonie 13
- - Innenschichtinfarkt 13
- - Myokardruptur nach Infarkt 16, 19
- - Nikotinabusus 13
- - rezidivierter 106
- - rupturierter frischer 15
- - tödlich verlaufender 17
- - transmuraler 13
- Insuffizienz 106
- Ruptur 16
- - Besonderheiten, klinische 16
- - elektromechanische Entkoppelung 16
- - Häufigkeit 16
- - Herzbeuteltamponade 16
- - nach Infarkt 19
- - Infarktgrößen 16
- - Topographie 16
Myokarditis 52
- mikroabszedierende 47
- - akute interstitielle 113
Myome
- Leiomyom (*siehe dort*)
- Uterus 257
Myxom 190

Narbenkarzinom der rechten Lunge 206
Nävuszellnävi, Differentialdiagnose beim malignen Melanom 183
Nebenleiden 3
Nebenniere
- Blutungen 70
- Metastasen 272
- Myelolipom 269
- Tumor 272
Nebennierenmark, endokrine Tumoren 266
Nebennierenrindenadenom 268, 287

Nebenschilddrüse
- Adenom 267, 277
- endokrine Tumoren 266
- Hyperplasie 277
Nekrose / nekrotisierende
- Entzündung, nekrotisierende 160
- hämorrhagische 71
- Hepatitis B, nekrotisierende 91
- Hypophysenvorderlappen 100
- Koagulationsnekrose 13
- Kolliquationsnekrose 15, 20
- lobäre Pneumonie, nekrotisierende 162
- Pankreasnekrose 100
- Pyelonephritis, nekrotisierende 72
- Schub, hepatitischer nekrotisierender 144
- Urozystitis, nekrotisierende 75
Neoplasie 177
neoplastisches Wachstum 177
Nephritis
- abszedierende 74
- mikroabszedierende 165
- Pyelonephritis
- - eitrige 165
- - nekrotisierende 72
Nephroblastome 234
Netzmetastase 213
neuroendokrines Karzinom 269
neurogenes Sarkom 191
- Schilddrüse 276
Niere
- Angiomyolipom 287
- Hyperämie, passive 121
- Ruptur, traumatische 97
- Schockniere 100, 102
- Tuberkulose 73, 75
Nierenzellkarzinom 234, 237
- chromophobes 238
- Kavathrombus 235
- Komplikationen 234
- metastasierendes 235
- pleomorphes 234
Nierenbeckenkarzinom 239
- urotheliales 236, 238
Nierenrindenadenom 236
Nikotinabusus 90
- Bronchialkarzinom 204
- Myokardinfarkt 13
- Plattenepithelkarzinom am Zungenrand 142
Non-*Hodgkin*-Lymphome 278, 279, 282

Obduktion 3-8
- Altersverteilung 9

- Frequenz 7
- gerichtliche 7
- Geschlechtsverteilung 9
- klinische 6
- qualitätsichernde Maßnahme 7
- Seuchensektion 7
- aus versicherungsrechtlichen Gründen 7
- Verwaltungssektion 7
Ödeme, Hirnödem 28
- zentrale Dysregulation 82
Odontom 201
Oligodendrogliome 193
Onkozytom 238
OPSI-Syndrom („overwhelming postsplenectomie infection") 69-71
Orchitis
- chronische 250
- eitrige 76
Ösophagus
- Karzinom 214
- Plattenepithelkarzinom 215
- Varizen, rupturierte 40
Osteoarthritis 78
osteoblastische Skelettmetastasen, Prostatakarzinom 244
Osteochondritis, eitrige abszedierende 78
Osteochondrom 192
Osteomyelitis 80
- Meningoenzephalitis 65
Osteoporose der Wirbelsäule 156
Ostitis, abszedierende 77
Otitis media, Meningoenzephalitis 65
Ovar
- Adenokarzinom 262
- Adenomatoidtumor 261
- Dermoidzyste 261
- Dysgerminom 261
- Granulosazelltumor 260
- Karzinom 257, 263
- - endometroides 259, 262
- - metastasierendes 257
- Leiomyom 260
- Riesenkystom 259
- Thekofibrom 260

Pankreas
- Adenokarzinom 233
- endokrine Tumoren 266
- Hemipankreatektomie 164
- Karzinom, undifferenziertes 233
- Nekrose 100
- Pankreaskopfkarzinom 232
Pankreatitis 164

- alkoholassoziierte Erkrankung 140
- chronische 149, 150
- - sklerosierendes 233
- - Alkoholismus 141
- sklerosierende, chronischer Alkoholabusus 143
Papillarmuskel, Abriß 14
Paragangliom 266, 271
- intrapulmonales 83
paraganglionäres System, endokrine Tumoren 266
parasitäre Meningitis 66
Parotis, Adenom 201
- pleomorphes Adenom 83
Pathologie, Aufgabe 3
Perforation / perforierende / perforierter
- Appendizitis, perforierende 59
- Divertikulitis, perforierter 59
- Perforationsperitonitis 59
- Trikuspidalklappe 113
Periappendizitis 63
Pericholezystitis 59
Peridivertikulitis 59
- abszedierende, Septikopyämie 45
Perikard
- Empyem 163
- Hämoperikard 15
- Tamponade 15
Perikarditis 53, 113
Perisplenitis cartilaginea 146
Peritoneum, Mesotheliome 210-212
Peritonitis 59-64
- alkoholassoziierte Erkrankung 140
- Durchwanderungsperitonitis 59
- eitrige 63
- - perityphlitischer Abszeß 164
- fibrinös-eitrige 64
- Hemipankreatektomie 164
- pathogenetische Unterscheidung bakteriell / toxisch 59
- Perforationsperitonitis 59
Pfortadertyp 179
phlegmonöse Enteritis 164
Pilz
- Pilzpneumonie 55, 58
- Toxine 89
Plaqueeinblutung 13
Plasmozytom 279
- Skelettbefall 283
Plattenepithelkarzinom 186
- Bronchialkarzinom 204
- Harnblase 73, 240
- Kehlkopf 199
- Ösophagus 215

Plattenepithelkarzinom
- Retropharynx 200
- verhornendes 208, 218
- Wange 200
- Zervix 258, 264
- Zunge 199, 203
- - Nikotinabusus 142
Pleura
- Empyem 54
- Karzinose 213
- Mesotheliome 210–212
Pleuritis, fibrinöse 170
- eitrige 54, 168
Plexuspapillome 193
plötzlicher Tod (*siehe* unerwarteter Tod) 13–102
Pneumocystis-carinii-Pneumonie 175, 176
Pneumokokken
- Enzephalomeningitis 66
- Meningoenzephalitis 65, 68
- Meningitis 65
Pneumonie
- Aspirationspneumonie 83
- Bronchopneumonie 54, 83, 128
- - hämorrhagische 163
- chronisch-karnifizierende 54, 168, 171
- - Cor pulmonale 167
- Klebsiellenpneumonie 55, 58
- konfluierende verkäsende 55
- lobäre nekrotisierende 162
- Lobärpneumonie 55, 56
- mit Pilzbefall 55
- Pilzpneumonie 58
- Pneumocystis-carinii 175, 176
- mit Soormykose 167
Polyneuroradikulitis 194
Polytrauma 92
- multiple Sklerose 129
Polyvinylchlorid-(PVC)-Erkrankungen 41
Porom, ekkrines 189
Präkanzerosen
- Adenome 214
- Keratose, solare 183
- Morbus *Bowen* 183
- Xeroderma pigmentosum 183
Prävalenzen 3
Prinzipien, formal- und kausalpathogenetische 3
prognostische Faktoren 177
Prostatakarzinom 128, 244–246
- Malignität
- - hohe 244
- - niedrige 244
- Metastasen in Lymphknoten 244

- Skelettmetastasen, osteoblastische 244
Prostatitis
- abszedierende 73
- septische 76
Pseudomuzinkystom 259
Pseudoobstruktion des Kolons 151
- akute 145
Pseudopolypen, Colitis ulcerosa 60
Pulmonalarterie
- Embolie 108
- Sklerose, chronisch-obstruktive Lungenerkrankung 108
pulmonale Hypertension 107
Pulmonalklappeninsuffizienz 110
PVC-Erkrankungen (Polyvinylchlorid-Erkrankungen) 41
Pyelonephritis
- eitrige 165
- nekrotisierende 72
Pylorusbereich, florides Ulkus
Pyosalpinx 169

qualitätssichernde Maßnahme, Obduktion 7
Quetschung 98

Radiologen 8
Rechtsherzhypertrophie, Cor pulmonale 107
Rechtsherzversagen, akutes 23
Rektumkarzinom 217, 242
Respirationstrakt
- Abszesse, peritonsilläre 54
- Bronchiektasen 54
- Bronchopneumonie 54
- Klebsiellenpneumonie 54
- Lungenabszeß 54
- septikopyämische Erkrankungen 54–58
- Sinusitis, eitrige 54
respiratorische Insuffizienz 88, 89
- ARDS (*siehe dort*) 99, 126, 129
- multiple Sklerose 129
- sekundäres Phänomen 88
Retropharynx, Plattenepithelkarzinom 200
rheumatisches Fieber, Granulome 160
Rhythmusstörungen (*siehe auch* Herz) 106
Riesenkystom des Ovars 259
Riesenzellkarzinom des linken Bronchusoberlappen 205
Rippenserienfraktur 92

Sachverzeichnis 307

Rohrprothese der Aorta 38
romanische Herzspitze 115
Röntgenbilder 3
Rückenmarkmetastasen, Glioblastom 194, 198
Rupturkanal 15, 20

Saktosalpinx mit Adenokarzinom 263
Sarkoidose 125, 171
Sarkom
- Angiosarkome 229
- - in der Leber 230
- - Rupturen 41
- Chondrosarkom 191, 192
- Cystosarcoma phylloides der Mamma 253
- Liposarkom 191
- neurogenes 191
- - Schilddrüse 276
- Weichteilsarkom 191
Schädel
- Blutungen im 94
- Fraktur 92, 94
- Metastase 209
- Schädel-Hirn-Trauma 95
Scheintod 4
Schilddrüse
- Adenom 274
- endokrine Tumoren 266
- Karzinom 275
- - folliculäres 266, 274
- Morbus *Hodgkin* 276
- neurogenes Sarkom 276
Schlafmittelabusus 90
Schleimhaut
- Adenom 230
- Ulzera, Leberzirrhose 138
Schmerzmittelabusus 90
Schock
- anaphylaktischer 99
- endokriner 99
- Endotoxinschock 66
- hämorrhagischer, Aortitis 41
- hypovolämischer 99
- - bei gastrointestinaler Blutung 40
- - durch Ulkusblutung 40
- Hypoxydose, ischämische 99
- kardiogener 14
- kardiovaskulärer 99
- Kreislaufversagen, akutes generalisiertes 99
- septisch-toxischer 99
Schockleber 100, 101

Schocklunge 100
- Frühphase 99
- Spätphase 99, 101
Schockniere 100, 102
seborrhoische Keratose 184, 188
Sehnenfadenabrisse, Endokarditis 47
Sektion (*siehe* Obduktion)
Selbsttötung 6
Seminom 247, 248
seniles Emphysem 125
Sepsis 44, 45
- Todesfälle 44
Septikämie 44
Septikopyämie / septikopyämische 44, 45, 54, 60
- abszedierende Peridivertikulitiden 45
- Ausgangsorte 45
- Cholangitis, eitrig-abszedierende 161
- Endokarditis 45
- Erkrankungen des Respirationstrakts, septikopyämische 54-58
- Meningitis 45
- Mikroabszesse der Colitis ulcerosa, septikopyämische 60
- Pneumokokkenmeningitis 65
- Prozesse im Urogenitalbereich, septikopyämische 72-76
- Streuherde im Gehirn bei Endokarditis, septikopyämische 68
- Streuung, septikopyämische 47
septisch(e)
- Prostatitis 76
- toxischer Schock 99
Septumruptur, Herz 15, 21
seröse Entzündung 159
- exsudative 158
Sertoli-Zelltumor 247
Seuchensektion 7
Sezary-Syndrom 285
Sheehan-Syndrom 100
Sigma, Adenokarzinom 225
Silikose 128, 168, 172
- der Lunge 128
Sinusitis
- eitrige 54
- Meningoenzephalitis 65
Skelett
- Befall bei Plasmozytom 283
- Metastasen, osteoblastische 244
- System, Abszesse 77-81
Sklerose / sklerosierende
- Arteriosklerose 106
- Koronarsklerose stenosierende 106
- multiple (*siehe* multiple Sklerose)

Sklerose
- Pankreatitis, sklerosierende
- - Alkoholabusus, chronischer 143
- - chronische 233
- Pulmonalarteriensklerose, chronisch-obstruktive Lungenerkrankung 108
- Thyreoiditis, sklerosierende 276
Sonographie 3
Soormykose, Pneumonie 167
Spondylophyten der Wirbelsäule 156
Sportlerherz 115
Spritzenabszesse 77, 79
Staatsanwaltschaft 6
Staphylokokken, Meningoenzephalitis 65
Stenosen
- Aortenisthmusstenose, Erwachsenen-Typ 114
- Aortenklappenstenose 110, 118
- Aortenstenose 110
- - valvuläre 112
- Herzklappenfehler 110
- Mitralstenose 110, 111
- Koronarsklerose, stenosierende 106
Stoffwechselerkrankungen 134-157
Streptokokken, Meningoenzephalitis 65
Stromatumoren 247, 249
Struma ovarii 262
Subarachnoidalblutung, Wandruptur, Hirnbasisaneurysma 33
Suizid 6
Syndrome (*siehe auch* Morbus)
- *Sezary*-Syndrom 285
- *Sheehan*-Syndrom 100
Synovialitis 156
- Gichtsynovialitis 152
Syringom, chondroides 189

Tachyarrhythmia absoluta 112
Teratom 247, 249, 262
Thekofibrom des Ovars 260
Therapieerfolge 6, 180
Thoraxtrauma 93
Thorotrastose, Milz 286
Thrombus / Thrombosen 13, 22-26
- frischer 24
- Herzthromben 22
- Kavathrombus, Nierenzellkarzinom 235
- Koronarthrombus, frisch verschließender 24
- Thromboembolie im Truncus pulmonalis 26
- Venen
- - Beinvenen 22, 23

- - paraprostatische 25
- parauteriner, aus Venenplexus 22
- prostatischer, aus Venenplexus 22
- Vorhofthrombus 113
Thymom 287, 289
Thymus 287
- Hyperplasie 288
Thyreoiditis 277
- sklerosierende 276
TNM-System
- M-Fernmetastasen 179
- N-regionäre Metastasen 179
- T-Primärtumor 179
Tod
- absoluter 4
- Bolustod 88
- erwarteter 11
- Hirntod 4
- Myokardinfarkt, tödlich verlaufender 17
- natürlicher 5, 6
- nicht-natürlicher 6
- plötzlicher (*siehe* unerwarteter Tod)
- Scheintod 4
- Sepsis, Todesfälle durch 44
- Todesursache 3, 5, 6, 9
- - häufigste 12
- - unmittelbare 6
- Todeszeit 5
- Totenflecke 4, 5
- Totenschein 4, 5
- Totenstarre 4, 5
- unerwarteter 13-102
- - nicht unerwarteter 11, 103-291
- Zeichen des Todes 4
- - unsicheres 4
Totalendoprothese 155
Toxine, Pilztoxine 89
toxische
- Leberschädigung 89
- Peritonitis 60
- septisch-toxischer Schock 99
Tracheobronchitis 171
Trauma / traumatische
- Leberruptur 97
- Nierenruptur 97
- Polytrauma 92
- - multiple Sklerose 129
- Schädel-Hirn-Trauma 95
- Thoraxtrauma 93
Trikuspidalklappe
- Perforation 113
- Raffung 119
- Ringraffung mit Fadenausriß 114

Truncus pulmonalis, Thromboembolie 26
Tubenkarzinom 257
Tuberkulome der Lunge 172
Tuberkulose 55, 125, 202
- Anthrakose mit 173
- Lungentuberkulose 127, 166
- Miliartuberkulose 57
- - Kavernen 58
- Nierentuberkulose 73, 75
- Tuberkulosefälle 57
- Urogenitaltuberkulose 72, 73
Tumor / Tumoren (siehe auch Karzinom)
- Adenomatoidtumor des Ovars 261
- Blutungen, tumorbedingte 41
- bösartige (siehe dort) 178-180
- „Borderline" 177
- Definition 177
- Dottersack 247
- dysontogenetische 193
- Embolie in die Lungen 235
- endokrine (siehe auch endokrine Tumoren) 266
- Erkrankungen 177-291
- Gastrointestinaltrakt (siehe auch dort) 214-224
- gutartige (siehe dort) 177
- häufige 181
- Harnwege, ableitende 239
- Hirntumor (siehe dort)
- hochdifferenzierter 178
- Hoden 247
- - pluriformer 249
- - Unterscheidung 247
- Keimzelltumoren 247
- komplexe 247
- Krukenberg-Tumoren 263
- Leber 140
- mäßig differenzierter 178
- Nebennieren 272
- Regression 179
- Rupturen 41
- schlecht differenzierter 178
- Stroma 247, 249
- Suppressorgene 177
- Systematik 180
- undifferenzierter 178
- Zellen, klonale Selektion 179
- Zelltumor (siehe dort) 247, 260
- ZNS-Tumoren (siehe dort) 193
Tumorlet-Typ, Karzinoid 287

Übereinstimmung von Diagnosen 11
Überlebensrate, 5-Jahre 180

Überlebenszeiten 177
Überprüfung klinischer Diagnosen 6
Ulkus (Ulcus)
- Blutungen
- - Arrosionsblutungen 39-41
- - hypovolämischer Schock 40
- florides, im Pylorusbereich 40
- hepatogenes 146
- Magenulcera, perforierte 43
- Perforation, mikronoduläre Leberzirrhose 142
- U. duodeni
- - chronischer Alkoholismus 141
- - Diabetes mellitus 136
Ulzeration / ulzeröse
- Colitis ulcerosa 60
- Endokarditis 50
- - akute 46
- - ulzeropolypöse bakterielle Endokarditis 47
- Mittralklappenendokarditis 49
unerwarteter Tod 13-102
- nicht unerwarteter Tod 11, 103-291
Unfall 6
Urachus 239
- Adenokarzinom 242
Uratkristalle 152
- Ablagerungen 153
Ureter
- Schleimhaut, Lymphangiektasie 243
- Tumore 239
Ureterolithiasis 72
Urethra, Tumore 239
Urocystitis follicularis 242
Urogenitalbereich, septikopyämische Prozesse 72-76
Urogenitaltuberkulose 72, 73
Urosepsis 72
urotheliale(s)
- Dysplasie 239
- Karzinom 239
- Nierenbeckenkarzinom 236, 238
Urozystitis, nekrotisierende 75
Uterus
- Karzinom 257
- Myome 257

Varizen
- Arrosionsblutungen 39-41
- Ösophagusvarizen, rupturierte 40
Venenplexus, prostatischer und parauteriner 22
Ventrikeleinbruch 28

Verdauungstrakt 121
Vergiftung 6, 89-91
- CO-Vergiftung 4
Verkehrsunfall 93
versicherungsrechtliche Gründe, Obduktion 7
Verwaltungssektion 7
Verweigerungsrecht 7
Verwesung 5
virusassoziiertes hämophagozytotisches Syndrom 166
Vitium bei Herzklappenfehler, kombiniertes 110
Volumenmangelschock, hepatozelluläres Karzinom 42
Vorhof
- Flimmern 112
- Thrombus 113

Wachstum
- Faktoren 177
- neoplastisches 177
Wandperforation, Aortitis 41
Wandruptur, Hirnbasisaneurysma, Subarachnoidalblutung 33
Weichteile
- Abszesse 77-81
- Entzündung, eitrig abszedierende 136
- Sarkom 190
Widerstandshochdruck 105
Wiederbelebung
- Maßnahmen 4
- Zeiten 4
Wirbelkörpermetastase 208, 246, 264
Wirbelsäule
- Osteoporose 156
- Spondylophyten 156

Xeroderma pigmentosum, Präkanzerose 183

Zeckenbißenzephalitis 67
Zeichen des Todes, unsichere, sichere 4
Zellkinetik 177
Zelltumor
- Granulosa 247
- - des Ovars 260
- *Leydig* 247
- *Sertoli* 247
zentrale Dysregulation 28, 29
- akute 82-87
- Hirnmassenblutungen 28
zerebrale(s)
- Blutungen 27, 82
- Lymphom 194
Zerreißungsblutungen 27
Zervix
- Adenokarzinom 265
- Plattenepithelkarzinom 258, 264
ZNS-Tumoren
- dysontogenetische Tumoren 193
- Gefäßsystem 193
- leukämische Infiltrate 193
- Lymphome, maligne 193
- Meningen 193
- Metastasen 193
- Nervenscheiden 193
- neuroepitheliales Gewebe 193
Zunge, Plattenepithelkarzinom 142, 199, 203
Zyste / zystisch(er)
- Hirninfarkt, multipler zystischer 82
- mediastinale 203
- radikuläre 200
Zytogenetik 177
Zytologie 177

Springer und Umwelt

Als internationaler wissenschaftlicher Verlag sind wir uns unserer besonderen Verpflichtung der Umwelt gegenüber bewußt und beziehen umweltorientierte Grundsätze in Unternehmensentscheidungen mit ein. Von unseren Geschäftspartnern (Druckereien, Papierfabriken, Verpackungsherstellern usw.) verlangen wir, daß sie sowohl beim Herstellungsprozess selbst als auch beim Einsatz der zur Verwendung kommenden Materialien ökologische Gesichtspunkte berücksichtigen.
Das für dieses Buch verwendete Papier ist aus chlorfrei bzw. chlorarm hergestelltem Zellstoff gefertigt und im pH-Wert neutral.

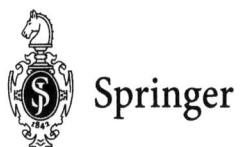

MIX
Papier aus verantwortungsvollen Quellen
Paper from responsible sources
FSC® C105338

If you have any concerns about our products,
you can contact us on
ProductSafety@springernature.com

In case Publisher is established outside the EU,
the EU authorized representative is:
**Springer Nature Customer Service Center GmbH
Europaplatz 3, 69115 Heidelberg, Germany**

Printed by Libri Plureos GmbH
in Hamburg, Germany